Handbuch Studentisches Gesundheitsmanagement - Perspektiven, Impulse und Praxiseinblicke

Mareike Timmann • Tatjana Paeck
Jan Fischer • Brigitte Steinke
Chiara Dold • Manuela Preuß
Max Sprenger
Hrsg.

Handbuch Studentisches Gesundheitsmanagement - Perspektiven, Impulse und Praxiseinblicke

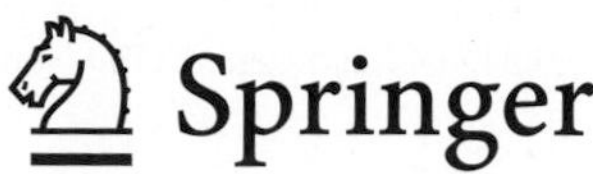

Hrsg.
Mareike Timmann
Landesvereinigung für Gesundheit und Akademie für Sozialmedizin Niedersachsen e. V.
Hannover, Deutschland

Jan Fischer
Landesvereinigung für Gesundheit und Akademie für Sozialmedizin Niedersachsen e. V.
Hannover, Deutschland

Chiara Dold
Prävention und Gesundheitsförderung
Pädagogische Hochschule Heidelberg
Heidelberg, Deutschland

Max Sprenger
Zentrum für Sport
Gesundheit und Wohlbefinden, Rheinland-Pfälzische Technische Universität Kaiserslautern-Landau
Kaiserslautern, Deutschland

Tatjana Paeck
Landesvereinigung für Gesundheit und Akademie für Sozialmedizin Niedersachsen e. V.
Hannover, Deutschland

Brigitte Steinke
freiberufliche Beraterin
Ludwigslust, Deutschland

Manuela Preuß
Healthy Campus Bonn, Rheinische Friedrich-Wilhelms-Universität Bonn
Bonn, Deutschland

ISBN 978-3-662-65343-2 ISBN 978-3-662-65344-9 (eBook)
https://doi.org/10.1007/978-3-662-65344-9

Die Deutsche Nationalbibliothek verzeichnet diese Publikation in der DeutschenNationalbibliografie; detaillierte bibliografische Daten sind im Internet über http://dnb.d-nb.de abrufbar.

Planung/Lektorat: Renate Scheddin

Springer ist ein Imprint der eingetragenen Gesellschaft Springer-Verlag GmbH, DE und ist ein Teil von Springer Nature.
Die Anschrift der Gesellschaft ist: Heidelberger Platz 3, 14197 Berlin, Germany

Vorwort der Redaktionsgruppe

Das Ziel junge Menschen in ihrer Gesunderhaltung mit verhaltens- und verhältnispräventiven Maßnahmen zu unterstützen, ist Kern eines Studentischen Gesundheitsmanagements (SGM). Denn die hier gestellten Weichen können das spätere Leben prägen. Die letzten Jahre haben gezeigt, dass immer mehr Hochschulen diese Verantwortung annehmen und den Aufbau entsprechender Gesundheitsmanagementsysteme mit den dazugehörigen Maßnahmen und Angeboten forcieren und gesundheitsfördernde Rahmenbedingungen für das Studium geschaffen haben.

Die Landesvereinigung für Gesundheit und Akademie für Sozialmedizin Niedersachsen e. V. (LVG & AFS) und die Techniker Krankenkasse (TK) haben das langfristige präventive Potenzial dieses Themas bereits vor Jahren erkannt und durch ihre Arbeit zentrale Weichenstellungen vorgenommen, um diesem noch jungen Handlungs- und Forschungsfeld nachhaltig Gewicht zu verleihen und einen zentralen Präventionsbeitrag zu leisten. Im Rahmen der Kooperation ist mit einem interdisziplinär zusammengesetzten Projektteam 2019 die „Handlungsempfehlung zu Theorie und Praxis im Studentischen Gesundheitsmanagement" entstanden. Darin wird erstmals konzeptionell beschrieben, wie erste Schritte hin zu einem SGM aussehen können und wie entsprechende Strukturen, Analysen und Maßnahmen in der Hochschule ausgestaltet werden können.

Das jetzt hier präsentierte Handbuch „Studentisches Gesundheitsmanagement – Perspektiven, Impulse und Praxiseinblicke" fußt auf diesem Konzept und den positiven Entwicklungen der letzten Jahre. Es zeigt Entwicklungsperspektiven und -potenziale für eine gesunde Hochschule auf und gibt Impulse, Anregungen und inhaltliche Orientierungen für die strategische und konzeptionelle (Weiter-)Entwicklung hin zu einem verstetigten und strukturell verankerten Gesundheitsmanagement. Somit eröffnet das Handbuch auch den Blick für ein ganzheitliches Hochschulisches Gesundheitsmanagement für alle Hochschulangehörigen und verdeutlicht die hochschulübergreifende Aufgabe, Gesundheit als Querschnittsthema der Organisation Hochschule zu etablieren. Ein umfangreicher und intensiver Diskussionsprozess führte zur Identifikation zentraler Themenschwerpunkte. Die große Heterogenität der Hochschullandschaft bringt es mit sich, dass das Handbuch keinen Anspruch auf Vollständigkeit erhebt, aber dennoch Wissenslücken schließt und den aktuellen Forschungsstand, insbesondere aus Praxisperspektive, darstellt. Ganz besonders war es uns wichtig, auch unterschiedliche Vertreter*innen von Dachverbänden zu deren Einschätzungen zum Thema SGM zu befragen. Sie kommen hier entsprechend zu Wort.

Das Vorhaben für das Buch wurde gemeinsam mit einer Redaktionsgruppe bestehend aus Expert*innen aus dem Setting gesundheitsfördernder Hochschulen, der LVG & AFS und der TK realisiert.

Die Mitglieder der Redaktionsgruppe sind:

- Bianca Dahlke, TK
- Chiara Dold, Pädagogische Hochschule Heidelberg
- Jan Fischer, LVG & AFS
- Sabine König, TK
- Tatjana Paeck, LVG & AFS
- Dr. Manuela Preuß, Rheinische Friedrich-Wilhelms-Universität Bonn
- Dr. Max Sprenger, Rheinland-Pfälzische Technische Universität Kaiserslautern-Landau Kaiserslautern
- Dr. Brigitte Steinke, externe Projekt- und Prozessberaterin im Auftrag der TK
- Mareike Timmann, LVG & AFS

Wir wünschen uns, dass das Handbuch den lebendigen Diskurs zwischen Koordinator*innen des Gesundheitsmanagements, den Hochschulleitungen, weiteren Akteur*innen der Gesundheitsförderung an Hochschulen sowie interessierten Studierenden fördert, neue Anregungen, spannende Einblicke und vielleicht sogar neue Perspektiven befördert. Und wir hoffen und sind uns sicher, dass zunehmend mehr Hochschulen ihrer Verantwortung für die Gesundheit aller Mitglieder, Angehörigen und Studierenden nachkommen und zur Gestaltung gesundheitsfördernder Lehr-, Lern- und Arbeitsbedingungen beitragen.

Ihre Redaktionsgruppe

Bianca Dahlke, Chiara Dold, Jan Fischer, Sabine König, Tatjana Paeck, Manuela Preuß, Max Sprenger, Brigitte Steinke, Mareike Timmann

Danksagung

Unser Dank gilt allen Autor*innen, die dieses Vorhaben so zahlreich mit ihrem Wissen und Erfahrungen unterstützt haben. Ohne ihre Offenheit, Professionalität und Unterstützung wäre das Handbuch in dieser Form und Qualität nicht realisierbar gewesen. Wir möchten uns ganz besonders für Pionierarbeit im Themenfeld „Gesunde Hochschule“ bei Frau Dr. Ute Sonntag, bei Herrn Professor Dr. Thomas Hartmann und Frau Dr. Brigitte Steinke bedanken.

Wir freuen uns mit dem vorliegenden Handbuch die Etablierung und Weiterentwicklung des Studentischen Gesundheitsmanagements an Hochschulen in Deutschland weiter vorantreiben zu können. Ermöglicht wurde diese Publikation durch die enge Zusammenarbeit der Techniker Krankenkasse und der Landesvereinigung für Gesundheit und Akademie für Sozialmedizin Niedersachsen e. V. Die beiden Organisationen verbindet eine lange Partnerschaft im Themenfeld gesundheitsfördernder Hochschulen.

Die **Techniker Krankenkasse** ist mit über 10 Millionen Versicherten die größte gesetzliche Krankenversicherung in Deutschland. Seit 2016 tritt sie unter der Marke Die Techniker auf.14.000 Mitarbeitende setzen sich tagtäglich dafür ein, den TK-Versicherten eine qualitativ hochwertige medizinische Versorgung zu gewährleisten. In bundesweit 194 Geschäftsstellen, telefonisch, per Chat oder App bietet die TK ihren Kundinnen und Kunden individuelle Beratung und Hilfe rund um Gesundheitsvorsorge und -versorgung sowie Pflege an. Mit zahlreichen Innovationen – wie z. B. der elektronischen Gesundheitsakte TK-Safe – ist es das Ziel der TK, die Digitalisierung im Gesundheitswesen voranzutreiben und ein modernes Gesundheitssystem maßgeblich mitzugestalten.

Seit über zwei Jahrzehnten engagiert sich die TK zudem in der Lebenswelt Hochschule und bietet ein bedarfsorientiertes, innovatives und anregendes Portfolio zum Thema "Gesundheitsförderung an Hochschulen“. Expertinnen und Experten in allen Regionen Deutschlands beraten und begleiten prozessorientiert Hochschulen bei der Einführung und Etablierung eines ganzheitlichen Gesundheitsmanagements mit dem Ziel integrierte Strukturen zum Gesundheitsmanagement an Hochschulen nachhaltig aufzubauen und Maßnahmen im Hochschulalltag umzusetzen. Mehr Informationen finden Sie unter www.tk.de und unter Gesunde Hochschule | Die Techniker (tk.de).

Die **Landesvereinigung für Gesundheit und Akademie für Sozialmedizin Niedersachsen e. V.** (LVG & AFS) ist ein gemeinnütziger, unabhängiger Fachverband für Gesundheitsförderung und Prävention mit dem Ziel, zur Verbesserung der gesundheitlichen Chancengleichheit der Bevölkerung beizutragen.

Die LVG & AFS hat in den letzten Jahren und Jahrzehnten, gemeinsam mit Akteur*innen der Hochschulen und der Techniker Krankenkasse (TK), umfassende Expertise in dem Themenfeld gesundheitsfördernde Hochschulen aufgebaut. Seit 1995 koordiniert sie den von ihr mitgegründeten bundesweiten Arbeitskreis Gesundheitsfördernde Hochschulen (AGH), einen Zusammenschluss von Vertreter*innen aus über 150 Hochschulen und hochschulnahen Organisationen. Der AGH setzt sich für die Etablierung eines umfassenden Gesundheitsmanagements und die Stärkung von Gesundheitsförderung nach dem Settingansatz an Hochschulen ein. 2018 richtete die LVG & AFS das Kompetenzzentrum Gesundheitsfördernde Hochschulen (KGH) ein, welches sich inzwischen als weitere wichtige Struktur im Themenfeld gesundheitsfördernde Hochschulen etabliert hat. Insbesondere das Schwerpunktthema Studentisches Gesundheitsmanagement (SGM) konnte durch vielseitige Publikationen und Medien sowie Qualifizierungsangebote durch das KGH vorangebracht werden. Beide Projekte werden in enger Kooperation mit der TK umgesetzt und tragen zur Qualitätsentwicklung und -sicherung im Themenfeld gesundheitsfördernde Hochschulen bei.

Weitere Informationen finden Sie unter www.gesundheit-nds.de und www.kompetenzzentrum-gesunde-hochschulen.de.

Inhaltsverzeichnis

Über die Herausgeber

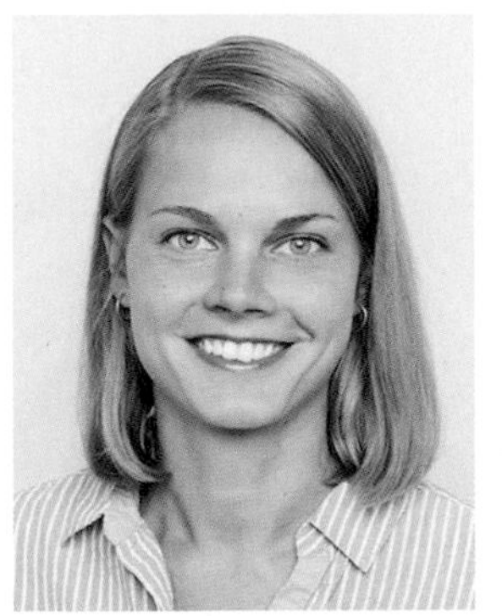

Mareike Timmann ist Fachreferentin der Landesvereinigung für Gesundheit und Akademie für Sozialmedizin Niedersachsen e. V. (LVG & AFS). Sie koordiniert im Rahmen dessen seit 2018 das Kompetenzzentrum Gesundheitsfördernde Hochschulen, ein Kooperationsprojekt der LVG & AFS sowie der Techniker Krankenkasse. Sie engagiert sich u. a. für die Entwicklung des Studentischen Gesundheitsmanagements (SGM) an Hochschulen sowie für die Wissensvermittlung sowie Vernetzung zwischen den Akteur*innen ein.

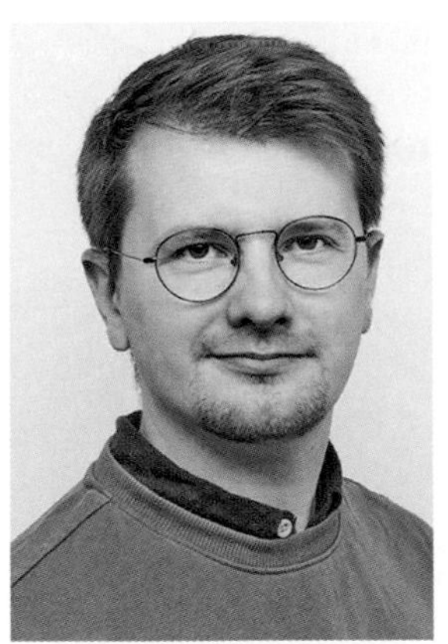

Jan Fischer war Fachreferent der Landesvereinigung für Gesundheit und Akademie für Sozialmedizin Niedersachsen e. V. (LVG & AFS). Er koordinierte im Rahmen dessen von 2020 bis 2021 das Kompetenzzentrum Gesundheitsfördernde Hochschulen, ein Kooperationsprojekt der LVG & AFS sowie der Techniker Krankenkasse. Er engagiert sich u. a. für partizipative Ansätze der Evaluation in der Gesundheitsförderung und setzt sich für gesundheitliche Chancengleichheit ein.

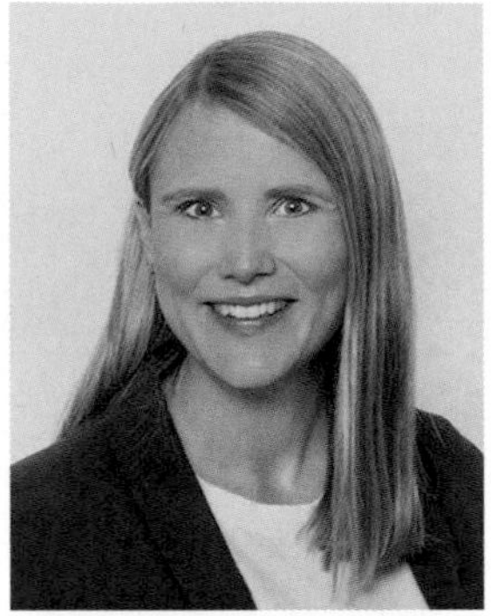

Tatjana Paeck ist Fachreferentin der Landesvereinigung für Gesundheit und Akademie für Sozialmedizin Niedersachsen e. V. (LVG & AFS). Sie koordiniert im Rahmen dessen seit 2020 das Kompetenzzentrum Gesundheitsfördernde Hochschulen, ein Kooperationsprojekt der LVG & AFS sowie der Techniker Krankenkasse. Sie engagiert sich u. a. für die Entwicklung des Studentischen Gesundheitsmanagements (SGM) an Hochschulen sowie die Vernetzung von Studierenden, Koordinator*innen des SGM und Entscheidungsträger*innen in- und außerhalb von Hochschulen.

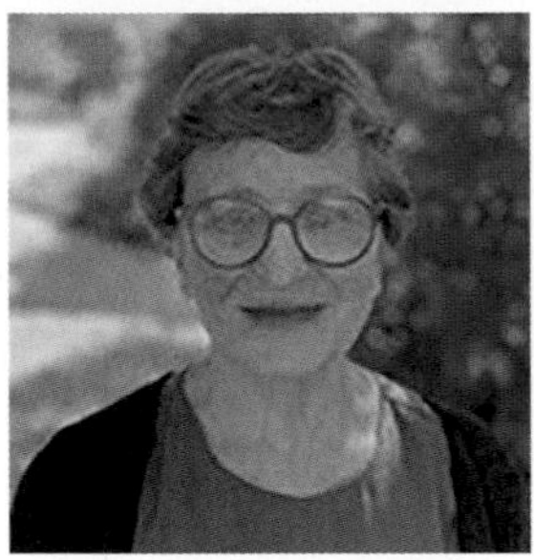

Dr. Brigitte Steinke hat über 20 Jahre als Referentin im Gesundheitsmanagement der Unternehmenszentrale der Techniker Krankenkasse (TK) maßgeblich das Engagement der TK im Setting gesundheitsfördernder Hochschulen mitgestaltet, konzeptionell entwickelt und in Netzwerken vorangetrieben. In den letzten Jahren konzentrierte sie sich besonders auf die strukturellen und individuellen Möglichkeiten der Förderung von Studierendengesundheit. Sie ist heute als freiberufliche Beraterin und Begleiterin bei Veränderungen von Organisationen und Personen tätig.

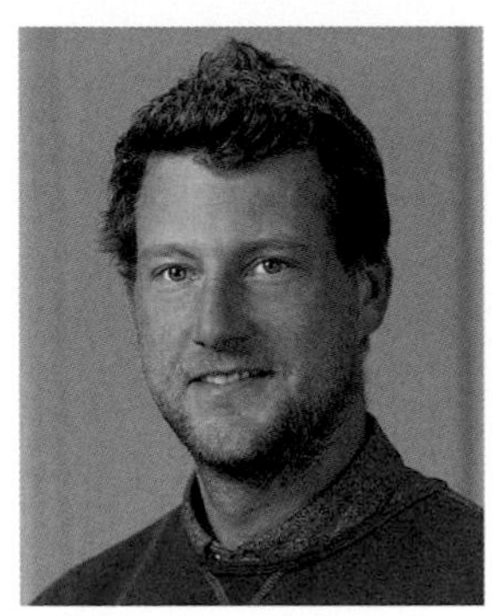

Dr. rer. nat. Max Sprenger ist stellv. Leiter des Zentrums für Sport, Gesundheit und Wohlbefinden (Zentrale Betriebseinheit CampusPlus) und Leiter des Studentischen Gesundheitsmanagements an der Rheinland-Pfälzische Technische Universität Kaiserslautern-Landau Kaiserslautern. Er forscht, mit starkem Praxisbezug, zur Gesundheit von Studierenden sowie zur Verhältnis- und Verhaltensprävention an Hochschulen. Er ist als Experte rund um das Thema Hochschulisches Gesundheitsmanagement in diversen Gremien vertreten und Referent bei zahlreichen Tagungen, Kongressen und Workshops.

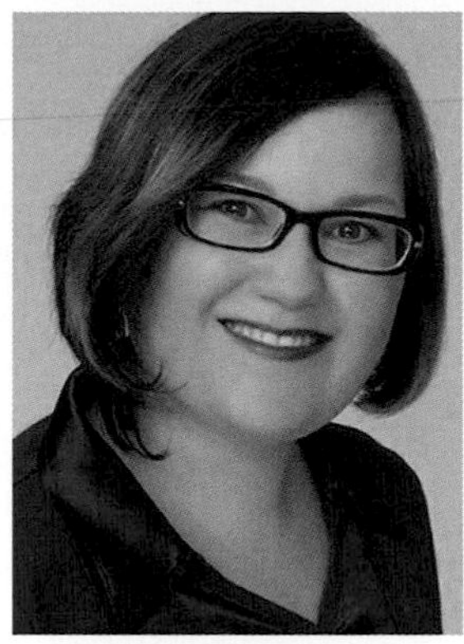

M. A. Chiara Dold ist wissenschaftliche Mitarbeiterin am Heidelberger Zentrum für Prävention und Gesundheitsförderung. Sie ist Mitentwicklerin des Heidelberger Modells der bewegten Lehre und hat dieses an der Pädagogischen Hochschule Heidelberg implementiert. Dort koordiniert sie das Studentische Gesundheitsmanagement und verantwortet dessen Weiterentwicklungsprozess zu einem Hochschulischen Gesundheitsmanagement. Zu ihren weiteren Arbeitsschwerpunkten gehört Transfer von Gesundheitsförderungskonzepten in außerhochschulische Settings.

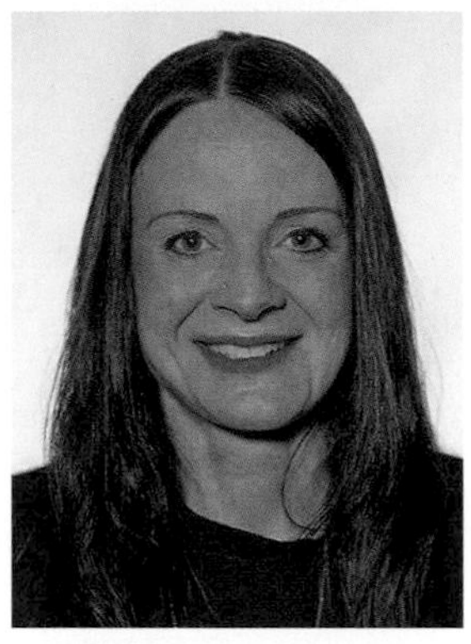

Dr. Manuela Preuß beschäftigt sich seit rund 10 Jahren intensiv mit ganzheitlichen Ansätzen zum Gesundheitsmanagement an Hochschulen. Ihr wissenschaftlicher Schwerpunkt liegt im Bereich Public Health zum Gesundheitsmanagement. Von 2012 bis 2015 hat sie Healthy Campus für Studierende an der Universität Bonn und an der Deutschen Sporthochschule Köln konzipiert und aufgebaut. Seit 2014 leitet Dr. Manuela Preuß Healthy Campus Bonn und etabliert ein ganzheitliches Universitäres Gesundheitsmanagement an der Universität Bonn für Studierende und Beschäftigte.

Teil I

Stimmen zum Studentischen Gesundheitsmanagement

Stimmen zum Studentischen Gesundheitsmanagement an Hochschulen

1

Jan Fischer und Mareike Timmann

Durch die Integration von Gesundheitsförderung als Querschnittsaufgabe, haben Hochschulen das Potenzial, jeder Studierendengeneration eine Perspektive auf Gesundheit zu vermitteln, die sie ihr Leben lang begleiten kann. Um Gesundheitsförderung in der komplexen Organisation Hochschule dauerhaft zu verankern, bedarf es Netzwerke und starke Partnerschaften. Gemeinsam müssen geeignete Finanzierungs-, Organisations- und Personalstrukturen geschaffen werden, um Gesundheit als Querschnittsthema zu integrieren. Infolgedessen hängt die Weiterentwicklung des Studentischen Gesundheitsmanagements auch an dem Willen, der Unterstützung und dem Zusammenwirken zentraler Akteur*innen.

Im Rahmen des Handbuchs wurden in Form von Kurzstatements verschiedene Akteur*innen aus hochschulischen oder hochschulnahen Organisationen angefragt, die von ihrer Verantwortung und ihren Unterstützungsmöglichkeiten zur Weiterentwicklung des Gesundheitsmanagements an Hochschulen berichten. Die hier integrierten Statements umfassen Studierendenvertretungen, Hochschullehrerverbände oder Sozialversicherungsträger. Das Kapitel wird eröffnet von den Projektpartner*innen, die dieses Handbuch ermöglicht haben.

J. Fischer (✉) · M. Timmann
Landesvereinigung für Gesundheit und Akademie für Sozialmedizin Niedersachsen e. V., Hannover, Deutschland
e-mail: mareike.timmann@gesundheit-nds.de

M. Timmann et al. (Hrsg.), *Handbuch Studentisches Gesundheitsmanagement - Perspektiven, Impulse und Praxiseinblicke*,
https://doi.org/10.1007/978-3-662-65344-9_1

1.1 Thomas Altgeld für die Landesvereinigung für Gesundheit und Akademie für Sozialmedizin Niedersachsen e. V.

Die letzten beiden Jahre bedeuteten für Bildungssettings in Deutschland und weltweit einen noch nie so dagewesenen Einschnitt. Quasi von einem Tag auf den anderen haben sich die Rahmenbedingungen für Lernen und Lehren aufgrund der pandemischen Lage völlig verändert. Spielte die Hochschule als Ort der Begegnung, des sozialen Miteinanders zwischen den Studierenden, des wissenschaftlichen Dialoges mit dem Lehrkörper eine zentrale Rolle im Leben der Studierenden, wird heute für das Studium vielfach nicht einmal mehr der Wohnort gewechselt. Studieren unter dem elterlichen Dach wäre für viele Studierendengenerationen vorher gerade undenkbar gewesen, weil die Aufnahme des Studiums einen spannenden Schritt in einen ganz neuen, selbstständigen Lebensabschnitt darstellte. Digitale Lehrformate sind zwar auch vor der COVID-19-Pandemie entwickelt worden, aber für den Beginn der 20er-Jahre dieses Jahrhunderts sind sie zur einzigen Lernform geworden.

Die Folgen sind spürbar an den Hochschulen, denn das akademische Leben war stets mehr als die reine Vermittlung von Wissen. Die jungen Erwachsenen konnten sich ausprobieren, Neues entdecken und neue Kontakte knüpfen, sich von den Eltern lösen, eigene Meinungen entwickeln, diskutieren, sich in ein neues Umfeld integrieren und vieles mehr. Diese Phase stellt einen wichtigen Entwicklungsschritt im Leben dar. Trotz dieser enormen Veränderungen kommen Studierende im öffentlichen Diskurs kaum vor. Insbesondere sozial benachteiligte Studierende oder auch Studierende mit chronischen Erkrankungen oder Mehrfachbelastungen sind jedoch in besonderer Weise von dieser Situation betroffen und müssen mit ihren Bedarfen wahrgenommen werden. Dadurch kam sehr deutlich hervor, wie hoch die Bedeutung von Diversität an Hochschulen ist.

Die Etablierung von gesundheitlicher Chancengleichheit war schon vor der COVID-19-Pandemie zentrales Ziel der Vereinsarbeit der Landesvereinigung für Gesundheit und Akademie für Sozialmedizin Niedersachsen e. V. (LVG & AFS). Bereits 1995 wurde der bundesweite Arbeitskreis Gesundheitsfördernde Hochschulen (AGH) gegründet, der die Lebenswelt Hochschule als gesundheitsfördernden Ort entdeckte. In einem kleinen Sitzungsraum in Hannover fanden sich die ersten interessierten Hochschul- und Studierendenvertreter*innen ein, um miteinander Strategien zu entwickeln, wie Hochschulen gesundheitliche Belastungen für Beschäftigte und Studierende reduzieren können und die Gesundheit aller vor Ort fördern können. Die LVG & AFS hat für dieses gemeinsame Lernfeld zunehmend mehr Interessierte im Feld gewonnen. Was als Netzwerk weniger Enthusiast*innen begann, ist heute ein bundesweites Netzwerk mit mehr als 150 Hochschulen und mehreren hundert engagierten Mitgliedern. Ein Ergebnis dieser gebündelten Expertise ist beispielsweise die Entwicklung der „Zehn Gütekriterien für eine gesundheitsfördernde Hochschule“ zu nennen, die nun vom GKV-Spitzenverband als Grundlage für die Durchführung von Gesundheitsprojekten an Hochschulen im genannten Leitfaden Prävention verankert wurden. Dort wird Chancengleichheit, Inklusion, Diversity, Gender Mainstreaming sowie Cultural Mainstreaming als Bestandteil einer gesundheitsfördernden

Hochschule beschrieben. Seit 2018 existiert neben dem AGH auch das Kompetenzzentrum Gesundheitsfördernde Hochschulen (KGH), welches sich bereits als weitere wichtige Struktur im Themenfeld etabliert hat und Fachkräfte durch Wissensbündelung und -transfer sowie Angebote zur Kompetenzentwicklung unterstützt. Mit langjähriger Unterstützung der Techniker Krankenkasse konnte der Aufbau und die Entwicklung von Studentischem Gesundheitsmanagement maßgeblich vorangebracht werden.

Die gesammelten Erfahrungen der letzten Jahre haben gezeigt, dass durch die Etablierung von Gesundheit als Querschnittsthema an Hochschulen die Menschen, die in ihnen leben, lernen, lehren und arbeiten davon profitieren können. Um die positiven Entwicklungen der letzten Jahre nachhaltig zu verankern, bedarf es einer stärkeren politischen Unterstützung und dem Willen sich für die Gesundheit aller Hochschulangehörigen einzusetzen.

1.2 Dr. Sabine Voermans für die Techniker Krankenkasse

Über 20 Jahre blickt die Techniker Krankenkasse (TK) nun schon auf ganzheitliche Projekt- und Prozessberatung im Bereich Gesundheitsförderung und Prävention in Hochschulen zurück. In dieser Zeit wurden mehr als 150 Projekte im Betrieblichen und Studentischen Gesundheitsmanagement an Hochschulen fachlich begleitet und gefördert. Damit verfügt die TK über eine breitgefächerte Fachexpertise und Erfahrungswissen in der Organisations- und Prozessberatung im Setting Hochschule. Von Beginn an ging es sowohl um die Stärkung der Gesundheit und das gesundheitsförderliche Verhalten Einzelner als auch um die Förderung und Beratung entsprechender Strukturen und Rahmenbedingungen in den Hochschulen. Zunächst, in den 2000er-Jahren, richtete sich die Mehrzahl aller gesundheitsförderlichen Aktivitäten im Setting Hochschule an die Mitarbeitenden. In diesem Kontext wurde das Betriebliche Gesundheitsmanagement in Hochschulen aufgebaut und die Notwendigkeit für personelle Ressourcen wurde von den Hochschulleitungen erkannt und zum größten Teil umgesetzt. Die Gesundheit Studierender hingegen war hauptsächlich ein Thema in den psychosozialen Beratungsstellen und im Hochschulsport mit Bezug auf die Bewegungsförderung.

Parallel zu diesen Entwicklungen hat die TK in Kooperationen mit Hochschulen wissenschaftliche Erkenntnisse zu Ressourcen, Belastungen und spezifischen Voraussetzungen Studierender gewonnen und somit einen wichtigen Einblick in die Gesundheitssituation Studierender erhalten: Beispielsweise im Gesundheitssurvey Nordrhein-Westfalen (NRW) 2005–2007, einer Kooperation der Universität Bielefeld, der TK und der Unfallkasse NRW, oder in der Kooperation mit der Universität Paderborn zur Lebensstilanalyse Studierender („Studium heute – gesundheitsfördernd oder gesundheitsgefährdend?", 2009–2011). In beiden wegweisenden Kooperationen wurden praxisorientierte Handlungsbedarfe abgeleitet, die heute noch zu großen Teilen gültig sind und vielen Projekten Orientierung geben. Und so war es folgerichtig, dass der bundesweite Arbeitskreis Gesundheitsfördernde Hochschulen, die TK, Experten*innen aus Hochschulen und Studierendenvertretungen eine Handlungsempfehlung für ein nachhaltiges und systematisches

Studentisches Gesundheitsmanagement konzipiert haben. Seitdem ist das Thema Studierendengesundheit nicht mehr wegzudenken („SGM – Studentisches Gesundheitsmanagement Handlungsempfehlung zu Theorie und Praxis", 2019).

Viele junge Menschen, die ein Studium beginnen möchten, lassen heute nämlich zunehmend in ihre Hochschulwahl einfließen, inwiefern sie an dieser Hochschule eine gute Studienatmosphäre und gesundheitsförderliche Angebote erwarten dürfen. Dies wird auch bei Hochschulrankings mit herangezogen.

Wird Gesundheitsförderung somit in die Hochschulkultur und die Lehre nachhaltig verankert, ermöglicht dies allen Mitarbeitenden und Studierenden, sich mit ihren Stärken und Ressourcen optimal zu entfalten und gesundheitsbezogene Kompetenzen für die Arbeitswelt zu vermitteln. Denn viele Absolvent*innen können dann wiederum ihre Erfahrungen und Kompetenzen zur Gesundheitsförderung als Entscheider*innen in Unternehmen in die betriebliche Arbeitswelt einbringen.

So unterstützt die TK darin, ein Gesundheitsmanagement zu initiieren und entsprechende Strukturen aufzubauen, um gesundheitsförderliche Prozesse und Maßnahmen im Hochschulalltag umsetzen zu können. Speziell ausgebildete Gesundheitsexpert*innen in den Regionen Deutschlands begleiten diesen gesamten Prozess zur Strukturbildung – von der Analyse über Maßnahmen bis hin zur Evaluation als Gesundheitspartner*innen der Hochschulen.

In den nächsten Jahren werden sich immer mehr Hochschulen hin zu einer gesundheitsförderlichen Organisation und damit zu einem Hochschulischen Gesundheitsmanagement entwickeln. Das wird die Kultur und die Gesundheitssituation als Ganzes am Campus und im Studium nachhaltig positiv prägen. Die TK wird auch in Zukunft verlässlich und professionell diese Veränderungen mit ihrer Expertise begleiten und unterstützen.

1.3 Dr. Roland Kischkel für die Vereinigung der Kanzlerinnen und Kanzler der Universitäten Deutschlands

Die Aufmerksamkeit dafür, ob ihre Studierenden gesund sind oder nicht, ist für Universitäten nicht neu. Um Gesundheit geht es im Universitätsbetrieb beispielsweise im Kontext von Prüfungen, von denen sich abmelden kann, wer krank ist, im Falle chronischer Erkrankungen, die besondere Unterstützungsprozesse nötig werden lassen, oder beim Umgang mit Gefahrstoffen im Studium. Relativ neu dagegen ist für Universitäten noch ein ganzheitliches und vorsorgliches Sichkümmern um die Gesundheit ihrer Student*innen, für das das Konzept des Studentischen Gesundheitsmanagements (SGM) entwickelt wurde. Sich gesundheitsförderlich zu verhalten und/oder sich gesund zu fühlen, wird als wichtige studentische Ressource für ein erfolgreiches Studium gesehen und zugleich gilt die Aufmerksamkeit der Universität Umständen des Studiums, die die Gesundheit der Studierenden befördern bzw. beeinträchtigen könnten. Analog zum betrieblichen Arbeitsschutz können diese Betrachtungsweisen als *verhaltens*- und *verhältnis*-orientiert voneinander unterschieden werden.

Während in der Vergangenheit fast ausschließlich gesundheitsbeeinträchtigende Verhältnisse (Raumklima, Akustik, Licht, mangelnde Ergonomie von Sitzen und Tischen usw.) selbstverständlich die Aufmerksamkeit der Universität bekamen, ist das für den individuellen Umgang der Student*innen mit ihrer Gesundheit, ihr Verhalten, nicht gleichermaßen selbstverständlich – Es ist Privatsache, wie vieles andere auch, oder?

Die zu lösenden Fragen lauten folglich: (1) Wie kann die Universität die Verhältnisse, die ein Studium ausmachen, so gestalten, dass eine Beeinträchtigung der Gesundheit der Studierenden vermieden wird und diese, wo möglich, gesundheitsförderlich werden? (2) Welche Anregungen und Anreize kann die Universität ihren Studierenden für ihr gesundheitsrelevantes Verhalten vermitteln?

In den Erfahrungen meiner Universität haben sich im Laufe des letzten Jahrzehnts vier Bereiche als zentrale Handlungsfelder der Gesundheitsförderung herausgebildet: Bewegung, Umgang mit Stress, Ernährung und die Vermittlung von Gesundheitskompetenz. Sie hängen eng miteinander zusammen, bilden aber jeweils eigenständige Schwerpunkte mit einer Vielzahl von Angeboten.

Wir erleben das als komplexe Herausforderung. Daher kann Gesundheitsförderung an einer Universität nicht als ehrenamtliches „Hobby“ besonders Engagierter bestehen. Sie bedarf einer stabilen Organisations- und Personalstruktur und eines der Aufgabe angemessen qualifizierten Personals.

1.4 Esa Böttcher für den Allgemeinen Deutschen Hochschulsportverband

Als Dachverband der Hochschulsporteinrichtungen, vertritt der Allgemeine Deutsche Hochschulsportverband (adh) nahezu die Hälfte aller Hochschulen in Deutschland. Seit über 10 Jahren engagiert sich der adh in der strategischen Weiterentwicklung der Gesundheitsförderung und Prävention, die mit der Verabschiedung des Präventionsgesetzes im Sommer 2015 bedeutenden Aufschwung erhalten hat.

Durch den § 20a SGB V eröffnete der Gesetzgeber neue Perspektiven für das Setting Hochschule und fordert seitdem gesundheitsförderliche Veränderungen dieser Lebenswelt. Diese herbeizuführen, haben sich der adh und seine Mitgliedshochschulen zur Aufgabe gemacht. Zum einen gilt es, die physische, psychische und soziale Gesundheit der Studierenden auf und abseits des Campus zu fördern sowie den Hochschulsport als einen wichtigen Akteur im Studentischen Gesundheitsmanagement (SGM) weiter zu stärken. Darüber sollen Studierende als zukünftige gesellschaftliche Multiplikator*innen sensibilisiert werden und Kompetenzen entwickeln, damit sie perspektivisch gesundheitsfördernde Strukturen in der Arbeitswelt entfalten können.

Um diese Ziele zu erreichen, agiert der adh mit seinem Team für Gesundheitsförderung auf verschiedene Ebenen. Das Zusammenspiel von individueller Projektunterstützung an den Mitgliedshochschulen, der Qualifizierung von Führungskräften im Hochschulsport, der Weiterentwicklung des Erfolgsprogramms „Pausenexpress“, der kommunal-, landes-, und bundespolitischen Arbeit sowie der Vernetzung wichtiger Akteur*innen im Themenfeld Gesundheit soll in den kommenden Jahren den Weg bereiten, studentische Gesundheitsförderung flächendeckend durch den Hochschulsport anbieten zu können.

Ein wichtiger adh-Partner im Bereich der Studentischen Gesundheitsförderung ist die Techniker Krankenkasse (TK). adh und TK initiierten im Jahr 2017 das gemeinsame Kooperationsprojekt „Bewegt studieren – Studieren bewegt!“, um die systematische Weiterentwicklung der gesundheitsfördernden Strukturen in der Lebenswelt Hochschule im und durch den Hochschulsport zu fördern. Aufgrund des großen Erfolgs der ersten Initiative ging diese im Jahr 2020 in die zweite Runde.

Nach vielen Jahren – vor allem als Dienstleister von Maßnahmen der Gesundheitsförderung, vielerorts aber auch als Koordinator oder sogar Initiator eines Gesundheitsmanagements an Hochschulen – ist das große Potenzial des Hochschulsports im Handlungsfeld Gesundheitsförderung deutlich geworden. Der adh unterstützt und stärkt die ausgezeichnete Arbeit seiner Mitgliedshochschulen und gestaltet und begleitet so die Entwicklung der Gesundheitsförderung in Deutschland.

1.5 Stefan Grob für das Deutsche Studentenwerk

Als integraler Bestandteil des Lebensraums Hochschule unterstützen die 57 Studenten- und Studierendenwerke die Gesundheit und das Wohlbefinden Studierender durch ihr breites Leistungs- und Angebotsspektrum: Sie tragen zur Sicherung des Lebensunterhalts bei, bieten gesunde und ausgewogene Speisen und Getränke in den Mensen und Cafeterien und vermieten preisgünstigen Wohnraum. Die Studierendenwerke fördern das kulturelle Engagement ebenso wie die soziale Vernetzung und die Vielfalt Studierender. Zudem ergänzen sie durch ihr niedrigschwelliges Informations-, Beratungs- und Unterstützungsangebot die Angebote der Hochschulen: Sie bieten psychologische Beratung, Sozialberatung sowie Beratung für Studierende mit Behinderungen und chronischen Krankheiten. Ergänzend leisten sie einen umfangreichen Beitrag zur Schaffung familienfreundlicher Rahmenbedingungen im Studium. Durch die vielfältigen Angebote werden die Studierenden in ihrer individuellen Lebens- bzw. Studiensituation unterstützt und entlastet. Die Studierendenwerke tragen so dazu bei, dass die Studierenden ihre persönlichen Potenziale optimal und nachhaltig für ihr Studium einsetzen können – und leisten somit einen wesentlichen Beitrag zur Gesundheitsförderung von Studierenden.

Auch zukünftig muss das Thema Gesundheit an den Hochschulen stärker berücksichtigt und nachhaltig verankert sein. Die Studienphase erfordert von Studierenden eine hohe Bewältigungsleistung: Sie befinden sich in einem neuen sozialen Umfeld und stehen oft unter Leistungsdruck. Hinzu kommt die finanzielle Unsicherheit dieser Lebensphase, die einige durch besondere Lebenslagen zusätzlich beansprucht. Die Umstellung auf digitale Lehrangebote im Zuge der Corona-Pandemie und die damit verbundene soziale Isolation sowie die stark eingeschränkte sozialakademische Integration waren für viele Studierende eine zusätzliche Belastung. Das Studium mit seinen spezifischen Herausforderungen und Möglichkeiten ist eine Lebensphase, in der gesunde Arbeits-, Leistungs-, und Lebensstile entwickelt werden. Umso mehr gilt es, den Studierenden von Studienbeginn bis Studienabschluss mit gesundheitsfördernden, unterstützenden Angeboten zur Seite zu stehen. Die Förderung der Gesundheit in der Lebensphase Studium kann nur gelingen, wenn alle Akteure gemeinsam zusammenwirken und dabei ihre jeweiligen Perspektiven und Ressourcen aktiv einbringen. Hierfür bedarf es, ergänzend zu den Hochschulpakten, eines gemeinsamen Hochschulsozialpakts zur nachhaltigen Förderung der sozialen Infrastruktur, denn sie ist eine essenzielle Grundlage für die Gesundheit und das Wohlbefinden der Studierenden.

1.6 Iris Kimizoglu für den freien Zusammenschluss von Student*innenschaften

Die deutsche Hochschullandschaft ist stark durch den Bildungsföderalismus geprägt. Verglichen mit anderen Ländern aus dem Europäischen Hochschulraum führt dies dazu, dass nicht nur von Hochschule zu Hochschule, sondern auch von Bundesland zu Bundesland Maßnahmen zur Gesundheitsförderung von Studierenden beachtlich divergieren. Hieraus ergeben sich zwei interessante Aspekte: Einerseits bietet dies die Möglichkeit, eine ungeahnte Diversität an Strategien an den verschiedenen Standorten zu vergleichen und Best-Practices abzuleiten. Andererseits gibt es kein einheitliches Unterfangen und es ist stark von den jeweiligen Landesregierungen und Hochschulstandorten abhängig, wie sehr der Aspekt der Gesundheitsförderung von Studierenden Beachtung findet.

An letzterem Aspekt gilt es anzusetzen: Es braucht eine bundesweite strategische (Weiter-)Entwicklung und Stärkung von Gesundheitsmanagement an Hochschulen. Denn es ergibt sich aus der föderal bedingten Diversität von Maßnahmen ein ungeahntes Potenzial, welches bislang jedoch auf Bundesebene im Sinne der Synergiebildung nicht annähernd ausgeschöpft wird. Hier kann der freie zusammenschluss von student*innenschaften (fzs) mit anderen relevanten Akteur*innen wie dem Bundesministerium für Gesundheit, der Hochschulrektorenkonferenz, dem Deutschen Studentenwerk und Expert*innengruppen wie dem Kompetenzzentrum Gesundheitsfördernde Hochschulen gemeinschaftlich ansetzen.

Ziel einer solchen ständigen Zusammenarbeit sollte die Entwicklung bundeseinheitlicher Standards, Empfehlungen und Policy-Strategien sein, welche in einem zweiten Schritt mit den Ländern rückzukoppeln und schließlich durch diese an den Hochschulen zu etablieren wären. Ein solcher Prozess muss partizipativ und iterativ-zyklisch angelegt sein, da Mainstreaming-Prozesse nur durch kontinuierliche Weiterentwicklung erfolgreich sein können. Die Rolle des fzs läge hierbei zum einen in der Interessenvertretung von Studierenden und der Einbringung der Perspektive eben jener in bundesweit angelegten

Strategieentwicklungen. Zum anderen wäre eine Beteiligung an Gemeinschaftsprojekten zwischen Bund, Ländern, fzs und weiteren Stakeholdern denkbar – z. B. wäre unsere Vorstellung, eine bundesweite psychologische Beratungsstelle sowie weitere digitale Hilfsangebote zu etablieren. Doch zunächst gilt es Stakeholder auf Bundesebene überhaupt zusammenzubringen, Synergien zu bilden und eine Vision für ein bundesweites Gesundheitsmanagement an Hochschulen zu entwickeln.

1.7 Daryoush Danaii für die LandesAStenKonferenz Niedersachsen

Die Aufgabe der LandesAStenKonferenz (LAK) besteht darin, den Student*innen in Niedersachsen eine Stimme zu geben und sich für ihre Belange einzusetzen. Oft stehen dabei die Studienbedingungen und die Rahmenbedingungen des studentischen Alltags im Vordergrund. Das dabei die Gesundheit der Studierenden eine entscheidende Rolle spielt, wird leider nicht immer erkannt. Die Auswirkungen der Corona-Krise zeigten jedoch, wo schon vor Beginn der Corona-Pandemie unser Gesundheitsmanagement an den Hochschulen, vor allem aber die psychologischen Beratungsangebote, überlastet waren. In einer landesweiten Umfrage unter Studierenden gaben über 50 % an, dass sie sich niedergeschlagen fühlen. Knapp 70 % der Befragten klagten über Konzentrationsprobleme.

Während der Corona-Pandemie forderten wir somit eine drastische Erhöhung des hochschulischen Personals und der psychischen Beratungsangebote seitens der Studierendenwerke. Darüber hinaus stehen wir als LAK in der Verantwortung, auf die fehlenden Workshops und Beratungsangebote an Hochschulen zu einem gesunden Lebensstil hinzuweisen.

Als landesweite Studierendenvertretung richten wir uns sowohl an die politischen Entscheidungsträger*innen als auch die Hochschulleitungen, um die gesundheitlichen Angebote für Studierende auszuweiten und gut aus der Krise herauszukommen. Die Sensibilisierung für psychische und körperliche Erkrankungen ist durch die Corona-Pandemie gestiegen. Dennoch sollte in Hochschulen ein Raum geschaffen werden, welcher eine stigmatisierungsfreie Thematisierung ermöglicht. Als LAK können wir somit an unsere MitgliedsASten appellieren beispielsweise in ihren Sozialreferaten diese Themen verstärkt zu thematisieren und gemeinsam mit dem Hochschulsport Workshops zu mentaler und körperlicher Gesundheit zu organisieren. Hier bietet sich auch eine Kooperation mit den verschiedenen Krankenkassen, die oft auch eine Filiale vor Ort haben, an. Als LAK sind wir auch immer ansprechbar bei Rückfragen und Rückmeldungen zu der Situation an der jeweiligen Hochschule und möchten ins Gespräch kommen. Sowohl die oft notwendige Erwerbsarbeit neben dem Studium als auch das Stresslevel im Studium müssen von Studierenden tagtäglich bewältigt werden. Hier sollten und müssen die Studierenden von ihrer Hochschule und ihrer Studierendenvertretung Unterstützung erfahren.

1.8 Dr. Andreas Keller für die Gewerkschaft Erziehung und Wissenschaft

Arbeits- und Gesundheitsschutz von Beschäftigten ist eine gesetzliche Aufgabe aller Arbeitgeber, auch der Hochschulen. Die Bildungsgewerkschaft GEW wie ihre Mitglieder in den Betriebs- und Personalräten setzen sich für ihre Erfüllung ein. Darüber hinaus macht sich die GEW für eine aktive Gesundheitsförderung der Hochschulen stark, die auch Hochschulmitglieder ohne Beschäftigungsverhältnis, vor allem die Studierenden einschließt.

Gesundheitsförderung ist als Querschnittaufgabe zu begreifen, die sowohl alle Aufgaben der Hochschule wie Forschung, Lehre, Studium und Wissenstransfer als auch alle Fächer und Organisationseinheiten umfasst. Gesundheitsförderung ist als partizipativer Prozess zu organisieren, der von Anfang an die Perspektiven der Hochschulmitglieder und ihrer gewählten Vertretungen einschließt.

Zeitverträge, Mehrarbeit und die fehlende Vereinbarkeit von Familie und Beruf gelten als zentrale Belastungsfaktoren für die Gesundheit von Wissenschaftler*innen. Bei Studierenden werden mit der Verdichtung des Studiums beispielsweise einhergehende Faktoren wie Überlastung und Stress genannt.

Die Ausweitung befristeter Beschäftigung sowie die Studienreformen seit 1999 können somit als politische Prozesse benannt werden, die gesundheitliche Belastungen von Beschäftigten und Studierenden verstärkt haben. Seit 2020 hat überdies die Corona-Krise bestehende negative Faktoren wie die Doppelbelastung durch Care-Arbeit und wissenschaftliche Arbeit sowie Motivationsprobleme und Vereinsamung durch Isolation verstärkt. Psychosoziale Beeinträchtigungen sind die Folge.

Gegenstand einer aktiven Gesundheitsförderung an Hochschulen muss daher der Abbau von Belastungsfaktoren durch hochschulpolitische Reformen und Aufbau oder Veränderung entsprechender Strukturen sein: Dauerstellen für Daueraufgaben sowie tatsächliche Studierbarkeit von Studiengängen in der Regelstudienzeit. Benachteiligten Gruppen wie Hochschulmitgliedern mit Behinderungen und chronischen Erkrankungen, aber auch mit Kindern oder pflegebedürftigen Angehörigen, sind Nachteilsausgleiche zu gewähren.

Zum anderen hat eine Hochschule die Gesundheitskompetenz ihrer Mitglieder zu fördern und ihnen bedarfsgerechte Unterstützung zu leisten. Dazu gehören niedrigschwellige Beratungsangebote, Maßnahmen zur Stressbewältigung oder Bewegung, aber auch ein gesundheitsförderndes Umfeld auf dem Campus, in den Hochschulbauten, Mensen und in Wohnheimen.

1.9 Beate Lipps für die Gesellschaft für Information, Beratung und Therapie an Hochschulen e.V.

Die Mitglieder der Gesellschaft für Information, Beratung und Therapie an Hochschulen e.V. ("'GIBeT) sind in den unterschiedlichsten Bereichen von Hochschulen als Berater*innen tätig: unter anderem in zentralen/allgemeinen Studienberatungen, Fachstudienberatungen, Career Services wie auch psychosozialen bzw. psychotherapeutischen Beratungsstellen. Hier tragen die Berater*innen unmittelbar zum Studentischen Gesundheitsmanagement bei, indem sie Studierenden psychologisch fundiert beispielsweise Kompetenzen zu einem persönlich angemessenen Umgang mit den Anforderungen des Studiums (Entscheidung, Orientierung, Leistung, Selbstverantwortung) und denen des studentischen Lebens vermitteln. Weiterhin unterstützen die Hochschulberater*innen das Studentische Gesundheitsmanagement mittelbar, indem sie die entsprechenden Informationen zu Angeboten publizieren und Ratsuchende gegebenenfalls an spezialisierte Anlaufstellen weitervermitteln. Die im Rahmen der Beratung erhaltenen Informationen über schwierige Studienbedingungen nutzen Berater*innen zudem, um in den entsprechenden Gremien der Hochschulen Verbesserungen in der Studierbarkeit der Studiengänge anzustoßen und damit mittelfristig ebenfalls zur Gesunderhaltung der Studierenden beizutragen.

Die "'GIBeT begrüßt nachdrücklich Initiativen, die das Studentische Gesundheitsmanagement fördern, und setzt sich für eine Bekanntmachung der entsprechenden Angebote ein.

1.10 Jens Hupfeld für den GKV-Spitzenverband

Die Bundesrahmenempfehlungen der Nationalen Präventionskonferenz und der Leitfaden Prävention des GKV-Spitzenverbandes berücksichtigen die Hochschulen als für die Gesundheit bedeutsame Lebenswelten und die Studierenden als wichtige Zielgruppe. Hochschulen können nicht nur dazu beitragen, das Studium für die Studierenden stressfreier zu gestalten. Sie können auch ihr Bewusstsein für die Themen der Gesundheitsförderung und Prävention prägen. Dies ist besonders wichtig im Hinblick auf die Schlüsselfunktion, die Studierenden als zukünftigen Fach- und Führungskräften und damit als Multiplikator*innen für die Prävention zukommt.

Die gesetzlichen Krankenkassen unterstützen den Aufbau und die Stärkung gesundheitsfördernder Strukturen an den Hochschulen und in anderen Lebenswelten. Der GKV-Spitzenverband definiert als Basis dafür mit seinem Leitfaden Prävention einheitliche Handlungsfelder und Kriterien für die Leistungen der Krankenkassen zur primären Prävention und Gesundheitsförderung. Der Leitfaden gibt den verbindlichen Rahmen vor, innerhalb dessen die Krankenkassen vor Ort selbstständig entscheiden, welche konkreten Angebote sie machen. Wichtigstes Qualitätskriterium im Leitfaden Prävention ist das Vorgehen entlang des Gesundheitsförderungsprozesses. Für die Lebenswelt Hochschule sind die vom Arbeitskreis Gesundheitsfördernde Hochschulen (AGH) entwickelten Gütekriterien Grundlage und Orientierung der Förderung durch die Krankenkassen.

Die Digitalisierung sowie der Schutz und die Stärkung der psychischen Gesundheit waren schon vor der Corona-Pandemie wichtige Themen für das Studentische Gesundheitsmanagement und sind auch zukünftig besonders relevante Gestaltungsaufgaben. Die jüngste Weiterentwicklung des Leitfadens Prävention 2021 hat sich auf diese beiden Themen fokussiert. Das Handlungsfeld Stress- und Ressourcenmanagement wurde grundlegend überarbeitet, und es wurden neue Möglichkeiten zur Förderung von digitalen Präventions- und Gesundheitsförderungsangeboten eingeführt.

Einen besonderen Fokus legen die Nationale Präventionskonferenz und die gesetzlichen Krankenkassen beim qualitätsgesicherten Ausbau ihres Engagements auf integrierte Strategien und Vernetzungsprozesse auf kommunaler und Landesebene. Gesundheitsfördernde Hochschulen, die sich wie in den Gütekriterien des AGH vorgesehen mit ihrer Kommune und ihrer Region vernetzen, können auch wichtige Beiträge für den Transfer von Erkenntnissen aus der Wissenschaft in die Praxis leisten.

1.11 Dr. Hans-Joachim Grumbach für die Deutsche Gesetzliche Unfallversicherung

Eine gesetzliche Aufgabe der Unfallversicherung nach dem Sozialgesetzbuch VII (SGB VII) stellt die Verhütung von Arbeitsunfällen, Berufskrankheiten und arbeitsbedingten Gesundheitsgefahren mit allen geeigneten Mittel dar. Dementsprechend stehen die einzelnen Unfallversicherungsträger den Mitgliedsorganisationen als Ansprechpartner*innen zu den Themen Prävention sowie Sicherheit und Gesundheit regional vor Ort zur Verfügung. Mit der Schaffung einer Stelle für eine Fachexpertin Sport- und Gesundheitsmanagement für die Beratung von Hochschulen, welche von Frau Loreen Ender besetzt wurde, hat die Unfallkasse Baden-Württemberg diesem Thema eine besondere Bedeutung zugeschrieben. Zusätzlich werden überregional entsprechende Maßnahmen und (Forschungs-)Projekte durch die Deutsche Gesetzliche Unfallversicherung (DGUV) als Dachverband durchgeführt, koordiniert und gefördert.

Das Sachgebiet Hochschulen und Forschungseinrichtungen (SG HSFE) der DGUV koordiniert die branchenspezifischen Aktivitäten der DGUV sowie diverser Gremien und bündelt hochschulspezifisches Fachwissen im Bereich Sicherheit und Gesundheit. Dieses wird beispielsweise in bundesweite Arbeitskreise eingebracht sowie durch hochschulübergreifende Projekte im Bereich Gesundheitsmanagement gefördert. Auf Grundlage dieser übergreifenden Arbeiten der DGUV und der Expertise der jeweiligen Expert*innen der Unfallversicherungsträger beraten diese die Hochschulen im Rahmen ihres Präventionsauftrags vor Ort. Sie beraten die Hochschulleitungen ebenso wie die Führungskräfte und Expert*innen in Forschung, Lehre und Verwaltung bedarfsorientiert im Bereich Sicherheit und Gesundheit. Dabei ist die Verhältnisprävention der Schlüssel für ein gesundes und sicheres Arbeiten und Studieren an der Hochschule. Sie verfolgen hierbei gemeinsam mit den Hochschulen das Ziel, ein sicheres und gesundes Lehr-, Lern- und Arbeitsumfeld zu schaffen. Ein nachhaltiges und strukturell verankertes hochschulisches Gesundheitsmanagement fördert die Sicherheit und Gesundheit aller Hochschulmitglieder, weshalb die DGUV und die Unfallkassen diesbezüglich gerne unterstützen.

Die Gefährdungsbeurteilung stellt ein zentrales Element für ein systematisches und erfolgreiches Sicherheits- und Gesundheitsmanagement dar. Hierzu beraten die Unfallversicherungsträger die Hochschulen. Speziell die verpflichtende Gefährdungsbeurteilung psychischer Belastungen rückt zunehmend auch für die Zielgruppe der Studierenden in den Fokus. Diesbezüglich unterstützt die DGUV aktuell ein hochschulübergreifendes Forschungsprojekt zur Weiterentwicklung und Erprobung des Bielefelder Fragebogens zu Studienbedingungen als Instrument für die psychische Gefährdungsbeurteilung Studierender (DGUV Forschungsförderung, Projekt-Nr. FF-FP-0460).

Zur Unterstützung der Hochschulleitungen sowie der weiteren verantwortlichen Personen in Forschung, Lehre und Verwaltung hat das SG HSFE den SARS-CoV-2-Schutzstandard für Hochschulen und Forschungseinrichtungen entwickelt und während der Pandemie laufend fortgeschrieben. Als praktische Handlungshilfe wurde die Muster-Gefährdungsbeurteilung für den Schutz gegen die Ausbreitung des Coronavirus SARS-CoV-2 in Hochschulen gemeinsam mit dem Verein zur Pflege und Weiterentwicklung des Arbeits-, Gesundheits- und Umweltschutzmanagements e. V. (AGUM e. V.) entwickelt. Sie dient als Grundlage zur Anpassung der Gefährdungsbeurteilung zum Infektionsschutz und muss gegebenenfalls auf die hochschul- bzw. standortspezifischen Bedingungen angepasst werden.

Die DGUV und die Unfallkassen bieten zahlreiche Qualifizierungs- und Fortbildungsmöglichkeiten sowie Informationsmaterialien zu unterschiedlichsten Themen im Bereich Sicherheit und Gesundheit an.

1.12 Dr. Felix Behling für die Deutsche Rentenversicherung

In einem Studentischen Gesundheitsmanagement (SGM) werden aus Sicht der Deutschen Rentenversicherung (RV) die Grundlagen für einen kompetenten Umgang mit gesundheitlichen Bedarfen und Bedürfnissen sowie die frühzeitige Identifikation von problematischen Beschäftigungssituationen vermittelt. Eine Einschränkung oder gar ein gesundheitsbedingter Verlust der Beschäftigung wirkt sich unmittelbar auf die Lebenssituation und langfristig auf die Teilhabe im Alter aus.

Die RV kann die Angebote der Hauptakteure eines SGM zunächst primär mit Informationen zur Altersvorsorge und beschäftigungsorientierten Leistungen zur Teilhabe unterstützen. Aus dem Status als Studierende ergibt sich selbst kein Anspruch für Leistungen der RV und andere Sozialversicherungsträger wie die gesetzliche Krankenversicherung oder die Bundesagentur für Arbeit sind zuständig.

Bei Vorliegen der versicherungsrechtlichen Voraussetzungen kann die RV Prävention oder Rehabilitation durchführen. In der Regel genügt es, wenn in sechs von den letzten 24 Monaten eine versicherungspflichtige Beschäftigung ausgeübt wurde. Ist die Zuständigkeit der RV gegeben, können Studierende bei ersten gesundheitlichen Einschränkungen in ihrem Beschäftigungsverhältnis die Präventionsleistungen oder erste rehabilitative Leistungen wie „RV Fit“ nutzen. Sofern die Erwerbsfähigkeit eingeschränkt oder gefährdet ist, können Studierende Leistungen zur medizinischen Rehabilitation nutzen. Hierbei handelt es sich um ganzheitliche Leistungen, bei denen die kontextbezogenen Zielsetzungen (Beruf, Umwelt/Umfeld, Person) beachtet und die von verschiedenen Berufsgruppen (Ärzt*innen, Therapeut*innen) interdisziplinär durchgeführt werden.

Im weiteren Beschäftigungsverlauf können unter Berücksichtigung der versicherungsrechtlichen Voraussetzungen auch Leistungen zur Teilhabe am Arbeitsleben genutzt werden, wenn die gewählte Tätigkeit nicht mehr ausgeübt werden kann.

Die RV verfolgt zusammengefasst also auch das Ziel, mit den im SGM vermittelten ersten Gesundheitskompetenzen die Erwerbsfähigkeit der Versicherten zu sichern und langfristige Teilhabe zu ermöglichen.

Teil II

Gesundheit von Studierenden

Ohne Start, kein Ziel: Bedeutung der Bestandsaufnahme für eine effektive Gesundheitsförderung

2

Burkhard Gusy, Tino Lesener, Christine Wolter und Wiebke Blaszcyk

Mit der Okanagan Charta hat sich die internationale Gemeinschaft gesundheitsfördernder Universitäten und Hochschulen zu einem umfassenden Auftrag bekannt: Sie „… gestalten die Gesundheit und Nachhaltigkeit unserer aktuellen und zukünftigen Gesellschaften, stärken Gemeinschaften und tragen zum Wohlergehen von Menschen, Orten und dem Planeten bei." (International Conference on Health Promoting Universities und Colleges 2015) Hierin zeigt sich sowohl ein ganzheitliches Verständnis von Gesundheit als auch die hohe Bedeutung, die ihr beigemessen wird. Gleichzeitig bleibt das Ziel abstrakt und wenig greifbar. Es stellt sich unweigerlich die Frage, was das konkret bedeutet: Wer ist verantwortlich? Wo fangen wir an? Hier helfen vier Fragen weiter, die Hubley (1993) bereits 1993 zur Strukturierung von Interventionsprozessen formuliert hat: (1) Wo stehen wir aktuell? (2) Wo wollen wir hin? (3) Wie kommen wir dorthin? (4) Woher wissen wir, wann wir angekommen sind?

In diesem Beitrag gehen wir Möglichkeiten zur Beantwortung der ersten Frage nach. Denn Wegbeschreibungen helfen nur dann weiter, wenn man den eigenen Standort kennt.

B. Gusy (✉) · T. Lesener · C. Wolter
(FB Erz.wiss. & Psych.) AB Public Health, Freie Universität Berlin, Berlin, Deutschland
e-mail: burkhard.gusy@fu-berlin.de; t.lesener@fu-berlin.de; christine.wolter@fu-berlin.de

W. Blaszcyk
Hamburg, Deutschland
e-mail: wiebke.blaszcyk@fu-berlin.de

M. Timmann et al. (Hrsg.), *Handbuch Studentisches Gesundheitsmanagement - Perspektiven, Impulse und Praxiseinblicke*,
https://doi.org/10.1007/978-3-662-65344-9_2

Vier Fragen sollte man sich vor der Umsetzung von Maßnahmen stellen:

1) Wo stehen wir aktuell?
2) Wo wollen wir hin?
3) Wie kommen wir dorthin?
4) Woher wissen wir, wann wir angekommen sind?

2.1 Was wissen wir über die Gesundheit von Studierenden?

Aus einer erstmalig durchgeführten bundesweiten Befragung Studierender in Deutschland[1] aus dem Jahr 2017, an der sich mehr als 6000 Personen beteiligten, wissen wir, dass sich 82 % der Studierenden eine gute bis sehr gute Gesundheit zuschreiben (Grützmacher et al. 2018). Dieser erfreuliche Befund steht im Kontrast dazu, dass ein Viertel der Studierenden von einer starken Erschöpfungssymptomatik berichtet (Initialsymptom des Burnout-Syndroms). 15,6 % der Studierenden beklagen depressive Symptome bzw. Anzeichen einer generalisierten Angststörung, Frauen sind hier stärker betroffen als Männer. Mehr als 75 % der Befragten haben mindestens ein paar Mal im Monat körperliche Beschwerden wie Kopf-, Glieder- und Rückenschmerzen. Positiv hervorzuheben gilt es aber auch, dass sich fast die Hälfte der Studierenden als im Studium hoch engagiert beschreibt und Spaß an ihrem Studium hat.

Die Befragten bewerten nicht nur ihre Gesundheit und ihr Wohlbefinden als schlechter als altersgleiche Nichtstudierende, es gibt auch Unterschiede im Gesundheits- und Risikoverhalten. So sind Studierende im Durchschnitt weniger körperlich aktiv als altersgleiche Nichtstudierende und konsumieren darüber hinaus häufiger und exzessiver Alkohol, illegale Substanzen (Cannabis, Kokain) und Schmerzmittel (Grützmacher et al. 2018).

Neben der zweifelsohne wichtigen allgemeinen Betrachtung der Gesundheit Studierender lohnt sich oftmals auch ein differenzierter Blick auf diese doch sehr heterogene Gruppe. Es zeigen sich beispielsweise große Unterschiede, wenn die Analysen nach Geschlecht, Studiendauer, Studienfach oder auch Hochschultyp differenziert werden. So ist das Stresserleben am Studienanfang stärker ausgeprägt als in höheren Semestern, Frauen berichten ein höheres Erschöpfungserleben als Männer, Studierende der Medizin bzw. Gesundheitswissenschaften sind wesentlich engagierter als ihre Kommiliton*innen der Rechts- und Wirtschaftswissenschaften (Grützmacher et al. 2018). Differenziertere Analysen können daher helfen, konkrete Zielgruppen und Settings zu bestimmen, die von Interventionen besonders profitieren können.

[1] Einem Kooperationsprojekt zwischen dem Deutschen Zentrum für Hochschul- und Wissenschaftsforschung, der Techniker Krankenkasse und der Freien Universität Berlin

2.2 Woher stammt das Wissen über die Gesundheit Studierender?

Noch vor 20 Jahren ließen sich Aussagen zur Gesundheit Studierender vor allem durch jene Studierende ableiten, die die psychosozialen Beratungsangebote nutzten. Anschließend kamen Befragungen von Studierenden ohne Beratungsbedarf hinzu, meist aber zu ähnlichen Themen. In dieser primär beschwerdeorientierten Tradition stehen auch die Befragungen zur sozialen und wirtschaftlichen Situation von Studierenden in Deutschland, die vom Deutschen Zentrum für Hochschul- und Wissenschaftsforschung (DZHW) periodisch seit 1951 durchgeführt werden. Hier ist Gesundheit oft nur ein Randthema mit Fokus auf Beschwerden (Middendorff et al. 2017).

Gesundheit wird mittlerweile jedoch nicht mehr nur als Abwesenheit von Krankheit verstanden, sondern ist durch die Hinzunahme von Wohlbefinden auch positiv definiert. Dadurch werden nun häufiger gesundheitsfördernde Aspekte berücksichtigt, sog. Ressourcen. Erste Versuche, diese mit zu erfassen, wurden mit dem Bielefelder Gesundheitssurvey gemacht, der ersten längsschnittlichen Studie zur Gesundheit Studierender in Deutschland (Stock und Krämer 2001). Es fehlten aber nach wie vor Indikatoren für einen positiven Blick auf die Gesundheit wie z. B. das studienbezogene Wohlbefinden. Diese wurden dann durch den University Health Report der Arbeitsgruppe der Freien Universität Berlin ergänzt: Studien- und Lebenszufriedenheit sowie studienbezogenes Wohlbefinden kamen ab 2008 hinzu. Quantitative Bestandsaufnahmen folgten an diversen Hochschulen (z. B. Coburg, Dresden, Heidelberg, Hildesheim, Münster, KIT Karlsruhe, München, Mainz, Magdeburg, Neu-Ulm)[2], auch Fokusgruppen oder qualitative Interviews wurden mit dem Ziel durchgeführt, die Gesundheit Studierender abzubilden. Der Bielefelder Fragebogen zu Studienbedingungen und Gesundheit an Hochschulen kam 2019 hinzu, der den zur Gefährdungsbeurteilung bei Mitarbeitenden an Hochschulen entwickelten Bielefelder Fragebogen zu Arbeitsbedingungen und Gesundheit an Hochschulen ergänzt.

Qualitative Bestandsaufnahmen werden vielfach als inhaltlich reichhaltiger geschätzt, sind aber häufig auf nur einen Studiengang, einen Fachbereich oder Studierende einzelner Veranstaltungen beschränkt und erlauben so keine vergleichenden Aussagen. Die quantitativen Befragungen Studierender werden meist als Onlinesurveys durchgeführt, erreicht werden auch bei guten Marketingstrategien und Incentivierung maximal 15 % der Studierenden.[3]

Nur wenige Hochschulen haben eine periodische Gesundheitsberichterstattung (GBE) für Studierende im Rhythmus von zwei oder drei Jahren mit nachgelagerten Interventionen aufgebaut, die aus einer Bestandsaufnahme abgeleitet und mit den Daten aus späteren Befragungen evaluiert werden können. Zu diesen zählen unseres Wissens nach in Deutschland nur die Universität Lübeck (seit 2011: jährlich), die Technische Universität Kai-

[2] Es ist gut möglich, dass hier Hochschulen übersehen wurden, da Hinweise auf die Befragungen sowie Ergebnisberichte nicht immer publiziert werden.

[3] Bei Berücksichtigung derjenigen, die den Fragebogen vollständig bearbeiten.

serslautern (seit 2015: alle drei Jahre), die Universität Mainz (seit 2019: jedes Jahr) sowie die Freie Universität Berlin (seit 2008: alle zwei Jahre).

Trotz eines zunehmenden Interesses an der Gesundheit Studierender gibt es in Deutschland nur drei Studien, die hochschulübergreifend Daten zur Gesundheit Studierender zusammengetragen haben: Eine gemeinsame Studie der Universitäten Potsdam und Hohenheim zum Stresserleben Studierender (Herbst et al. 2016), eine weitere zur Gesundheit Studierender in Deutschland 2017 (Grützmacher et al. 2018) und eine dritte, die sich ausschließlich an Studierende in NRW richtete (Meier et al. 2007). Das Gros der Studien beschränkt sich auf spezifische Hochschulen. Eine hochschulübergreifende periodische GBE für Studierende ist momentan noch eine Leerstelle.

2.3 Potenziale einer Gesundheitsberichterstattung bei Studierenden

Bereits mit Unterzeichnung der Charta der nachhaltigen Entwicklungsziele der Agenda 2030 hat sich die Bundesrepublik Deutschland dazu verpflichtet, allen Bürger*innen ein gesundes Leben zu gewährleisten und ihr Wohlbefinden zu fördern (United Nations 2021). Dieses allgemein formulierte Ziel findet sich auch im Präventionsgesetz sowie in Leitbildern von Hochschulen wieder (Michel et al. 2018). So formulierte z. B. die Freie Universität Berlin in ihrem Leitbild Studium und Lehre 2030: Zukunft gemeinsam gestalten unter der Überschrift „Gute Rahmenbedingungen für Lernen und Lehre“: „Das physische, psychische sowie soziale Wohlbefinden der Studierenden, Lehrenden und Mitarbeitenden ist der Freien Universität Berlin ein zentrales Anliegen und wird beim Lehren und Lernen stets mitgedacht. Die Hochschulangehörigen werden für das Thema Gesundheit sensibilisiert und im Studium werden Gesundheitskompetenzen berücksichtigt.“ (Freie Universität Berlin 2021). Hier wird die Intention der Okanagan Charta aufgegriffen und eine Entwicklungsrichtung beschrieben.

Das Ziel ist definiert, nicht aber die Ausgangssituation und der Weg dorthin. In einem Gesundheitssurvey geht es darum, genau die Informationen zusammenzutragen, die dabei helfen können, Handlungsbedarfe abzuschätzen, Handlungsoptionen gegeneinander abzuwägen, Maßnahmen zu implementieren und zu evaluieren (Kurth et al. 2020). In einer hochschulweiten Befragung lässt sich dann ermitteln, welche Studierendengruppen besondere Gesundheitsrisiken tragen (z. B. in welchen Studiengängen und -phasen), auch unter der Berücksichtigung von persönlichen Merkmalen, Verhaltensweisen oder sozialem Hintergrund.

Dieses gilt es im Vorfeld intensiv mit allen Beteiligten (u. a. Studierende und Mitarbeitende der Hochschule) zu diskutieren, um die Ziele und Inhaltsbereiche für eine Erhebung festzulegen. Hierbei spielt auch die Frage der Veränderbarkeit von Faktoren eine zentrale Rolle: Ist die Hochschule gewillt, auch ihre Abläufe auf den Prüfstand zu stellen und zu verändern – wie z. B. die Organisation von Prüfungen und die zeitliche (Um-)Verteilung von Anforderungen – anstatt nur auf Trainings zur Verbesserung des Zeitmanagements zu setzen?

Folgende Fragen helfen die Potenziale einer Gesundheitsberichterstattung bei Studierenden abzuschätzen:

1) Wie will man den Gesundheitszustand erfassen?
   Hier lassen sich sowohl singuläre Fragen zum allgemeinen Gesundheitszustand nutzen als auch Skalen zur psychischen Gesundheit (Ängstlichkeit, Depressivität, Burnout), zu (chronischen) Krankheiten und Beeinträchtigungen oder eben auch zum Wohlbefinden sowie zur Studienzufriedenheit.
2) Welches Gesundheits- und Risikoverhalten ist bei unseren Studierenden relevant?
   Weit verbreitet sind Fragen zur körperlichen Aktivität, zur krankheitsbedingten An- und Abwesenheit, zur Ernährung, zum Konsum legaler und illegaler Substanzen zur Leistungssteigerung einschließlich des Schmerzmittelgebrauchs bzw. der Nutzung von Informations- und Beratungsangeboten sowie weiterer Präventionsangebote.
3) Welche Merkmale oder Rahmenbedingungen haben Einfluss auf den Gesundheitszustand?
   Hierzu zählen biografische und soziale Merkmale, psychosoziale Faktoren, die (digitale) Gesundheitskompetenz sowie Anforderungen und Ressourcen der Studiensituation.

Neben dem Gesundheitszustand und bestimmten Gesundheits- und Risikoverhaltensweisen sollten auch persönliche und soziale Merkmale der Studierenden sowie Rahmenbedingungen des Studiums miterhoben werden. Diese lassen Rückschlüsse auf mögliche Ursachen schlechter Gesundheit oder dysfunktionalen Verhaltens zu, die in gezielten Interventionen adressiert werden können.

Die ersten beiden Bereiche (Gesundheitszustand, Gesundheitsverhalten) werden in den meisten Surveys adressiert. In der Regel mit ganz verschiedenen Instrumenten, was die Vergleichbarkeit zwischen den Befragungen erschwert. Der dritte Bereich hingegen (Einflussfaktoren auf den Gesundheitszustand) ist deutlich weniger entwickelt. Hier gibt es gut evaluierte Instrumente, die verstärkt genutzt werden sollten, um z. B. die zeitliche Beanspruchung durch das Studium bzw. die soziale Unterstützung durch (Mit-)Studierende und Lehrende abzubilden. Wichtig ist dabei immer ein Referenzrahmen. Um die Bedeutung der jeweiligen Werte einordnen zu können, sind Vergleiche zu den Werten anderer Hochschulen sinnvoll, aber auch Werte aus nationalen, repräsentativen Studien. Hier besteht Handlungsbedarf.

2.4 Was ist der generelle Nutzen einer GBE für Studierende?

Den Nutzen einer GBE für Studierende lässt sich auf verschiedenen Ebenen beschreiben:

1. Einzelne Studierende
2. Einzelne Organisationseinheiten einer Hochschule
3. Die Hochschule insgesamt
4. Die Gesellschaft und das Gesundheitssystem

Zu 1.) Studierende melden vielfach zurück, dass sie sich durch die Befragungen wahrgenommen fühlen und angeregt wurden, über ihre eigene Gesundheit und ihr Gesundheitsverhalten im Kontext der Studiensituation nachzudenken und für sich festzustellen, was sie zukünftig ändern wollen und welche Angebote der Hochschule sie dafür nutzen können.

Zu 2.) Die GBE an Hochschulen eignet sich gut zur Identifikation von Schwachstellen. So lässt sich z. B. auf der Ebene von Fachbereichen feststellen, wo das Burnout-Risiko am geringsten und wo es am höchsten ist. Dadurch können Interventionen zielführender adressiert werden. Vergleiche innerhalb einer Hochschule können auch dazu genutzt werden, um voneinander zu lernen. Was macht der Fachbereich A mit geringem Burnout-Risiko anders als der Fachbereich B mit einem höheren Burnout-Risiko, und was davon lässt sich übertragen? Es lässt sich darüber hinaus ablesen, welchen Informations- und Beratungsbedarf Studierende haben und wie sich die Angebote der Hochschule besser an den Bedürfnissen der Studierenden ausrichten lassen.

Zu 3) Die Hochschule profitiert davon, indem sie darstellen kann, dass ihr die Gesundheit der Studierenden ein echtes Anliegen ist und sie sich um deren Belange kümmert. Da Gesundheit und Leistungsfähigkeit eng miteinander verknüpft sind, verbessern gesundheitsbezogene Interventionen die Leistungsvoraussetzungen der Studierenden und unterstützen diese dabei, das Studium bei bester Gesundheit erfolgreich abzuschließen.

Zu 4) Die Erfahrungen aus der Prävention und Gesundheitsförderung bei Kindern und Jugendlichen zeigen nachdrücklich, dass es sinnvoll ist, Interventionen so frühzeitig wie möglich zu beginnen, bevor sich Gesundheitseinbußen oder riskantes Gesundheitsverhalten manifestieren. Da das Studium ein zentraler Lebensabschnitt ist, in dem gesundheitsbezogene Entscheidungen selbstständig getroffen werden (können), werden hier vielfach Weichen gestellt, die über das Studium hinausgehen, z. B. in Bezug auf Bewegung, Ernährung oder gesundheitsschädigendes Verhalten (z. B. Substanzkonsum). Diese begünstigend zu beeinflussen, hilft dabei späteren Erkrankungen vorzubeugen und ermöglicht ein Leben bei bestmöglicher Gesundheit.

Es gibt also vielerlei Gründe für Hochschulen, sich mit der Gesundheit ihrer Studierenden zu beschäftigen. Gesundheitsberichterstattung ist hierbei ein sinnvoller Einstieg mit dem Ziel, daraus Interventionen abzuleiten und umzusetzen, die die Gesundheit der Studierenden verbessern. Ob dieses Ziel erreicht wurde, sollte anschließend evaluiert werden.

Eine gelungene GBE bei Studierenden:

- Eruiert Ziele und relevante Themenbereiche im partizipativen Prozess mit allen Beteiligten
- Berücksichtigt sowohl negative als auch positive Indikatoren von Gesundheit
- Berücksichtigt persönliche, strukturelle und soziale Rahmenbedingungen von Gesundheit
- Nutzt nach Möglichkeit etablierte Skalen und Instrumente
- Nutzt Referenzwerte zur Einordnung der Ergebnisse
- Wird periodisch wiederholt
- Veröffentlicht die Ergebnisse und stellt die Ergebnisse zur wissenschaftlichen Nutzung zur Verfügung

Literatur

Freie Universität Berlin (2021) Leitbild Studium und Lehre • Studium und Lehre 2030. Zukunft gemeinsam gestalten • Freie Universität Berlin. https://www.fu-berlin.de/sites/zukunft-lehre/leitbild/index.html. Zugegriffen am 02.09.2021

Grützmacher J, Gusy B, Lesener T et al. (2018) Gesundheit Studierender in Deutschland. https://www.ewi-psy.fu-berlin.de/einrichtungen/arbeitsbereiche/ppg/forschung/BwB/bwb-2017/index.html. Zugegriffen am 02.09.2021

Herbst U, Voeth M, Eidhoff AT et al. (2016) Studierendenstress in Deutschland. Eine empirische Untersuchung

Hubley J (1993) Communicating health. An action guide to health education and health promotion. MacMillan, London

International Conference on Health Promoting Universities & Colleges (2015) Okanagan charter. An International Charter for Health Promoting Universities & Colleges. https://open.library.ubc.ca/collections/53926/items/1.0132754. Zugegriffen am 04.08.2020

Kurth BM, Saß A, Ziese T (2020) Gesundheitsberichterstattung. In: Razum O, Kolip P (Hrsg) Handbuch Gesundheitswissenschaften, 7., vollständig überarbeitete Auflage. Beltz Juventa, Weinheim/Basel, S 399–420

Meier S, Milz S, Krämer A (2007) Gesundheitssurvey für Studierende in NRW. Universität Bielefeld

Michel S, Sonntag U, Hungerland E et al (2018) Gesundheitsförderung an deutschen Hochschulen. Ergebnisse einer empirischen Untersuchung. Verlag für Gesundheitsförderung, Grafling

Middendorff E, Apolinarski B, Becker K et al (2017) Die wirtschaftliche und soziale Lage der Studierenden in Deutschland 2016. 21. Sozialerhebung des Deutschen Studentenwerks – durchgeführt vom Deutschen Zentrum für Hochschul- und Wissenschaftsforschung, Berlin

Stock C, Krämer A (2001) Die Gesundheit von Studierenden im Studienverlauf. Gesundheitswesen 63(Suppl. 1):56–59

United Nations (2021) THE 17 GOALS | Sustainable Development. https://sdgs.un.org/goals/goal3. Zugegriffen am 02.09.2021

3 Gesundheitliche Ungleichheit bei Studierenden

Katharina Diehl, Jennifer Hilger-Kolb und Raphael Herr

Gesundheitliche Ungleichheit – oftmals auch sozialbedingte Ungleichheit in Gesundheit genannt – beschreibt eine ungleiche Verteilung des Guts „Gesundheit" in der Bevölkerung (Hradil 2001). Man unterscheidet hierbei die vertikale von der horizontalen Ungleichheit. Die vertikale Ungleichheit beschreibt, dass Personen mit einem niedrigen sozioökonomischen Status, dass bedeutet einer niedrigen Bildung, einem niedrigen Einkommen und/oder einer niedrigen beruflichen Stellung, ein höheres Risiko für Morbidität und Mortalität aufweisen (Mielck 2002, 2005). So leiden Personen mit einem niedrigen sozioökonomischen Status beispielsweise eher an chronischen Erkrankungen wie Herz-Kreislauf-Problemen und Diabetes mellitus Typ 2 (Saß et al. 2015) und haben zudem eine niedrigere Lebenserwartung (Lampert et al. 2007).

K. Diehl (✉)
Professur für Epidemiologie und Public Health, Institut für Medizininformatik, Biometrie und Epidemiologie (IMBE), Friedrich-Alexander-Universität Erlangen-Nürnberg (FAU), Erlangen, Deutschland
e-mail: Katharina.Diehl@fau.de

J. Hilger-Kolb
NAKO e.V., Heidelberg, Germany
e-mail: jennifer.hilger-kolb@nako.de

R. Herr
Professur für Epidemiologie und Public Health, Institut für Medizininformatik, Biometrie und Epidemiologie (IMBE), Friedrich-Alexander-Universität Erlangen-Nürnberg (FAU), Erlangen, Deutschland

Mannheimer Institut für Public Health, Sozial- und Präventivmedizin, Medizinische Fakultät Mannheim, Universität Heidelberg, Mannheim, Deutschland
e-mail: raphael.herr@fau.de

M. Timmann et al. (Hrsg.), *Handbuch Studentisches Gesundheitsmanagement - Perspektiven, Impulse und Praxiseinblicke*,
https://doi.org/10.1007/978-3-662-65344-9_3

Gesundheitliche Ungleichheit
Gesundheitliche Ungleichheit beschreibt die ungleiche Verteilung des Guts „Gesundheit“ in der Gesellschaft. Hierbei unterscheidet man zwischen vertikaler (z. B. Ungleichverteilung nach Bildung) und horizontaler (z. B. Ungleichverteilung nach Geschlecht) gesundheitlicher Ungleichheit.

Die horizontale Ungleichheit besagt, dass Unterschiede in Morbidität und Mortalität nach (horizontalen) Merkmalen wie Alter und Geschlecht existieren (Hradil 2009). So haben ältere Menschen ein höheres Risiko, an Demenz oder Herz-Kreislauf-Erkrankungen zu erkranken (Böhm et al. 2009). Dieser Beitrag konzentriert sich jedoch auf die noch unzureichend erforschte vertikale gesundheitliche Ungleichheit bei Studierenden. Hierbei ist es laut Richter und Hurrelmann (2009) zunächst notwendig, diese zu beschreiben. An die Beschreibung schließen sich dann die Erklärung der möglicherweise vorliegenden Ungleichheit und folglich die Reduzierung ebendieser an.

3.1 Entstehung vertikaler gesundheitlicher Ungleichheit

Folgt man dem Modell von Mielck (2005) zur Erklärung gesundheitlicher Ungleichheit gibt es unterschiedliche Pfade, welche den Zusammenhang zwischen niedrigem sozioökonomischem Status mit erhöhter Morbidität und Mortalität vermitteln. So geht ein niedriger sozioökonomischer Status oftmals mit einer erhöhten gesundheitlichen Belastung am Arbeitsplatz (z. B. körperliche Arbeit) und in der Wohngegend (z. B. Lärm, Schadstoffe) einher. Daneben sind in der Gruppe mit niedrigem sozioökonomischen Status häufig geringere Bewältigungsressourcen (z. B. soziale Unterstützung) vorhanden. Es besteht zudem oftmals eine schlechtere Lebensführung (z. B. Ernährung, Sport, Rauchen) und die Inanspruchnahme der gesundheitlichen Versorgung ist reduziert.

Betrachtet man Studierende, fällt auf, dass sich diese bereits hinsichtlich ihrer Ausgangssituation unterscheiden: Zahlen aus dem Jahr 2016 zeigen, dass 12 % der Studierenden eine niedrige Bildungsherkunft haben, während 24 % eine hohe Bildungsherkunft aufweisen (Middendorff et al. 2017). Wilkinson und Pickett (2010) beschreiben, dass in vielen Ländern der elterliche sozioökonomische Status mitentscheidend ist, ob ein Studium begonnen wird. Daten zur wirtschaftlichen Lage von Studierenden zeigen, dass sich Studierende mit niedriger Bildungsherkunft von denen mit hoher Bildungsherkunft hinsichtlich der Finanzierungsquellen für das Studium und der Art der monatlichen Ausgaben stark unterscheiden (Middendorff et al. 2017). Das bedeutet, dass die Gruppe Studierender mit einem niedrigen sozioökonomischen Status zum einen in der Studierendenschaft mengenmäßig unterrepräsentiert und zum anderen eher auf Unterstützungsmaßnahmen wie BAföG oder Nebenjobs angewiesen ist, um ihren Lebensunterhalt zu bestreiten.

3.2 Ermittlung von vertikaler gesundheitlicher Ungleichheit bei Studierenden

Während gesundheitliche Ungleichheit in der Allgemeinbevölkerung bereits umfassend beschrieben ist, ist dies für die Gruppe der Studierenden noch nicht abschließend geschehen. Dies ist vor allem der Tatsache geschuldet, dass sich die Kernelemente für die Entstehung vertikaler gesundheitlicher Ungleichheit – also Unterschiede in Bildung, Einkommen und Berufsstatus – nur schwerlich auf Studierende übertragen lassen (Diehl et al. 2021). Daher müssen für die Untersuchung möglicher vertikaler Unterschiede in Gesundheit und Krankheit alternative Determinanten zur Ermittlung des sozioökonomischen Status der Studierenden herangezogen werden. Eine Möglichkeit wäre, den sozioökonomischen Status von Vater und/oder Mutter heranzuziehen, wie es in der Regel bei Untersuchungen von Kindern und Jugendlichen der Fall ist (Diehl et al. 2021). Allerdings scheint dieser Ansatz mit zunehmendem Jugendalter immer weniger passend, da in der Phase des „emerging adulthood“ (Arnett 2000) ein zunehmend individueller und nicht mehr vollständig von den Eltern geprägter sozioökonomischer Status besteht (Hagquist 2007). Eine weitere Möglichkeit der Messung von sozioökonomischem Status ist die Verwendung des subjektiven Sozialstatus (Hoebel et al. 2015), bei welchem sich Befragte mit der allgemeinen Bevölkerung hinsichtlich des eigenen Status vergleichen und dementsprechend einordnen. Des Weiteren ist das Hinzuziehen von rein ökonomischen Variablen denkbar (z. B. Erhalt eines Stipendiums, Ausführen eines Nebenjobs).

3.3 Ergebnisse zur vertikalen gesundheitlichen Ungleichheit bei Studierenden

Im Rahmen der sog. NuPhA-Studie (Nutrition and Physical Activity) wurden in einem quantitativen Studienteil bundesweit 689 Studierende unterschiedlicher Fachrichtungen von über 40 Hochschulen online befragt. Anhand der Daten war es möglich, erstmals detaillierte Auswertungen hinsichtlich möglicher vertikaler gesundheitlicher Ungleichheiten bei Studierenden durchzuführen (Diehl et al. 2021). Zur Ermittlung möglicher Zusammenhänge wurden lineare und logistische Regressionsmodelle berechnet, in welchen für Geschlecht, Alter, Migrationshintergrund, Partnerschaft und Semesterzahl kontrolliert wurde. Es zeigten sich signifikante Zusammenhänge zwischen den Gesundheitsvariablen und den folgenden sozioökonomischen Charakteristika: Erhalt eines Stipendiums, Ausübung eines Nebenjobs sowie subjektiver Sozialstatus.

Die NuPhA-Studie auf einen Blick

Die NuPhA-Studie Verknüpfung zur neuen Fußnote kann hier eingefügt werden (Nutrition and Physical Activity) ist eine Mixed-Methods-Studie, die sich mit dem gesundheitsrelevanten Risikoverhalten Studierender in Deutschland befasst. Durchgeführt wurden eine bundesweite Onlinebefragung unter Studierenden (quantitativer Teil, n =689) sowie leitfadengestützte persönliche Interviews mit Studierenden in der Rhein-Neckar-Region (qualitativer Teil, n =20). Unter anderem wurde die Transition von Schule auf Hochschule mit Hinblick auf Veränderungen im gesundheitsrelevanten Risikoverhalten betrachtet. Aber auch die psychische Gesundheit (u. a. Stressempfinden und Einsamkeit) wurden untersucht.

Studierende, die ein Stipendium innehatten, zeigten eher eine (sehr) gute allgemeine, physische und psychische subjektive Gesundheit verglichen mit Studierenden ohne Stipendium. Studierende, die einen Nebenjob ausübten, hatten eher eine schlechte psychische subjektive Gesundheit als Studierende, die keinen Nebenjob hatten. Mit zunehmendem subjektiven Sozialstatus stieg die allgemeine, physische und psychische subjektive Gesundheit, während die Symptome für depressive Störung und Angststörung (gemessen mit dem Patient Health Questionnaire-4 [PHQ-4] (Löwe et al. 2010)) sanken (Abb. 3.1). Eine detaillierte Darstellung der Ergebnisse (auch unter Berücksichtigung von gesundheitsrelevantem Risikoverhalten und Body-Mass-Index [BMI]) findet sich in Diehl et al. (2021).

	Allgemeine subjektive Gesundheit	Psychische subjektive Gesundheit	Körperliche subjektive Gesundheit	Symptome von Angststörungen und depressiver Störung
Stipendium	+	+	+	
Nebenjob		−		
Subjektiver Sozialstatus	+	+	+	−

Abb. 3.1 Signifikante Zusammenhänge von sozioökonomischen Indikatoren der Studierenden mit Gesundheitsoutcomes. Ein grünes Plus beschreibt einen positiven Zusammenhang, ein orangefarbenes Minus einen negativen Zusammenhang. Basis der Darstellung sind lineare und logistische Regressionen, kontrolliert für horizontale Merkmale (Geschlecht, Alter, Migrationshintergrund, Partnerschaft und Semesterzahl) (Diehl et al. 2021)

3.4 Verstärkung gesundheitlicher Ungleichheit durch COVID-19

Es ist nicht auszuschließen, dass sich gesundheitliche Ungleichheiten bei Studierenden durch die COVID-19-Pandemie verstärken. So schreiben Berkes et al. (2020), dass sich zumindest die sozialen Ungleichheiten bei Studierenden möglicherweise intensivieren können. Hintergrund ist, dass diejenigen Studierenden, die ohnehin in einer vergleichsweise angespannten finanziellen Situation leben, durch die Pandemie noch eine zusätzliche Verstärkung spüren.

Zwar wurden von Bund und Ländern verschiedene Überbrückungshilfen und Nothilfeprogramme ins Leben gerufen, jedoch sind bei einigen Studierenden Nebenerwerbstätigkeiten weggebrochen. Hinzu kommt, dass für einige Studierende die Erwerbssituation der Eltern eine nicht zu vernachlässigende Rolle spielt, da diese ihre Kinder finanziell unterstützen. Die Befragung „Studieren in Zeiten der Corona-Pandemie" ergab, dass jede zehnte befragte Person das Studium nicht ohne zusätzliche finanzielle Unterstützung fortführen kann (Becker und Lörz 2020). Etwa 40 % der erwerbstätigen Studierenden berichten von finanziellen Einbußen durch Wegfall, Freistellung oder Reduzierung der Erwerbstätigkeit, was 21 % der Gesamtstudierendenschaft entspricht (Becker und Lörz 2020). Rund ein Drittel (32 %) gab an, dass sich die Einkommenssituation der Eltern verschlechtert habe (Becker und Lörz 2020).

Diese Verschärfung möglicher sozialer Ungleichheiten kann sich auch auf gesundheitliche Ungleichheiten auswirken. Ängste über einen möglichen Studienabbruch aufgrund der finanziellen Situation könnten sich manifestieren, was sich wiederum auf die gesundheitliche Situation niederschlagen könnte. Ebenso ist nicht auszuschließen, dass sich Gefühle von Einsamkeit (z. B. aufgrund des Lockdowns und ausschließlicher Onlinelehre) verstärken. Analysen der NuPhA-Studie zeigten, dass Studierende mit einem niedrigeren subjektiven Sozialstatus sich eher sowohl emotional als auch sozial einsam fühlen (Diehl et al. 2017).

3.5 Unterstützungsmöglichkeiten für Studierende

Um Studierenden eine Hilfestellung zu bieten, scheinen niederschwellige psychologische und psychotherapeutische Beratungsangebote sinnvoll (Hofmann et al. 2017; Lutz-Kopp et al. 2019). Dabei erscheint es essenziell, dass diese kurzfristig zur Verfügung stehen und nicht mit einer langen Wartezeit verbunden sind, da eine lange Wartezeit möglicherweise einen Abbruch des Studiums begünstigen kann. Vorangegangene Studien konnten zeigen, dass sowohl soziale als auch akademische Unterstützung bei unterrepräsentierten Studierenden – hier also Studierende mit einem niedrigen sozioökonomischen Status – die

Absolvierungsquote eines Studiums in dieser Gruppe erhöhen kann (Heublein 2014). Hinsichtlich akademischer Unterstützung sind Einführungswochen oder Mentoringprogramme denkbar (Diehl 2019). Auch Onlineprogramme, beispielsweise zu Zeitmanagement, scheinen erfolgreich darin, den Umgang mit Anforderungen im Studium zu erlernen und Resilienz zu fördern (Lutz-Kopp et al. 2019).

In diesem Zusammenhang scheint es auch sinnvoll, Studentisches Gesundheitsmanagement (SGM) bundesweit weiter zu fördern und auszubauen. Auf diese Weise kann ein gesundheitsförderndes Hochschulumfeld geschaffen werden, welches die Ressourcen Studierender in gesundheitlicher, aber auch psychischer Hinsicht stärken kann. Über einen strukturierten und systematischen Zugang zu SGM können auch Aspekte wie gesundheitliche Ungleichheiten partizipativ aufgegriffen und Lösungsmöglichkeiten genutzt werden.

Aber auch die finanzielle, staatliche Unterstützung von Studierenden mag dazu beitragen, (gesundheitliche) Ungleichheiten an Hochschulen zu reduzieren (Diehl et al. 2021). Hauptgründe für das Abbrechen des Studiums sind u. a. finanzielle Schwierigkeiten und die Vereinbarkeit von Studium und notwendigem Nebenjob (Heublein 2014). Einerseits sind finanzielle Engpässe belastend, andererseits sind Nebenjobs zeitraubend. Analysen des Sozioökonomischen Panels offenbarten, dass mit ansteigendem BAföG-Satz die Abbruchquote unter Studierenden sinkt (Glocker 2011). Angeregt wurde, dass möglicherweise eine Umwandlung eines ursprünglichen Studiendarlehens in ein Stipendium nach erfolgreichem Studienabschluss sinnvoll sein könnte (McCoy und Byrne 2017). Mit solchen Maßnahmen wäre es möglich, dass gesundheitliche Ungleichheit reduziert wird und dass wieder mehr junge Menschen mit einem niedrigen sozioökonomischen Status ein Studium beginnen. Dies könnte helfen, die sich in den letzten Jahren zunehmend öffnende soziale Schere unter Studierenden zu schließen und die Studierendenschaft vielfältiger zu machen.

3.6 Quintessenz

Die Daten der NuPhA-Studie zeigen, dass neben horizontaler gesundheitlicher Ungleichheit auch eine vertikale Ungleichheit unter Studierenden zu bestehen scheint. Zunächst ist es wichtig, sich dessen gewahr zu werden und den Tatbestand in weiteren Studien näher zu beschreiben und zu untermauern. Möglich ist zudem eine Verstärkung der vertikalen gesundheitlichen Ungleichheit unter Studierenden im Zuge der COVID-19-Pandemie. Neben Unterstützungsangeboten an der Hochschule selbst (z. B. in Form von psychologischer Unterstützung) könnte auch eine breitere staatliche Unterstützung dazu beitragen, vertikaler gesundheitlicher Ungleichheit unter Studierenden entgegenzuwirken.

Die NuPhA-Studie wurde in Teilen von der unabhängigen Stiftung Danone Ernährung für Gesundheit e.V. gefördert (Summe. 6700,--€; Projektnummer: 2014/01).

Literatur

Arnett JJ (2000) Emerging adulthood: a theory of development from the late teens through the twenties. Am Psychol 55(5):469–480

Becker K, Lörz M (2020) Studieren während der Corona-Pandemie: Die finanzielle Situation von Studierenden und mögliche Auswirkungen auf das Studium. DHZW Brief 09/2020. DHZW, Hannover

Berkes J, Peter F, Spieß CK (2020) Wegfall von Studi-Jobs könnte Bildungsungleichheiten verstärken (DIW aktuell 44). DIW, Berlin

Böhm K, Tesch-Römer C, Ziese T (2009) Gesundheit und Krankheit im Alter. Robert Koch-Institut, Berlin

Diehl K (2019) Die Transition von Schule auf Hochschule. Veränderungen in der Gesundheit, Orientierungsschwierigkeiten und Möglichkeiten der Unterstützung. Unsere Jugend 71(7 PLUS_SPI 8):333–337

Diehl K, Hilger-Kolb J, Herr RM (2021) Sozialbedingte Ungleichheiten von Gesundheit und Gesundheitsverhalten bei Studierenden. Gesundheitswesen 83(11):928–935

Diehl K, Hoebel J, Sonntag D, Hilger J (2017) Subjective social status and its relationship to health and health behavior: comparing two different scales in university students. Int J Adolesc Med Health 31(6):20170079

Glocker D (2011) The effect of student aid on the duration of study. Econ Educ Rev 30(1):177–190

Hagquist CE (2007) Health inequalities among adolescents: the impact of academic orientation and parents' education. Eur J Pub Health 17(1):21–26

Heublein U (2014) Student drop-out from German higher education institutions. Eur J Educ 49(4):497–513

Hoebel J, Müters S, Kuntz B, Lange C, Lampert T (2015) Messung des subjektiven sozialen Status in der Gesundheitsforschung mit einer deutschen Version der MacArthur Scale. Bundesgesundheitsbl Gesundheitsforsch Gesundheitsschutz 58(7):749–757

Hofmann F-H, Sperth M, Holm-Hadulla R (2017) Psychische Belastungen und Probleme Studierender. Entwicklungen, Beratungs- und Behandlungsmöglichkeiten. Psychotherapeut 62(5):395–402

Hradil S (2001) Soziale Ungleichheit in Deutschland. VS Verlag für Sozialwissenschaften, Wiesbaden

Hradil S (2009) Was prägt das Krankheitsrisiko: Schicht, Lage, Lebensstil? In: Richter M, Hurrelmann K (Hrsg) Gesundheitliche Ungleichheit, Grundlagen, Probleme, Perspektiven. Verlag, Wiesbaden, VS, S 35–54

Lampert T, Kroll LE, Dunkelberg A (2007) Soziale Ungleichheit der Lebenserwartung in Deutschland. Aus Politik und Zeitgeschichte 42:11–18

Löwe B, Wahl I, Rose M, Spitzer C, Glaesmer H, Wingenfeld K, Schneider A, Brähler E (2010) A 4-item measure of depression and anxiety: validation and standardization of the Patient Health Questionnaire-4 (PHQ-4) in the general population. J Affect Disord 122(1-2):86–95

Lutz-Kopp C, Meinhardt-Injac B, Luka-Krausgrill U (2019) Psychische Belastung Studierender. Prävention Gesundheitsförderung 14(3):256–263

McCoy S, Byrne DV (2017) Student retention in higher education. In: Cullinan J, Flannery D (Hrsg) Economic insights on higher education policy in Ireland: evidence from a public system. Palgrave Macmillan, London, S 111–141

Middendorff E, Apolinarski B, Becker K, Bornkessel P, Brandt T, Heißenber S, Poskowsky J (2017) Die wirtschaftliche und soziale Lage der Studierenden in Deutschland 2016. BMBF, Berlin

Mielck A (2002) Gesundheitliche Ungleichheit: Empfehlungen für Prävention und Gesundheitsförderung. Luchterhand Verlag, Neuwied

Mielck A (2005) Soziale Ungleichheit und Gesundheit. Einführung in die aktuelle Diskussion. Huber, Bern

Richter M, Hurrelmann K (2009) Gesundheitliche Ungleichheit: Ausgangsfragen und Herausforderungen. VS Verlag für Sozialwissenschaften, Wiesbaden

Saß A-C, Lampert T, Prütz F, Seeling S, Starker A, Kroll LE, Rommel A, Ryl L, Ziese T (2015) Gesundheit in Deutschland – Einzelkapitel: Welche Faktoren beeinflussen die Gesundheit? Robert Koch-Institut, Berlin

Wilkinson R, Pickett K (2010) The spirit level: why equality is better for everyone. Penguin Books, London

Gesund durchs Studium – eine Illusion?

4

Edgar Voltmer

Für die gesellschaftliche Entwicklung insgesamt sowie den Innovations-, Wissens- und Wirtschaftsstandort Deutschland stellen Studierende eine wesentliche Ressource dar. Der Anteil derjenigen eines Jahrgangs, die sich für ein Studium entscheiden, ist in den vergangenen Jahrzehnten deutlich gestiegen. Waren es im Jahr 2000 noch 33 % betrug der Anteil ab 2011 regelmäßig über 50 % (Statista 2020).

Spätestens nach der Umstellung auf das Bachelor- und Master-System im Rahmen des Bolognaprozesses werden gestiegene mentale Belastungen durch eine stark kondensierte und reglementierte Studienorganisation und Fächerpräsentation berichtet (Bargel et al. 2012).

4.1 Wie geht es Studierenden? Epidemiologie psychischer Gesundheit

Systemimmanent werden Untersuchungen zur mentalen Gesundheit häufig lebensabschnittsbezogen betrachtet und z. B. für Studienzeiträume an der Universität erhoben. In einer Auswertung des World Mental Health Surveys der WHO für College Studierende im Alter von 18–22 Jahren wurde jedoch untersucht, wie hoch der Anteil psychischer Störungen von Studierenden im ersten Studienjahr war und welche davon bereits vor Studieneintritt bestanden. Dabei zeigte sich, dass 20 % der Studierenden von mindestens einer der sechs ausgewählten Störungen („major depression", „mania/hypomania",

E. Voltmer (✉)
Arbeitsbereich Gesundheitsförderung in Studium und Beruf, Institut für Sozialmedizin und Epidemiologie, Universität zu Lübeck, Lübeck, Deutschland
e-mail: edgar.voltmer@uksh.de

M. Timmann et al. (Hrsg.), *Handbuch Studentisches Gesundheitsmanagement - Perspektiven, Impulse und Praxiseinblicke*, https://doi.org/10.1007/978-3-662-65344-9_4

„generalized anxiety disorder", „panic disorder", „alcohol use disorder", „substance use disorder") innerhalb der letzten 12 Monate betroffen waren. Bei 83 % bestand diese Störung bereits vor Beginn des Studiums. Dabei waren über alle Studierenden hinweg Störungen im Bereich des Substanzkonsums vorherrschend, bei Studentinnen die „major depression" (Auerbach et al. 2016). An der Universität zu Lübeck wiesen zu Beginn des Studiums bereits 8 % der Medizinstudierenden und 11 % der MINT-Studierenden ein Risikomuster für Burn-out auf (Voltmer et al. 2019). Ein nicht geringer Anteil von Studierenden kommt also schon mit einer Vorbelastung ins Studium, wo sie mit einer Vielzahl neuer, häufig hoher Anforderungen konfrontiert werden. Es darf nicht übersehen werden, dass zusätzlich häufig gravierende Umstellungen in der Lebenswirklichkeit mit dem Studienbeginn einhergehen (z. B. erste eigene Wohnung, Ortswechsel, Verlust des bekannten sozialen Umfeldes, eigenständige Finanzierung). In diesem Rahmen und Zeitraum finden wichtige Entwicklungsprozesse der Persönlichkeit statt. Von einigen Autoren wird diese Phase daher mit dem Begriff der adoleszenten Reifungskrise charakterisiert (Holm-Hadulla 2001; Teuwsen 2001). Diese ist häufig mit einer erhöhten psychosozialen Belastung verbunden.

Bezogen auf das Studium wiesen in einer Untersuchung an sieben US-amerikanischen Untersuchungen fast die Hälfte der Medizinstudierenden Zeichen von Burn-out und Depression auf. Ein Viertel hatte bereits ernsthaft über Suizid nachgedacht (Dyrbye et al. 2008). In einer großen Untersuchung an 18.000 Studierenden in Deutschland gaben 53 % ein hohes Stresslevel an (Herbst et al. 2016). In einem Report der Freien Universität Berlin berichteten ein Viertel von Symptomen depressiver Erkrankung, fast 30 % von Symptomen einer generalisierten Angststörung und fast 40 % der Befragten empfanden starke Erschöpfung (Jochmann et al. 2019). Eine repräsentative Untersuchung des Forsa Instituts im Auftrag der Techniker Krankenkasse (TK) berichtete einen hohen Anteil von als psychosomatisch einschätzbaren Symptomen unter Studierenden. Nach Kopfschmerzen stand das Gefühl durch Stress erschöpft zu sein an zweiter Stelle. Nahezu durchgängig war ein höherer Anteil Studentinnen betroffen (Abb. 4.1) (TK 2015).

Längsschnittliche Untersuchungen zeigen einen Anstieg der Belastung besonders in den ersten zwei Jahren des Medizinstudiums bzw. eine anhaltende Entwicklung bis zum Bachelorabschluss in den naturwissenschaftlich technischen Studienfächern (Voltmer et al. 2019).

Die besonderen Bedingungen der COVID-19-Pandemie kamen in den Jahren 2020/21 hinzu. Der weitgehende bis vollständige Stopp der Präsenzlehre und die Umstellung auf digitale Lehr- und Prüfungsformate führte zu hohen Anforderungen an die Selbstorganisation der Studierenden. Ein großer Teil empfand eine gestiegene mentale Belastung und phasenweise Gefühle von Einsamkeit (Herchenröder et al. 2020).

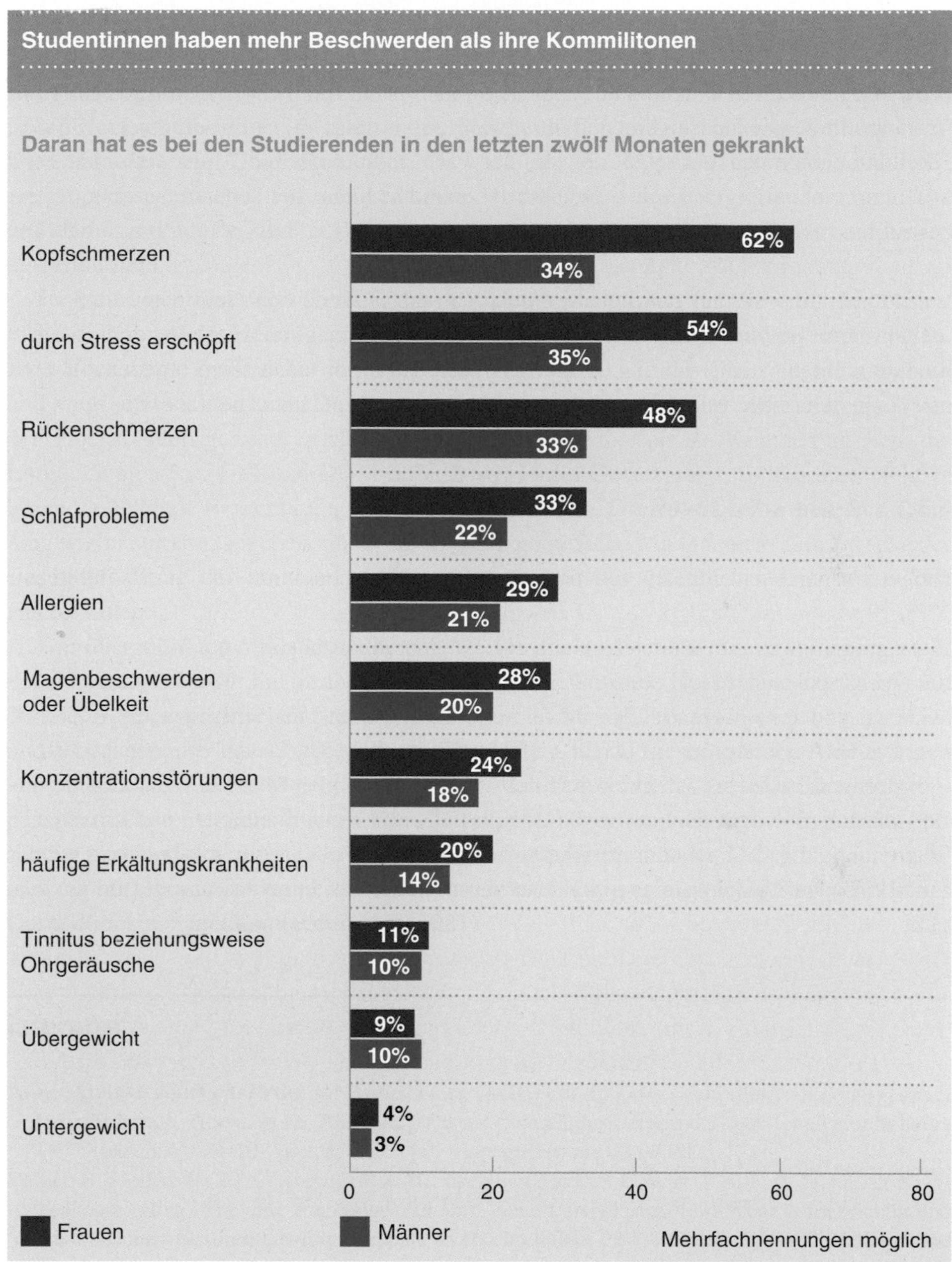

Abb. 4.1 Symptome von Studierenden in den letzten 12 Monaten (TK-CampusKompass (TK 2015))

4.2 Ursachen und Auswirkungen psychischer Belastung

In der repräsentativen Untersuchung des Forsa Instituts gaben 58 % der Studentinnen und 46 % der Studenten an, dass sie sich durch Prüfungen (stark) unter Druck gesetzt fühlten. Für 33 % der Frauen und 19 % der Männer traf dies auch für die Angst vor schlechten Noten zu. An zweiter Stelle der Belastungshierarchie folgte der schwere/ umfangreiche Lernstoff (30 % Frauen/26 % Männer; Abb. 4.2) (TK 2015). Damit sind sowohl äußere als auch innere Faktoren angesprochen. Auch bei Wiener Medizinstudierenden im zweiten Studienjahr wird dies deutlich, von denen an erster Stelle der wichtigsten Stressoren „performance pressure overload" und an zweiter Stelle „high expectations for themselves" benannt werden (Steiner-Hofbauer und Holzinger 2020). In beiden Untersuchungen wird erneut ein genderbezogener Unterschied im Erleben der Studierenden deutlich.

4.2.1 Äußere Faktoren

Studierende starten in der Regel motiviert und mit großem Interesse für das gewählte Fach in ihr Studium. Der Studienstart ist jedoch häufig von großen Einführungsveranstaltungen geprägt, die im Vorlesungsformat mit Übungen und Klausuren nur wenig Raum für ein intrinsisch motiviertes, selbstbestimmtes Lernen bieten. Für eine gute akademische Leistung sind jedoch gerade die (intrinsische) Motivation und selbstgesteuertes Lernen wichtige Einflussfaktoren (Busato et al. 2000; Wu et al. 2020).

Prüfungen stellen im Lehrkonzept und vor dem Hintergrund der in den meisten Prüfungsordnungen vorgesehenen Benotung von Leistungen eine weitgehend unhinterfragte Notwendigkeit dar. Angesichts der Vielzahl von teilweise wöchentlichen Testaten, semesterbegleitenden oder endsemestrigen Klausuren stellt sich jedoch die Frage, ob sie von nicht wenigen Lehrenden nicht auch als unverzichtbar dafür angesehen werden, Studierende dazu zu bringen, sich mit dem Stoff zu beschäftigen. Unter der Überschrift „Beyond ‚driving': the relationship between assessment, performance and learning" bestätigt Scott (2020) diese Haltung, wenn er schreibt: „As a medical educator who sits at curriculum tables, I often hear calls for testing to ensure that students ‚learn it'; after all, everyone knows that assessment drives learning. Doesn't it?". Im weiteren Verlauf des Artikels wird zwischen kontextuellem, auf Verständnis und Behalten zielendes Lernen (learning) und einem eher auf die Erfüllung äußerer Anforderungen gerichtetes Lernen (performance) unterschieden. Letzteres wird von Studierenden gern mit dem Begriff des „Bulimielernens" charakterisiert, über dessen fehlende Nachhaltigkeit jedoch auch für die Studierenden selbst keine Zweifel bestehen.

Die Betrachtung der Zusammenhänge zwischen der subjektiven Gesundheit, dem gesundheitsbezogenen Verhalten und den wahrgenommenen Studienbedingungen wird von Jochmann et al. (2019) als essenziell angesehen. Dyrbye et al. (2009) berichteten, dass die Unzufriedenheit mit der Lernumgebung allgemein und der Unterstützung durch die Fakultät signifikante Prädiktoren für Burn-out von Studierenden waren. Sie betonen, dass

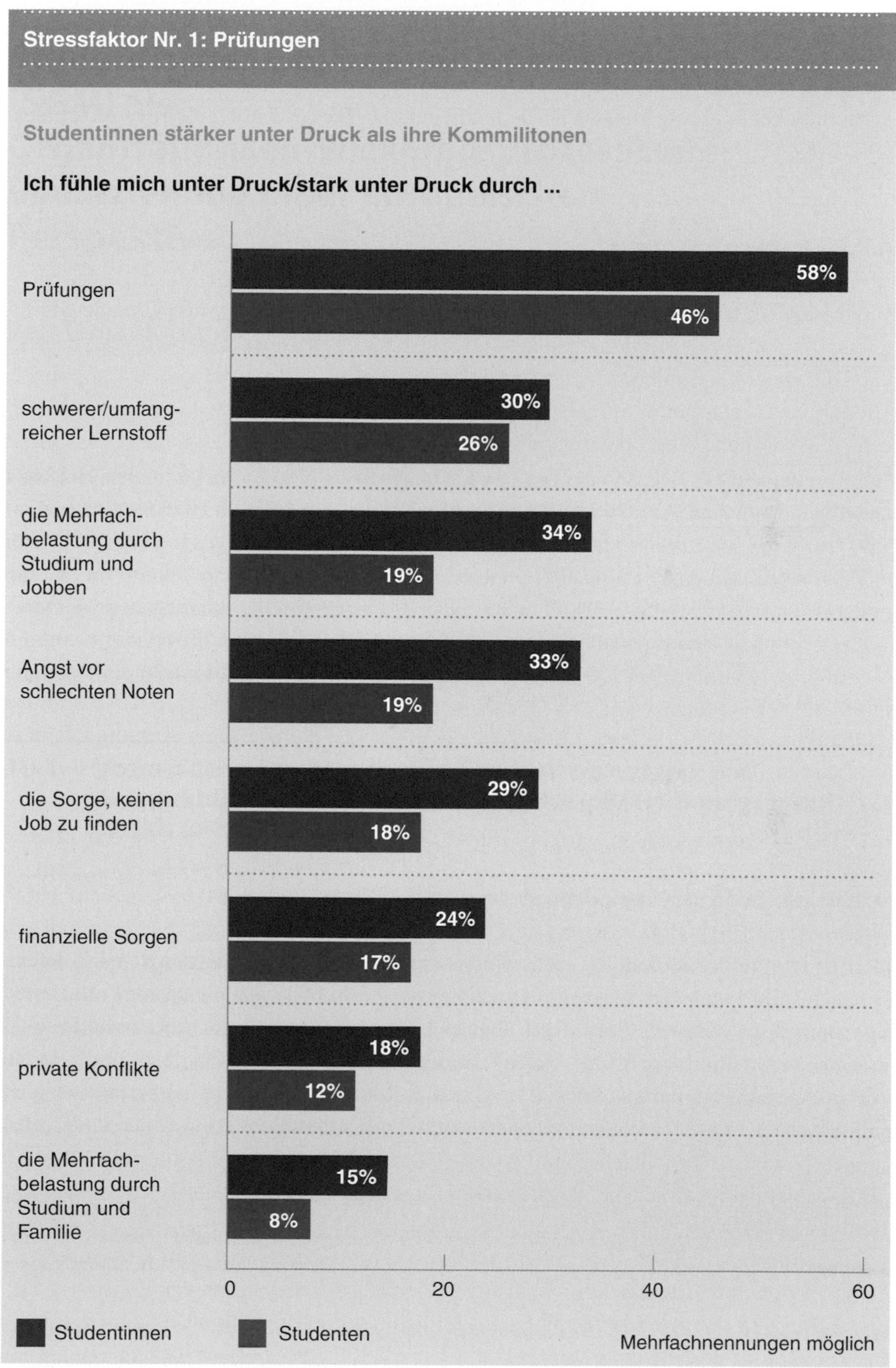

Abb. 4.2 Stressfaktoren von Studierenden (TK-CampusKompass (TK 2015))

damit die wichtigsten Einflussfaktoren für die Studierendengesundheit beeinflussbar erscheinen. In einer Übersichtsarbeit zum Burn-out bei Medizinstudierenden und Assistenzärzten werden den kontextuellen Einflussfaktoren der Lern- und Arbeitsumgebung eine größere Bedeutung beigemessen als den individuellen Eigenschaften (Dyrbye und Shanafelt 2016).

4.2.2 Innere Faktoren

Wie bereits im transaktionalen Stressmodell beschrieben, finden intraindividuelle Bewertungsprozesse über Anforderungen des Alltags statt (Lazarus und Folkman 1984). Dabei kann die gleiche Anforderung von unterschiedlichen Personen entweder als willkommene, vollkommen entspannte Aufgabe, als durchaus belastende Herausforderung oder als schiere Bedrohung empfunden werden. Empirisch zeigt sich immer wieder, dass gerade sehr leistungsbereite und -fähige Menschen/ Studierende dazu neigen, die innere Messlatte besonders hoch zu legen und sich kritisch im Vergleich mit anderen zu bewerten, woraus sich ein erhebliches Belastungspotenzial ergibt (Steiner-Hofbauer und Holzinger 2020).

Mentale Belastungen oder Erkrankungen stellen nicht nur eine Beeinträchtigung des persönlichen Wohlbefindens dar, sondern können auch Auswirkungen auf die akademische Leistungsfähigkeit haben. Wiederholt wurde festgestellt, dass höherer Stress signifikant mit höheren Angstwerten und schlechteren Examensleistungen verbunden war (Balaji et al. 2019; Sohail 2013) und zur Aufnahme unproduktiven Copingverhaltens führen kann (Tektas et al. 2013). Dies gilt auch für die berufliche Performance. Burn-out führte zu vermehrtem Auftreten von unprofessionellem Verhalten, weniger Empathie oder Behandlungsfehlern (Dyrbye und Shanafelt 2016; Shanafelt et al. 2002, 2010).

4.2.3 Unproduktives Coping

Zu den möglichen unproduktiven Copingmechanismen als Reaktion auf die empfundenen Belastungen gehören besonders der Substanz- und Medikamentenkonsum. Nur 13 % der Studierenden der FU Berlin konsumierten gar keinen Alkohol, etwa die Hälfte wies dagegen einen problematischen Alkoholkonsum auf (Jochmann et al. 2019). Rauschkonsum mindestens einmal monatlich wurde in einer bundesweiten Befragung Studierender in Deutschland von 21 % bei weiblichen Studierenden und 43 % bei männlichen Studierenden berichtet (Grützmacher et al. 2018). Als mögliche Einflussfaktoren für Alkoholkonsum wurden u. a. soziale Ängste und geringe Selbstwirksamkeitserwartung benannt (Gilles et al. 2006).

Die Einnahme von Medikamenten zur Stresskompensation oder zum Leistungserhalt stellen weitere problematische Copingstrategien dar. In der bundesweiten Befragung Studierender in Deutschland gaben 56 % der Teilnehmer die Einnahme von Schmerzmitteln im Monat vor der Befragung an (Grützmacher et al. 2018). In einer Untersuchung von

McCabe et al. (2005) war nicht verordneter Schmerzmittelkonsum mit niedrigeren Studienleistungen assoziiert. An der FU Berlin wurde von 5 % der Studierenden die Einnahme von Antidepressiva im Monat vor der Befragung berichtet (Betablocker 1 %). Unter dem Begriff des Neuroenhancement sind neben den bereits genannten Antidepressiva und Betablockern zudem Psychostimulanzien wie Amphetamin oder Methylphenidat in Gebrauch, die zur Leistungssteigerung beitragen sollen. Immerhin 7 % der Berliner Studierenden haben bereits einmal einen Neuroenhancer eingesetzt, Studentinnen zu einem kleineren Anteil als Studenten. Am häufigsten wurde dafür Methylphenidat berichtet (Jochmann et al. 2019). In einer Untersuchung von Wiener Medizinstudierenden wurde die Dreimonatsprävalenz für den Gebrauch von Neuroenhancern, Schlafmitteln, Amphetaminen oder Opioiden von 2–5 % der männlichen Studierenden im zweiten Studienjahr angegeben. Für Cannabis waren es 34 %. Mit Ausnahme der Schlafmittel lagen die Werte der Studentinnen darunter (Steiner-Hofbauer und Holzinger 2020).

4.3 Was können wir tun? Ansatzpunkte für Gesundheitsförderung

Für ein gezieltes Studentisches Gesundheitsmanagement ist die standortspezifische Erhebung oder Heranziehung empirisch-epidemiologischer Erkenntnisse von großer Bedeutung. Im Gegensatz zu einer polypragmatischen Offerte von ungerichteten Angeboten der Gesundheitsförderung erlaubt ein solches Vorgehen, relevante, risikobehaftete Verhaltensweisen oder Verhältnisse zu identifizieren und mit entsprechenden Interventionen einer Veränderung zuzuführen (Jochmann et al. 2019)

In Prävention und Gesundheitsförderung bestand/ besteht eine Neigung, verhaltensbezogene Ansätze zu favorisieren. Nicht ohne Grund, lautet doch die erste Regel aller therapeutischen Ansätze z. B., dass man nichts wirklich ändern kann, außer das eigene Verhalten. In der Regel ist dieser Weg auch der direktere und für die tatsächliche Umsetzung einfachere/ aussichtsreichere. Er wird jedoch auch befördert durch die bereits bei den Ursachen angesprochene, teilweise vorherrschende Sichtweise, dass die mentale Belastung Studierender ohnehin ein Problem der inneren Verfasstheit der (heutigen) Studierenden sei und mit dem System der Ausbildung wenig zu tun habe. Aus diesem Grund konzentrieren sich die folgenden Ausführungen bewusst auf Beispiele kontextbezogener Interventionen. Dies auch deshalb, weil sich in unterschiedlichen Zusammenhängen settingbezogener Gesundheitsförderung immer wieder zeigt, dass diese Ansätze in der Regel von größerer Wirkung sind als die allein verhaltensbezogenen Ansätze. Für Ansätze der individuellen Verhaltensprävention wird auf die umfangreiche Literatur verwiesen. In einem von der TK geförderten Projekt wird zudem unter Federführung des Arbeitsbereichs Public Health der FU Berlin ein Handlungsleitfaden unter dem Titel „Von der Bestandsaufnahme zur Intervention“ in einem moderierten Expertenpanel entwickelt.

In der kontextbezogenen Gesundheitsförderung an Universitäten kommt, wie ausgeführt, der Organisation von Lehre und Prüfungen eine zentrale Rolle zu. Gerade im universitären Kontext wird einer Theorieleitung große Bedeutung zugeschrieben. Mit der Selbstbestimmungstheorie (Self-Determination Theory [SDT], (Deci und Ryan 1993)) steht eine für den Kontext wichtige Grundlage zur Verfügung. Eine Grundannahme der SDT lautet: „People are by nature active and engaged". In einem Aufsatz mit dem bezeichnenden Titel „Optimizing Students' Motivation in the Era of Testing and Pressure" beschreiben Deci und Ryan (2016) drei angeborene psychologische Bedürfnisse, die einen wesentlichen Einfluss auf die intrinsische und extrinsische Motivation haben:

1. Bedürfnis nach Kompetenz (competence)
2. Autonomie oder Selbstbestimmung (autonomy)
3. Soziale Eingebundenheit (social relatedness) oder Zugehörigkeit

Intrinsische oder extrinsische Motivation sind dabei nicht als dichotome Entitäten aufzufassen, sondern eher als multifacettiertes Kontinuum mit vielfältigen Übergängen.

Ein Unterricht, der die genannten Grundbedürfnisse adressiert, ist u. a. charakterisiert durch Faktoren wie die Berücksichtigung der studentischen Perspektive, Interesse und Wertschätzung der Gedanken, Gefühle und Handlungen der Studierenden, die Begründung von Anforderungen und eine verständigungsorientierte Sprache (Reeve 2009; Reeve und Cheon 2016).

In vergleichenden Untersuchungen wurden für autonomieunterstützenden Unterricht die besten Ergebnisse in Bezug auf das konzeptuelle Lernen und die langfristige Behaltensleistung sowie die niedrigsten Stresswerte berichtet (Grolnick und Ryan 1987; Kage und Namiki 1990). Autonomiestützender Unterricht war positiv mit Vitalität und Wohlbefinden und negativ mit depressiven oder Burn-out-Gefühlen korreliert (Amoura et al. 2015). Zu einem kontrollierenden Unterrichtsstil werden auch der häufige Einsatz von Prüfungen und Testaten gezählt und kritisch bewertet (Pekrun und Götz 2006).

Vor dem Hintergrund der aufgezeigten Stresshierarchie der Studierenden und der psychologischen Grundbedürfnisse der SDT wird im Wintersemester 2021 an der Universität zu Lübeck eine Studie zu Testat reduziertem Unterricht zur Stimulation intrinsischer Motivation (TRUST) durchgeführt, in der gleichermaßen externe und interne Faktoren für die Interventionen berücksichtigt werden. Im Präparierkurs der Anatomie werden dazu zwei Interventionen in Bezug auf die Entwicklung der mentalen Belastung und der akademischen Leistung untersucht. Für die Regulation der inneren Stressoren wird einer Gruppe ein Tagesworkshop zur Stressbewältigung angeboten. Zur Beeinflussung des äußeren Rahmens wird für eine zweite Gruppe das bestehensrelevante, wöchentliche Testat durch ein freundliches Fachgespräch ersetzt. Der Studierende entscheidet selbst, was er aus der dabei gegebenen Rückmeldung über den eigenen Vorbereitungsstand macht.

Ein weiterer Ansatz zur Prüfungsmodifizierung und zur Stressverminderung stellt der Portfolioansatz dar, in dem die ursprüngliche summative Abschlussprüfung durch eine semesterbegleitende Portfolioprüfung ersetzt wird. Dabei können die Studierenden sukzessive in konsekutiven „Lerninseln" Aufgaben lösen und Punkte sammeln. Nach Überwinden der Bestehensgrenze ist es damit bereits im Semester möglich zu wissen, dass man den Kurs auf jeden Fall bestanden hat. Dies führt zu einer Stressentlastung gegenüber einer Abschlussklausur, die erst am Semesterende das Bestehen bestätigt (Madany Mamlouk et al. 2018).

Auch der Ansatz des Arbeitsbereichs Public Health der FU Berlin verfolgt eine kontextbezogene Strategie zur Gesundheitsförderung. Die Ergebnisse der Gesundheitsberichterstattung (Jochmann et al. 2019) werden für die Studierenden der Fachabteilungen detailliert und als Grundlage für eigene Überlegungen zur Gesundheitsförderung in einer interdisziplinären Arbeitsgruppe unter Beteiligung Studierender für die Zielgruppe vorgestellt sowie Unterstützung bei der Umsetzung angeboten.

Angesichts des von den Studierenden an zweiter Stelle genannten Stressfaktors „schwerer/ umfangreicher Lernstoff", soll nicht unberücksichtigt bleiben, dass es wünschenswert wäre in Planungsprozessen, dem Aspekt der Studierbarkeit bei guter körperlicher und psychischer Gesundheit größere Beachtung zu schenken. Dies betrifft häufig nicht nur die Universitäten, sondern auch den Verordnungsgeber oder die Fachgesellschaften. Wenn z. B. mit der anstehenden Reform der Approbationsordnung Medizin eine große Zahl zusätzlicher Fachleistungsstunden ohne Erweiterung der Studiendauer oder kompensatorische Kürzungen in ein Curriculum gepresst werden sollen, das ohnehin schon als herausfordernd gilt und, wie bereits aufgezeigt, bei vielen Studierenden zu hohen, stressbedingten Belastungserscheinungen, Symptomen und Erkrankungen führt, wird dies augenfällig.

Empfehlungen für den Bereich Medizin unter der Überschrift „Redesigning the Learning Environment to Promote Learner Well-Being and Professional Development" in der angesehenen Fachzeitschrift Academic Medicine führen entsprechend Punkte an wie „Empower and equip the teaching faculty; ensure learner workload is manageable and conducive to learning; foster social relationships, promote self-care behaviors and facilitate discovery of evidence-based approaches" (Dyrbye et al. 2020).

In der eingangs erwähnten Untersuchung der WHO zur mentalen Gesundheit Studierender wurde festgestellt, dass nur 16 % der in den letzten 12 Monaten von einer psychischen Störung betroffenen Studierenden in diesem Zeitraum eine professionelle Behandlung erfuhren. Dabei zeigte sich in einer US-amerikanischen Untersuchung, dass die Genesung von einem Burn-out zu einem starken Rückgang suizidaler Gedanken führte und damit Interventionsprogramme und Behandlungsangebote zur Prävention von Burn-out zu einer deutlichen Senkung des Suizidrisikos beitragen können (Dyrbye et al. 2008). An der Berliner FU hatten drei Viertel der Studierenden Beratungsbedarf, den aber weniger als die Hälfte realisierte (Jochmann et al. 2019). Die Einrichtung niederschwelliger Beratungsangebote für Studierende mit psychischen Symptomen erscheint daher bedeutsam. An der Universität zu Lübeck wurde dazu ein Sicherungsnetz seelische Gesundheit geknüpft. Zentraler Baustein sind die unter Beteiligung und auf Vorschlag der Studierenden eingesetzten Vertrauensdozierenden für jeden Fachschaftsbereich. Sie dienen als mögliche erste Anlaufstelle für belastende Themen und Lebenssituationen im Kontext des Studiums. Diese werden auf einer alle Studierende adressierenden zentralen Moodle-Seite vorgestellt und stehen für Gespräche zur Verfügung.

Obwohl bereits in der Ottawa Charta der WHO eine bewusste Adressierung beider Geschlechter bei der Planung und Umsetzung von Gesundheitsförderungsstrategien gefordert wurde, ist die konkrete Ausgestaltung gendertransformativer Angebote bisher eine weitgehend unerfüllte Herausforderung (Pederson et al. 2014). Dabei ist insbesondere zu beachten, dass eine Stereotypisierung und fixe Gendernormierung auch im Kontext der Universitäten vermieden wird und stattdessen Studentinnen und Studenten befähigt werden, ihr Gesundheitspotenzial auszuschöpfen.

Die psychische Gesundheit von Studierenden erweist sich als ernst zu nehmende Herausforderung für eine gesamtgesellschaftlich sehr relevante Zielgruppe. Noch ist das Angebot evidenzbasierter Interventionsangebote sehr begrenzt und es überwiegen polypragmatische Ansätze. Auch die Ausgestaltung von gendersensibler, nichtdiskriminierender Gesundheitsförderung ist erst ansatzweise erkennbar. Nicht zuletzt dank der Förderung von Initiativen durch Partner der gesetzlichen Krankenkassen auf dem Boden des Präventionsgesetzes steigt die Anzahl systematischer, prozessorientierter, die Verhältnisse mitbedenkender Projekte und Initiativen. Dabei rücken auch gesunde Lehr- und Lernformate zunehmend in den Fokus. Ein intrinsisch motiviertes, lustvolles Lernen erscheint damit keine unerfüllbare Utopie, sondern ein wünschenswerter, zentraler Meilenstein im Prozess der Gesunden Hochschule.

Literatur

Amoura C, Berjot S, Gillet N, Caruana S, Cohen J, Finez L (2015) Autonomy-supportive and controlling styles of teaching: opposite or distinct teaching styles? Swiss J Psychol 74(3):141–158. https://doi.org/10.1024/1421-0185/a000156

Auerbach RP et al (2016) Mental disorders among college students in the World Health Organization World Mental Health Surveys. Psychol Med 46(14):2955–2970. https://doi.org/10.1017/s0033291716001665

Balaji NK, Murthy PS, Kumar DN, Chaudhury S (2019) Perceived stress, anxiety, and coping states in medical and engineering students during examinations. Ind Psychiatry J 28(1):86–97. https://doi.org/10.4103/ipj.ipj_70_18

Bargel T, Ramm M, Multrus F (2012) Schwierigkeiten und Belastungen im Bachelorstudium – wie berechtigt sind die studentischen Klagen? Beitr Hochschulforsch 1(1):26–41

Busato VV, Prins FJ, Elshout JJ, Hamaker C (2000) Intellectual ability, learning style, personality, achievement motivation and academic success of psychology students in higher education. Personal Individ Differ 29:1057–1068. https://doi.org/10.1016/S0191-8869(99)00253-6

Deci EL, Ryan RM (1993) Die Selbstbestimmungstheorie der Motivation und ihre Bedeutung für die Pädagogik. Z Pädagogik 39(62):224–236. urn:nbn:de:0111-pedocs-111739

Deci EL, Ryan RM (2016) Optimizing students' motivation in the era of testing and pressure: a self-determination theory perspective. In: Liu WC, Wang JCK, Ryan RM (Hrsg) Building autonomous learners: perspectives from research and practice using self-determination theory. Springer, Singapore, S 9–29

Dyrbye L, Shanafelt T (2016) A narrative review on burnout experienced by medical students and residents. Med Educ 50(1):132–149. https://doi.org/10.1111/medu.12927

Dyrbye LN et al (2008) Burnout and suicidal ideation among U.S. medical students. Ann Intern Med 149(5):334–341. https://doi.org/10.7326/0003-4819-149-5-200809020-00008

Dyrbye LN et al (2009) The learning environment and medical student burnout: a multicentre study. Med Educ 43(3):274–282. https://doi.org/10.1111/j.1365-2923.2008.03282.x

Dyrbye LN, Lipscomb W, Thibault G (2020) Redesigning the learning environment to promote learner well-being and professional development. Acad Med 95(5):674–678. https://doi.org/10.1097/acm.0000000000003094

Gilles DM, Turk CL, Fresco DM (2006) Social anxiety, alcohol expectancies, and self-efficacy as predictors of heavy drinking in college students. Addict Behav 31(3):388–398. https://doi.org/10.1016/j.addbeh.2005.05.020

Grolnick WS, Ryan RM (1987) Autonomy in children‘s learning: an experimental and individual difference investigation. J Pers Soc Psychol 52(5):890–898. https://doi.org/10.1037/0022-3514.52.5.890

Grützmacher J, Gusy B, Lesener T, Sudheimer S, Willige J (2018) Gesundheit Studierender in Deutschland 2017. Deutsches Zentrum für Hochschul- und Wissenschaftsforschung, Freie Universität Berlin, Techniker Krankenkasse, Hannover

Herbst U, Voeth M, Eidhoff AT, Müller M, Stief S (2016) Studierendenstress in Deutschland – eine empirische Untersuchung. AOK Bundesverband, Berlin

Herchenröder M et al (2020) Studierendenumfrage zur Coronakrise: Deutlicher Einschnitt. Dt Ärztebl Intern 16(2):10–11

Holm-Hadulla R (Hrsg) (2001) Psychische Schwierigkeiten von Studierenden. Vandenhoeck & Ruprecht, Göttingen

Jochmann A et al (2019) Wie gesund sind Studierende der Freien Universität Berlin? Ergebnisse der Befragung 01/19. Freie Universität Berlin, Berlin

Kage M, Namiki H (1990) The effects of evaluation structure on children's intrinsic motivation and leaming. Jpn J Educ Psychol 38:36–45. https://doi.org/10.5926/jjep1953.38.1_36

Lazarus RS, Folkman S (1984) Stress, appraisal and coping. Springer, New York

Madany Mamlouk A, Geick C, Lämmermann K (2018) From zeroto hero – new methods for motivating students. In: Jansen-Schulz B, Tantau T (Hrsg) Excellent teaching – principles, structures and requirements. wbv, Bielefeld, S 99–110

McCabe SE, Teter CJ, Boyd CJ (2005) Illicit use of prescription pain medication among college students. Drug Alcohol Depend 77(1):37–47. https://doi.org/10.1016/j.drugalcdep.2004.07.005

Pederson A, Greaves L, Poole N (2014) Gender-transformative health promotion for women: a framework for action. Health Promot Int 30(1):140–150. https://doi.org/10.1093/heapro/dau083

Pekrun R, Götz T (2006) Emotionsregulation: Vom Umgang mit Prüfungsangst. In: Mandl H (Hrsg) Handbuch Lernstrategien. Hogrefe, Göttingen, S 248–258

Reeve J (2009) Why teachers adopt a controlling motivating style toward students and how they can become more autonomy supportive. Educ Psychol 44(3):159–175. https://doi.org/10.1080/00461520903028990

Reeve J, Cheon SH (2016) Teachers become more autonomy supportive after they believe it is easy to do. Psychol Sport Exerc 22:178–189. https://doi.org/10.1016/j.psychsport.2015.08.001

Scott IM (2020) Beyond ‚driving‘: the relationship between assessment, performance and learning. Med Educ 54(1):54–59. https://doi.org/10.1111/medu.13935

Shanafelt TD, Bradley KA, Wipf JE, Back AL (2002) Burnout and self-reported patient care in an internal medicine residency program. Ann Intern Med 136(5):358–367. https://doi.org/10.7326/0003-4819-136-5-200203050-00008

Shanafelt TD et al (2010) Burnout and medical errors among American surgeons. Ann Surg 251(6):995–1000. https://doi.org/10.1097/SLA.0b013e3181bfdab3

Sohail N (2013) Stress and academic performance among medical students. J Coll Phys Surg Pakistan 23(1):67–71

Statista (2020) Entwicklung der Studienanfängerquote in Deutschland von 2000 bis 2020. https://de.statista.com/statistik/daten/studie/72005/umfrage/entwicklung-der-studienanfaengerquote/. Zugegriffen am 02.09.2020

Steiner-Hofbauer V, Holzinger A (2020) How to cope with the challenges of medical education? Stress, depression, and coping in undergraduate medical students. Acad Psychiatry 44(4):380–387. https://doi.org/10.1007/s40596-020-01193-1

Tektas OY, Paulsen F, Sel S (2013) Test anxiety among German medical students and its impact on lifestyle and substance abuse. Med Teach 35(11):969. https://doi.org/10.3109/0142159X.2013.786813

Teuwsen E (2001) Spätadoleszente Reifungskrisen. In: Holm-Hadulla RM (Hrsg) Psychische Schwierigkeiten von Studierenden. Vandenhoeck & Ruprecht, Göttingen, S 40–64

TK (2015) TK-CampusKompass. Umfrage zur Gesundheit von Studierenden ([TK-CampusCompass. Survey about health of students]). Techniker Krankenkasse, Hamburg

Voltmer E, Obst K, Kötter T (2019) Study-related behavior patterns of medical students compared to students of science, technology, engineering and mathematics (STEM): a three-year longitudinal study. BMC Med Educ 19(1):262. https://doi.org/10.1186/s12909-019-1696-6

Wu H, Li S, Zheng J, Guo J (2020) Medical students' motivation and academic performance: the mediating roles of self-efficacy and learning engagement. Med Educ Online 25(1):1742964. https://doi.org/10.1080/10872981.2020.1742964

5 Das Ich und die Anderen – Sozialität und Wohlbefinden in studentischen Lebenswelten

Alexa Maria Kunz und Marija Stanisavljević

5.1 Lebenswelt und Sozialität

„Der Mensch wird am Du zum Ich" – Diese Aussage Martin Bubers hat auch nach fast 100 Jahren an Aktualität nichts eingebüßt. Sie bringt auf den Punkt, dass wir als Menschen unbedingt auf Andere angewiesen sind – gerade auch mit Blick auf die Ausprägung einer eigenen Unverwechselbarkeit. George Herbert Mead und in seiner Folge weitere Vertreter*innen des Symbolischen Interaktionismus betonen ebenfalls, dass wir unsere Identitäten immer durch die Interaktion mit Anderen entwickeln (Mead 2002). Sozialer Kontakt sowie Zuwendung und Anerkennung durch Andere sind Bedingungen für unsere Entwicklung und unser Wohlbefinden und für all das, was Georg Simmel als die „mannigfaltigen Formen des sozialen Lebens, all das Miteinander, Füreinander, Ineinander, Gegeneinander, Durcheinander in Staat und Gemeinde, in Kirche und Wirtschaftsgenossenschaft, in Familie und Vereinen" beschreibt (vgl. Simmel 1911, S. 1).

Kurz und gut: Wir sind soziale Wesen und Sozialität spielt eine bedeutende Rolle für unsere alltägliche Lebenswelt. Unser soziales Umfeld und die Art und Weise, wie wir

A. M. Kunz (✉)
House of Competence (HoC), Karlsruher Institut für Technologie (KIT), Karlsruhe, Deutschland
e-mail: alexa.kunz@kit.edu

M. Stanisavljević
Pädagogische Hochschule, Fachhochschule Nordwestschweiz, Solothurn, Schweiz
e-mail: marija.stanisavljevic@fhnw.ch

M. Timmann et al. (Hrsg.), *Handbuch Studentisches Gesundheitsmanagement - Perspektiven, Impulse und Praxiseinblicke*, https://doi.org/10.1007/978-3-662-65344-9_5

miteinander umgehen, beeinflussen maßgeblich unser Wohlbefinden. Studierende können physisch noch so gut aufgestellt sein: Wenn sie nicht ausreichend Wertschätzung und Rückhalt durch Andere – Lehrende, Freund*innen, Familienangehörige etc. – erfahren und nicht in stabile Sozialbeziehungen eingebunden sind, wirkt sich das negativ auf ihre Gesundheit aus. Studentisches Gesundheitsmanagement (SGM) sollte also unbedingt den Aspekt der Sozialität und das, was wir als 'soziales Wohlbefinden' bezeichnen, berücksichtigen.

Mit alltäglicher Lebenswelt meinen wir hier den Bereich unseres Lebens, den wir – anders als z. B. unsere Traumwelt – als wirklich erleben und mit Anderen teilen. Darunter verstehen wir folglich jenen Bereich, „den der wache und normale Erwachsene in der Einstellung des gesunden Menschenverstandes als schlicht gegeben vorfindet. Mit >schlicht gegeben< bezeichnen wir alles, was wir als fraglos erleben, jeden Sachverhalt, der uns bis auf weiteres unproblematisch ist" (Schütz und Luckmann 2003, S. 29). Sie ist „der Wirklichkeitsbereich, an der der Mensch in unausweichlicher, regelmäßiger Wiederkehr teilnimmt" (ebd.). Beziehen wir das auf die alltägliche Lebenswelt von Studierenden, so gehört zu diesem fraglos Erlebten – man könnte auch sagen: zu diesen Selbstverständlichkeiten – z. B., dass man sich an der Hochschule einschreiben muss, ein Curriculum hat und bestimmte Prüfungsleistungen für seinen Abschluss benötigt, dass es Lehrende sowie eine bestimmte Infrastruktur mit Bibliothek, Mensa etc. gibt, aber auch dass man schauen muss, wie man das Studium mit seinen anderen Lebensbereichen (Freund*innen, Familie, Nebenerwerb etc.) in Einklang bringt. Ohne Zweifel ist der Stellenwert Anderer für die Herstellung und Aufrechterhaltung einer solchen lebensweltlichen Normalität enorm. Denn was als selbstverständlich gilt, ist das Ergebnis andauernder gemeinsamer (Re-) Produktionsprozesse – auch wenn uns das in der Regel nicht auffällt, sondern sozusagen en passant vor sich geht. Besonders gut ersichtlich wird das, wenn man von der theoriegeleiteten Distanz in den Alltag unterschiedlicher Studiengänge ‚hineinzoomt': Wie man sich dort jeweils kleidet, welche beruflichen Ziele als erstrebenswert erachtet werden, wie der Umgang mit den Lehrenden ist, in welchem Stil Partys gefeiert werden etc. kann sehr unterschiedlich ausfallen und wird von Jahrgang zu Jahrgang tradiert und stabilisiert, aber auch reinterpretiert und modifiziert. Wer schon einmal an Lehrveranstaltungen oder Festen anderer Studiengänge teilgenommen hat, wird diese mal feinen, mal auch sehr deutlichen Unterschiede zwischen Fachkulturen wahrgenommen haben und kann nachvollziehen, dass es maßgeblich mit dem sozialen Umfeld zu tun hat, was im (Studien-)Alltag als normal gilt. Sozialität ist also eine grundlegende Bedingung für die Herausbildung der alltäglichen Lebenswelt – nicht nur, aber eben auch an der Hochschule.

Unterschiedliche Verständnisse des Lebensweltbegriffes
Dieses soziologische Lebensweltverständnis unterscheidet sich von dem Verständnis, wie es im Sozialgesetzbuch – das für die Gesundheitsförderung einen wichtigen Referenzpunkt darstellt – formuliert ist. Dort werden Lebenswelten als „für die Gesundheit bedeutsame, abgrenzbare soziale Systeme" verstanden. Explizit genannt werden das Wohnen, das Lernen, das Studieren, die medizinische und pflegerische Versorgung sowie die Freizeitgestaltung, einschließlich des Sports (§ 20a SGB V, laut derzeit gültigem Stand vom 01.01.2016). Das soziologische Verständnis von Lebenswelt umfasst zum einen alle geteilten Erlebensbereiche, ohne diese näher einzugrenzen. Zum anderen stellt es die Akteur*innen und ihr Erleben in den Mittelpunkt, sodass in diesem Verständnis nicht von der Lebenswelt des Studierens, sondern von der Lebenswelt Studierender die Rede ist. Dies ist insofern bedeutsam als die Lebenswelt Studierender durchaus über das Studieren an sich hinausgehen kann und gerade in der Vereinbarkeit unterschiedlicher Lebensbereiche Ressourcen und Risiken studentischer Gesundheitsförderung liegen.

5.2 Sozialität im Studienverlauf

Dass Sozialität eine Bedingung für die alltägliche Lebenswelt an sich ist, wurde eben erläutert. Welchen Stellenwert nimmt sie aber innerhalb des Studiums ein, in welchen studentischen Phasen und Studienbereichen ist sie womöglich besonders wichtig und wie korrespondiert sie mit studentischem Wohlbefinden? Dieser Problemstellung gehen wir anhand ausgewählter Studien nach. Dabei wollen wir zunächst Studierende selbst zu Wort kommen lassen, die wie folgt die fehlende Sozialität im digitalisierten Studienalltag beschreiben (Zulliger et al. 2021):

„[…]Auch die Gespräche am Mittag mit Mitstudierenden fehlen. Man fühlt sich einsamer und kann weniger gut einschätzen, ob man auf dem richtigen Weg ist, alles Nötige erledigt hat oder etwas vergessen hat."

„Zu Beginn des Semesters, wenn viele organisatorische Punkte und Leistungsnachweise vorgestellt werden, da wäre es schön, wenn man sich in der Gruppe austauschen könnte. Ich fühle mich da überfordert und mache mir Sorgen, dass ich wichtige Infos verpasst habe oder nicht alle Leistungsnachweise schaffe. Es ist jeweils beruhigend zu sehen, dass es den anderen gleich geht."

Diese studentischen Aussagen verdeutlichen zum einen, dass ein ‚Wir' nicht vorausgesetzt werden kann, sondern erst sozial hergestellt werden muss. Zum anderen zeigen sie den konstitutiven Charakter sozialer Beziehungen für die Selbstwahrnehmung und Selbsteinschätzung der Studierenden.

Es überrascht folglich nicht, dass dem sozialen Gefüge in sensiblen biografischen Phasen – wie der Studieneingangsphase – eine besondere Rolle zukommt. Sie läutet den Übergang vom vorherigen Lebensabschnitt in die Hochschul- und Wissenschaftssozialisation ein, hier wird ein erstes Netzwerk aufgebaut. Als herausgehobenes Ereignis im Studienverlauf – verwaltungsseitig als Student-Life-Cycle bezeichnet – markiert sie den individuellen Anfang akademischer Laufbahnen und geht dabei weit über die Vermittlung und Aneignung curricularen Wissens hinaus. Vielmehr geht es in dieser Phase darum, die ungeschriebenen Gesetze und Gepflogenheiten des studentischen Alltags und der jeweiligen Fachkultur zu erlernen (vgl. dazu Enderle und Kunz 2016). Ebenso wird in der Studieneingangsphase das feine Gefühl der Zugehörigkeit neu justiert und die soziale Passung zu Kommiliton*innen erspürt. Zugehörigkeit soll hergestellt und ein „state of perception of fit with academic environment" (Schaeper 2020 im Rekurs auf Wolf-Wendel et al. 2009, S. 97) erreicht werden. Welchen Stellenwert dieser ‚Fit' – also diese soziale Passung – für die Integration an der Hochschule genau hat und was die Bestimmungsfaktoren der akademischen und sozialen Integration sind, gilt es erst noch näher zu bestimmen (vgl. Klein 2019, S. 320)[1]. Es ist allerdings anzunehmen, dass ein Zugehörigkeitsgefühl und eine empfundene Passung zur akademischen Umgebung die soziale und die akademische Integration erleichtern (vgl. etwa die Befunde von Grunau 2020).

Auch nach der Studieneingangsphase spielen soziale Kontakte eine herausgehobene Rolle: Neben Problemen mit Leistungsanforderungen zählen vor allem fehlende soziale Kontakte innerhalb der Hochschule zu den wichtigsten Gründen des Studienabbruchs (vgl. Heublein et al. 2017). Welchen Stellenwert soziale Integration und akademische Integration für den erfolgreichen Studienabschluss haben, hängt allerdings auch von der hochschulspezifischen Infrastruktur sowie den Lebensumständen der Studierenden ab (vgl. Dahm et al. 2018; Klein 2019).

[1] Die Unterscheidung von akademischer und sozialer Integration stammt von Vince Tinto (1975), der mit seinem Integrationsmodell eine einflussreiche Theorie zum Studienabbruch vorgelegt hat. Das in den USA breit rezipierte Modell findet mittlerweile auch im deutschsprachigen Forschungsraum mehr Beachtung. Im Modell unterscheidet Tinto analytisch ein akademisches und ein soziales System an der Hochschule. In diese beiden Systeme können Studierende unterschiedlich gut integriert sein. Beim akademischen System geht es um die Bewältigung der Leistungsanforderungen durch die Studierenden sowie die Passung zwischen den Anforderungen und den eigenen intellektuellen Ansprüchen. Stark vereinfacht gesagt bedeutet eine hohe Leistungserbringung (z. B. durch gute Noten) in Kombination mit einer hohen Zufriedenheit mit den gestellten Ansprüchen eine hohe akademische Integration.

5.3 Freundschaftsnetzwerke und Studium

Während Vince Tinto betont, dass Freundschaftsnetzwerke unter Kommiliton*innen vor allem emotionalen Rückhalt geben (vgl. Tinto 1987, S. 64) und Dozierende vor allem fachlich unterstützen sowie implizit akademische Werte vermitteln (vgl. ebd., S. 56), deuten Ergebnisse aus der neueren Netzwerkforschung darauf hin, dass eine soziale Integration in studentische Gruppen auch für die fachliche Unterstützung von hoher Bedeutung ist. Dort konnte gezeigt werden, dass Studierende dann bessere Lernerfolge haben, wenn sie in ein dichtes soziales Netzwerk integriert sind (vgl. Stadtfeld et al. 2019). Wichtig ist dabei nicht nur, dass sie Partner*innen beim Lernen finden, sondern dass sie feste Freundschaften mit anderen Studierenden ausbilden, denn aus diesen Freundschaften entwickeln sich erfolgreiche Lerngruppen. Fehlen diese sozialen Netzwerke, scheitern viele Studierende unabhängig von ihren Fähigkeiten und ihrem Einsatz.

Dabei spielt insbesondere die Qualität sozialer Kontakte eine entscheidende Rolle. So tragen Freundschaften nicht nur zum Lernerfolg bei, sondern haben auch einen signifikanten Einfluss auf die Lebenszufriedenheit und Gesundheit von Studierenden (vgl. Niemeyer 2020). Gleichwohl können soziale Kontakte im Sinne von Konkurrenzverhalten durchaus als Belastung erlebt werden[2]. Dabei muss es sich nicht immer um offen gelebten Wettbewerb handeln, sondern auch subtiles Konkurrenzverhalten kann ein Stressor und Antreiber von Selbstzweifeln sein. So wiesen Studierende im Rahmen des partizipativen Gesundheitsförderungsprojekts „MyHealth"[3] etwa auf Verunsicherungen durch Kommiliton*innen hin: Diese würden angeben, erst wenige Wochen vor der Klausur mit dem Lernen anzufangen, um anzuzeigen, dass sie den Lernstoff beherrschten – oder umgekehrt auch, dass sie längst mit dem Lernen angefangen hätten, um zu zeigen wie gut organisiert sie seien. Selbst wenn man sicher sei, dass dies nicht stimme und die anderen genau ‚den gleichen Stress mit dem Stoff' haben, erzeugte das ein Klima des Selbstzweifels nach dem Motto „Bin nur ich nicht in der Lage, das alles zu bewältigen?". Hinzu kommt, dass in Phasen, in denen Studierende sich besonders konzentrieren wollen (z. B. in der Klausurenphase oder vor der Abgabe wichtiger Prüfungsleistungen) auch der Wunsch besteht, möglichst in Ruhe gelassen zu werden – sowohl von „schönen Ablenkungen" als auch von „Panikmachern". Sie wollen sich nicht dafür rechtfertigen müssen, weniger in sozialen Austausch (außerhalb der eigenen Lern- oder Arbeitsgruppe) zu treten. Dem Wohlbefinden zuträglich kann also auch der phasenweise Rückzug aus sozialen Kontakten sein (Abb. 5.1). In der Zusammenschau zeigen diese Befunde, wie wichtig es in der Gesundheitsförderung ist, sich mit den Strukturen und der Studierendenschaft an der jeweiligen Hochschule auseinanderzusetzen und entsprechende, standortspezifische Maßnahmen zu formulieren.

---

[2] Bargel und Bargel (2010) weisen etwa darauf hin, dass besonders von „Arbeiterkindern" und „Bildungsaufsteigern" Konkurrenz als Schwierigkeit im Studium erlebt wird (Bargel und Bargel 2010, S. 21).

[3] Das von der Techniker Krankenkasse (TK) geförderte Projekt „MyHealth" erforschte partizipativ Maßnahmen und Strukturen zur Förderung der Studierendengesundheit am Karlsruher Institut für Technologie. Vgl. dazu auch die Beiträge von Albrecht/Reitermayer, Bachert und Kunkel in diesem Band.

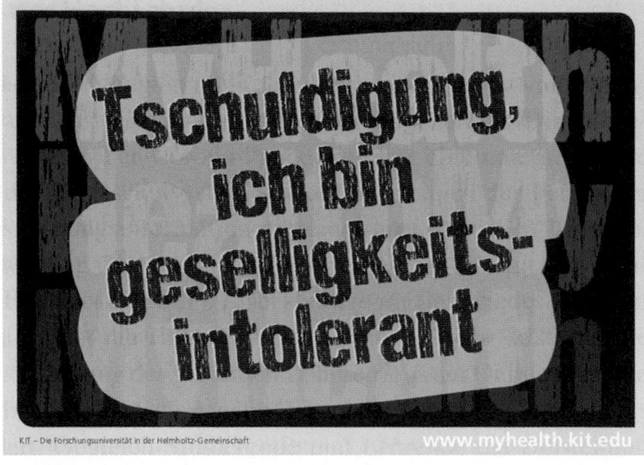

Abb. 5.1 Postkarte „Tschuldigung, ich bin geselligkeitsintolerant!" Gestaltung: Maren Götz. Eine von mehreren Postkarten, die mit Studierenden im Projekt „MyHealth" partizipativ entwickelt wurde und die den Wunsch nach sozialem Rückzug in herausgehobenen Leistungsphasen repräsentiert

5.4 Heterogene Studierendenschaft – heterogene Bedeutungen des Studierens

Nachdem die Bedeutung von Sozialität im Studienverlauf anhand ausgewählter empirischer Befunde skizziert wurde, wollen wir auf eine Unterscheidung eingehen, die uns für das Verständnis der Lebenswelt von Studierenden und damit auch für die Frage, wo Gesundheitsförderung ansetzen kann, zentral scheint: der Unterscheidung von Studium als Lebensphase und Studieren als Tätigkeit, um sich zu bilden und/oder auszubilden.

Sind erst einmal wichtige Koordinaten des späteren Studienverlaufs durch die Studieneingangsphase gesetzt, beginnt für Studierende eine Lebensphase, die mit der Aneignung neuer und/oder der Umschreibung alter Rollen und mit habituellen Übergängen einhergeht. Da Hochschulen einen gesellschaftlichen Auftrag haben und einer immer heterogeneren Studierendenschaft Rechnung tragen müssen, fungieren sie auch als Orte der Konfrontation mit anderen Lebensstilen, Orte des sozialen Austauschs sowie als Möglichkeitsräume sozialen Aufstiegs (vgl. El-Mafalaani 2014). Studierende heute stammen aus unterschiedlichen Milieus (vgl. Stichweh 2016; Grunau 2020), deren Zugehörigkeit sich in unterschiedlichen Wertorientierungen, diversen Praktiken alltäglicher Lebensführung bis hin zu unterschiedlichen ästhetischen Präferenzen zeigt (vgl. Bourdieu 1987). Es kann nicht von „den Studierenden" als einer selbstverständlichen Wertegemeinschaft ausgegangen werden: Empirische Befunde lebensweltanalytisch orientierter Studien sprechen dafür, dass die alltägliche Lebenswelt von Studierenden – also das, was wirklich alle Studierenden vom Studienpionier aus der Arbeiterfamilie bis zur Medizinstudentin aus der Ärztedynastie teilen – bei näherer Betrachtung ausgesprochen klein ist und sich vor allem auf formal-organisatorische Aspekte beschränkt (vgl. Enderle und Kunz 2016). Dies deckt sich mit den Ergebnissen aus Studierendensurveys, in denen vor allem eine heterogene Studierendenschaft beschrieben wird, die sich kaum als „die Studierenden" bezeichnen lässt (vgl. Multrus et al. 2017). Auch unterschiedliche Studierendentypologien und -orientierungen weisen auf die Vielfalt studentischer Lebenswelten hin (vgl. Gothe und Pfadenhauer 2010; Eichholz und Kunz 2012; Kotthaus et al. 2018; Erdmann und Templin 2020; Grunau 2020).

Zwar befinden sich alle Studierenden(-typen) in der Lebensphase Studium, aber sie können dem Studieren an sich sehr unterschiedliche Bedeutungen zuschreiben. Nicht alle priorisieren ihr Studium und schreiben ihm eine ausgezeichnete Stellung zu (vgl. Enderle und Kunz 2016). Sie fassen das Studium mitunter lediglich als einen Lebensbereich neben anderen mehr oder minder zeitaufwendigen (Selbst-)Verpflichtungen auf: Familiäre Bindungen, Freundschaften, Erwerbstätigkeit oder besondere Lifestyles erfordern eine effiziente Organisation des Studiums, das sich mit möglichst wenig Aufwand dem priorisierten Lebensentwurf fügen soll. Das Studium als Lebensphase kann folglich vom Studieren als (Aus-)Bildungstätigkeit unterschieden werden, die als eine von möglichen Alltagshandlungen neben anderen aufgefasst wird.

5.5 Folgen des Distanzstudiums

Wie in Bezug auf so viele Aspekte zeigt sich auch beim Studium die Pandemie als Möglichkeit, vermeintliche Selbstverständlichkeiten der alltäglichen Lebenswelt besser zu erkennen, denn schließlich ist die Krise die ultimative Bewährungsprobe für die Routine (vgl. Oevermann 2016): Erst wenn die Veranstaltungen auf dem Campus wegfallen, zeigt sich die Bedeutung von Zusammenkünften im physischen Raum für Lehren und Lernen. Erst ohne die Möglichkeit zum unmittelbaren körperlichen Kontakt mit Anderen wird uns bewusst, wie relevant er ist.

Erste empirische Befunde deuten darauf hin, dass die umfassende Digitalisierung der Lehre insbesondere eine Auffassung des Studiums stärkt, derzufolge Studieren eine von mehreren relevanten Alltagshandlungen ist (vgl. Oswald et al. 2020), wie sich auch in folgenden Studierendenzitaten zeigt:

> *„[Durch das digitale Studium habe ich] Zeit für mich, auf meine Bedürfnisse zu achten, Zeit für die Familie, Sport“ (Zulliger et al. 2021.)*

> *„Inzwischen mache ich Aufträge halbpatzig, [so] dass ich mehr Zeit für mich habe und mich von dem Studium distanzieren kann. Also mehr Zeit für Sport und Freunde und seit ich das mache geht es mir wieder besser!“ (Zulliger et al.* 2021*)*

> *„Das Onlinestudium wird noch unattraktiver/die Motivation sinkt, da so viel anderes in Präsenz auf einmal wieder möglich und mir dadurch wichtiger wird“ (Besa et al.* 2021*, S. 25)*

Aus Sicht vieler Studierender geht die Digitalisierung der Lehre mit einer empfundenen Flexibilisierung und Individualisierung des Studiums einher (vgl. Traus et al. 2020; Buser 2021; Oswald et al. 2020; Besa et al. 2021): Der Wegfall von Präsenzpflicht, Pendelwegen und anderen raumzeitlichen Vorgaben erlaubt die Erschließung der Inhalte in eigenem Tempo und Zeit für anderes. Folgen wir unserer Argumentationslinie zur Bedeutsamkeit der Sozialität für das Studium, überrascht es wenig, dass aus studentischer Sicht insbesondere Vorlesungen nahezu verlustfrei digitalisiert werden könnten. Denn Studierende fassen in aller Regel die Vorlesungen als Lehrformate der „reinen" Wissensaneignung auf, welcher sie solitär nachkommen können (vgl. Stanisavljević und Tremp 2021). Aufgenommene Vorlesungen können mehrfach wiederholt, angehalten oder in zweifacher Geschwindigkeit abgespielt werden[4]. Gleichwohl thematisieren Studierende mangelnde Sozialität, die mit der Digitalisierung des Studiums einhergeht. Sei es, weil die sozialen Dimensionen des Campuslebens nicht zureichend digital reproduziert werden können und nach drei Semestern im Digitalmodus noch stärker vermisst werden als zu Beginn des digitalen Studiums (vgl. Besa et al. 2021, S. 15) oder weil spezifische Lehrformate wie z. B. Seminare nicht in gleicher Qualität durchgeführt werden (vgl. Marczuk et al. 2021; Kindler et al. 2020). Der Wegfall der Präsenzveranstaltungen stellte dabei vor allem für Studienanfänger*innen eine besondere Herausforderung dar – für die Studienkohorten seit Frühjahr 2020 bedeutete Studienanfang digitales Fernstudium. Pandemiebedingt spielte sich die Sozialität nicht im Kreis neuer Kommiliton*innen ab. Wenn andere Studierende ungreifbarer werden, können – sofern vorhanden – soziale Bezugsgruppen wie Familie und Freundeskreis einen sozialen Rahmen bieten. Die Familie kann dabei genauso zur Stütze wie auch zur Belastung werden, insbesondere, wenn Studierende stark in familiäre Verpflichtungen eingebunden sind. Die folgenden Zitate zeigen Be- aber auch Entlastungspotenziale von Sozialbeziehungen außerhalb der studentischen Sphäre:

> *„Wenn die ganze Familie zu Hause ist, wird man oft abgelenkt. Sie geben sich viel Mühe, aber es kommt halt immer irgendetwas dazwischen." (Zulliger et al. 2021)*

> *„Aber die Tatsache sich wieder frei, auch in größeren Gruppen mit Freunden und Familie treffen zu können, schafft einen guten mentalen Ausgleich zum Studium." (Besa et al.* 2021, *S. 24)*

Um die Herausforderungen der Corona-Pandemie und des überwiegend digitalen Studienalltags zu bewältigen, greifen Studierende auf bereits genannte Ressourcen wie Sport, Freunde und Familie zurück. Teilweise ist zu beobachten, dass sie ein hohes Bewusstsein für ihr Wohlbefinden entwickelt haben und dieses selbstreflexiv optimieren:

[4] Die Lehrenden fassen die Vorlesungen durchaus als interaktive Veranstaltungen auf, wie die Ausführungen über Präsenzlehre zeigen, vgl. Stanisavljević und Tremp 2020.

„Ich habe im Distanzunterricht gelernt, wann ich am produktivsten lernen kann. Wenn ich merke, dass ich mit meinen Gedanken permanent abdrifte, dann unterbreche ich den Lernprozess und wende mich einer anderen Arbeit zu. Dadurch habe ich gelernt, besonders effizient zu arbeiten. Ich habe auch gemerkt, dass Schlaf ein wesentliches Kriterium ist, sodass man effizient lernen kann." (Zulliger et al. 2021.)

An dieses Bewusstsein kann Gesundheitsförderung anschließen und Ressourcen stärken bzw. bei den Studierenden, die Schwierigkeiten haben, Lösungswege aufzeigen.

Zusammenfassend lässt sich sagen: Die Integration in soziale Netze außerhalb der Studierendenschaft und die Fokussierung auf das individuelle Wohlbefinden war und ist für die Bewältigung des Alltags unter Pandemiebedingungen ausgesprochen wichtig. Gleichzeitig erschwert sie die Etablierung gemeinsamer Konventionen und damit letztlich einer geteilten Lebenswelt von Studierenden. Gerade wenn man die zu Beginn geschilderte Funktion von Hochschulen als Orten des sozialen Austauschs und der Verständigung über verschiedene Milieus hinweg in Rechnung stellt, muss kritisch in Betracht gezogen werden, dass diese Funktion weiterhin nicht so selbstverständlich erfüllt werden kann – zumal sich bereits jetzt zeigt, dass Belastungen auf unterschiedliche soziale Gruppen unterschiedlich verteilt sind (vgl. Besa et al. 2021, S. 18 ff.; Lörz et al. 2021; Zimmer et al. 2021).

5.6 Fazit

Aus soziologischer Perspektive empfiehlt es sich, neben klassischen Handlungsfeldern, wie Bewegung, Ernährung und Stressbewältigung, die Förderung sozialen Wohlbefindens verstärkt in das Spektrum von Gesundheitsförderung an Hochschulen aufzunehmen. Sicher ist nach drei Semestern pandemiebedingtem Distanzstudium ein umso größerer Handlungsbedarf zu verzeichnen – bis hin zur Forderung nach einem sozialen Wiederaufbauprogramm (Besa et al. 2021, S. 5). Berücksichtigt man, welche Bedeutung Sozialität für die Verfasstheit unser aller Lebenswelt hat und welch enorme Ressource – bisweilen aber auch welches Risiko – Sozialität für das Wohlbefinden von Studierenden darstellt, wird jedoch schnell klar, dass dies auch unabhängig von der Krisenerfahrung gilt. Bei verhaltensbezogenen Maßnahmen lässt sich etwa an Bildungsangebote zum vertrauensvollen und wertschätzenden Umgang, zu achtsamer Teamarbeit, konstruktiver Konfliktbewältigung oder gesunder Führung denken (vgl. dazu in diesem Band den Beitrag von Michael Stolle). In diesem Bereich kann auf die langjährige Erfahrung und fachliche Expertise zurückgegriffen werden, die an den Hochschulen vor allem im fachübergreifenden Bereich in Schlüsselkompetenzeinrichtungen vorhanden ist (vgl. Enderle et al. 2021). Auf der Verhältnisebene lässt sich z. B. darüber nachdenken, wie Studiengänge so gestaltet werden können, dass neben fachlichen Leistungen auch sozialer

Zusammenhalt und soziales Engagement gratifiziert werden. Hier können die Soziologie und verwandte Disziplinen wie Sozialpsychologie und Soziale Arbeit wichtige Impulse für Studiengangsverantwortliche geben.

Schließlich gilt es zu betonen, dass bei allen Versuchen, die Studienbedingungen zu optimieren (Digitalisierung, curriculare Anpassungen, Flexibilisierung etc.), die sozialen Komponenten nicht vergessen werden dürfen. Denn: Die Sozialität trägt im Wesentlichen nicht nur zum Studienerfolg bei, sondern darüber hinaus zu sozialer Verankerung und dem Wohl-Sein in der Gesellschaft! Durch die Förderung sozialen Wohlbefindens besitzt SGM somit nicht zuletzt das Potenzial, einen wertvollen Beitrag zu einem guten Miteinander auch in anderen Gesellschaftsbereichen zu leisten.

Literatur

Bargel H, Bargel T (2010) Ungleichheiten und Benachteiligungen im Hochschulstudium aufgrund der sozialen Herkunft der Studierenden. Arbeitspapier 202. Hans-Böckeler-Stiftung, Düsseldorf

Besa K-S, Kochskämper D, Lips A, Schröer W, Thomas S (2021) Stu.diCo II – Die Corona Pandemie aus der Perspektive von Studierenden. Universitätsverlag Hildesheim, Hildesheim

Bourdieu P (1987) Die feinen Unterschiede. Kritik der gesellschaftlichen Urteilskraft. Suhrkamp, Frankfurt am Main

Buser C (2020) Studieren zu Zeiten COVID-19. Bericht zur Studierendenbefragung. Universität Bern, Bern. https://www.unibe.ch/unibe/portal/content/e809/e878/e880/e915/e36136/e1014057/Bericht_Umfrage_Studierende_covid19_121120_ger.pdf. Zugegriffen am 15.09.2022

Dahm G, Becker K, Bornkessel P (2018) Determinanten des Studienerfolgs nicht-traditioneller Studierender – zur Bedeutung der sozialen und akademischen Integration, der Lebensumstände und des Studienkontextes für die Studienabbruchneigung beruflich qualifizierter Studierender ohne Abitur. In: Bornkessel P (Hrsg) Erfolg im Studium. Konzeptionen, Befunde und Desiderate. wbv Open Acces, S 108–174. https://doi.org/10.3278/6004654w

Eichholz D, Kunz AM (2012) „My Campus Karlsruhe" – Zur Rekonstruktion studentischer Raumnutzungsmuster mittels Logbuch-Verfahren. In: Schröteler-von Brandt H, Coelen T, Zeisig A, Ziesche A (Hrsg) Raum für Bildung. Ästhetik und Architektur von Lern- und Lebensorten. Transcript, Bielefeld, S. 61–71

El-Mafalaani A (2014) BildungsaufsteigerInnen an der Universität: neue Zielgruppe, neue Herausforderungen. https://www.komdim.de/wp-content/uploads/2019/05/0414_dk_BildungsaufsteigerInnen.pdf. Zugegriffen am 15.09.2022

Enderle S, Kunz AM (2016) Gibt's da einen Schein für? Einblicke in kleine soziale Lebenswelten und die alltägliche Lebenswelt von Studierenden. In: Konnertz U (Hrsg) Können Schlüsselqualifikationen bilden? Peter Lang Edition, Frankfurt, S 173–196

Enderle S, Kunz AM, Lehner A (2021) Das Schlüsselqualifikationsangebot an deutschen Universitäten. Empirische Befunde. Beltz Juventa, Weinheim

Erdmann N, Templin D (2020) Karriere – Emanzipation – Verpflichtung: Ein Blick auf handlungsleitende Orientierungen Studierender des Fachs Architektur an Hochschulen für angewandte Wissenschaften unter Genderaspekten. Der pädagogische Blick 28(1):29–40

Gothe K, Pfadenhauer M (2010) My Campus. Räume für die ‚Wissensgesellschaft'? Raumnutzungsmuster von Studierenden. Springer VS, Wiesbaden

Grunau J (2020) Bildungsorientierungen und Milieuzugehörigkeiten von Studierenden. In: Hermes M, Lotze M (Hrsg) Bildungsorientierungen. Theoretische Reflexionen und empirische Erkundungen. Springer VS, Wiesbaden, S 187–208

Heublein U, Ebert J, Hutzsch C, Isleib S, König R, Richter J, Woisch A (2017) Zwischen Studienerwartungen und Studienwirklichkeit. Ursachen des Studienabbruchs, beruflicher Verbleib der Studienabbrecherinnen und Studienabbrecher und Entwicklung der Studienabbruchquote an deutschen Hochschulen. Deutsches Zentrum für Hochschul- und Wissenschaftsforschung (DZHW), Hannover

Kindler T, Köngeter S, Schmid T (2020) Studieren unter Covid-19-Bedingungen. https://www.fhsg.ch/fileadmin/Dateiliste/5_fachhochschule/corona_2020/Studierendenbefragung-Covid-19-Bedingungen-Ergebnisse.pdf. zugegriffen am 15.09.2022

Klein D (2019) Das Zusammenspiel zwischen akademischer und sozialer Integration bei der Erklärung von Studienabbruchintentionen. Eine empirische Anwendung von Tintos Integrationsmodell im deutschen Kontext. Zeitschrift für Erziehungswissenschaft 22:301–323. https://doi.org/10.1007/s11618-018-0852-9. zugegriffen am 15.09.2022

Kotthaus J, Streblow-Poser C, Erdmann N, Templin D (2018) Studierende als Bildungsarchitekt_innen. Abschlussbericht des Forschungsprojekts „Bildung und Diversität – Diverse Lebenslagen am Fachbereich 01 (Architektur) entdecken und gestalten". https://doi.org/10.26205/opus-2838. zugegriffen am 15.09.2022

Lörz M, Zimmer LM, Marczuk A (2021) Studieren in Deutschland zu Zeiten der Corona- Pandemie: Fachspezifische Besonderheiten des digitalen Studiums. In: Neiske I, Osthushenrich J, Schaper N, Trier U, Vöing N (Hrsg) Hochschullehre auf Abstand – ein multiperspektivischer Zugang. Transcript, Bielefeld, S 77–88

Marczuk A, Multrus F, Lörz M (2021) Die Studiensituation in der Corona-Pandemie. Auswirkungen der Digitalisierung auf die Lern- und Kontaktsituation von Studierenden. DZHW Brief 01|2021. DZHW, Hannover. https://doi.org/10.34878/2021.01.dzhw_brief. zugegriffen am 15.09.2022

Mead HG (2002 [1934]) Geist, Identität und Gesellschaft: aus der Sicht des Sozialbehaviorismus. Suhrkamp, Frankfurt am Main

Multrus F, Majer S, Bargel T, Schmidt M (2017) Studiensituation und studentische Orientierungen. 13. Studierendensurvey an Universitäten und Fachhochschulen. BMBF

Niemeyer I (2020) Gesundheitsförderliche Ressourcen im Studium – Auswirkungen von sozialer Unterstützung und strukturellen Rahmenbedingungen der Hochschule auf die Lebenszufriedenheit und Gesundheit von Studierenden. Beiträge zur Hochschulforschung 1–2:82–103

Oevermann U (2016) Krise und Routine als analytisches Paradigma in den Sozialwissenschaften. In: Becker-Lenz R, Franzmann A, Jansen A, Jung M (Hrsg) Die Methodenschule der Objektiven Hermeneutik. Springer VS, Wiesbaden, S 43–114

Oswald Y, Meier J, Stanisavljević M, Meyer J, Zulliger S (2020) Digitales Studium und Arbeiten an der PH Luzern: Erfahrungen während der Corona-Krise. Befragungsergebnisse von Mitarbeitenden und Studierenden. Pädagogische Hochschule, Luzern. https://www.phlu.ch/_Resources/Persistent/093589490e1c6b6dd9fbe19c641c2e674aaa22aa/PHLU_MgtSummary_Umfrage-digitales-Lernen-Arbeiten_20201214_final.docx.pdf. Zugegriffen am 15.09.2022

Schaeper H (2020) The first year in higher education: the role of individual factors and the learning environment for academic integration. High Educ (79):96–110. https://doi.org/10.1007/s10734-019-00398-0. zugegriffen am 15.09.2022

Schütz A, Luckmann T (2003) Strukturen der Lebenswelt. UVK, Stuttgart

Simmel G (1911) Soziologie der Geselligkeit. In: Verhandlungen des Ersten Deutschen Soziologentages vom 19.-22. Oktober 1910 in Frankfurt am Main. Reden und Vorträge von Georg Simmel, Ferdinand Tönnies, Max Weber, Werner Sombart, Alfred Ploetz, Ernst Troeltsch, Eberhard Gothein, Andreas Voigt, Hermann Kantorowicz und Debatten. (Schriften der Deutschen Gesellschaft für Soziologie I. Serie: Verhandlungen der Deutschen Soziologentage. 1. Band). J. C. B. Mohr, Tübingen, S 1–16. Vollumfänglich online verfügbar

Stadtfeld C, Vörös A, Elmer T, Boda S, Raabe IJ (2019) Integration in emerging social networks explains academic failure and success. Proc Natl Acad Sci 116(3):792–797

Stanisavljević M, Tremp P (Hrsg) (2020) (Digitale) Präsenz – Ein Rundumblick auf das soziale Phänomen Lehre. Pädagogische Hochschule Luzern, Luzern. https://doi.org/10.5281/zenodo.4291793. zugegriffen am 15.09.2022

Stanisavljević M, Tremp P (2021) Zunehmende Komplexität – notwendige Differenzierungen: Ein Diskussionsbeitrag zu Studium und Lehre als digitale Praxis. In: BzL – Beiträge zu Lehrerinnen und Lehrerbildung. 39/9

Stichweh R (2016) Studentische Lebensführung. In: Alleweldt E, Röcke A, Steinbicker J (Hrsg) Lebensführung heute. Klasse, Bildung, Individualität. Beltz Juventa, Weinheim, S 140–148

Tinto V (1975) Dropout from higher education. A theoretical synthesis of recent research. Rev Educ Res 45:89–125

Tinto V (1987) Leaving college: rethinking the causes and cures for student attrition. University of Chicago Press, Chicago

Traus A, Höffken K, Thomas S, Mangold K, Schröer W (2020) Stu.diCo. – Studieren digital in Zeiten von Corona. Universitätsverlag Hildesheim, Hildesheim

Zimmer LM, Lörz M, Marczuk A (2021) Studieren in Zeiten der Corona-Pandemie: Vulnerable Studierendengruppen im Fokus. DZHW BRIEF 02, S 1–9

Zulliger S, Meier J, Tettenborn A, Stanisavljević M (2021) Befragung zum Studium 2021: Ergebnisdarstellung und Vergleiche mit vorangehenden Befragungen. Forschungsbericht Nr. 79. Pädagogische Hochschule Luzern, Luzern

Teil III

Kennzahlen und Qualitätsmanagement

Kennzahlen im Betrieblichen und Studentischen Gesundheitsmanagement an Hochschulen

6

Christina Nill und Joachim Birzele

6.1 Kennzahlen im Gesundheitsmanagement

Hochschulen sollen Orte der Freiheit, der Forschung und der Lehre sein. Dieses allgemeine Grundgerüst der Fundierung der Arbeit an Hochschulen steht oftmals im Kontrast zu scheinbar harten betriebswirtschaftlichen Prozessen, Steuerungen und Managemententscheidungen, die meist mittels Kennzahlen, wie sie üblicherweise außerhalb des tertiären Bildungsbereiches anzutreffen sind, stattfinden. In jüngerer Zeit wird versucht, auch Hochschulen anhand von betriebswirtschaftlichen Kennzahlen zu steuern. So ist es nicht verwunderlich, dass die Diskussion, die Steuerung von betrieblichen Prozessen mittels Kennzahlen durchzuführen, auch auf den Bereich des Betrieblichen Gesundheitsmanagements (BGM) und Studentischen Gesundheitsmanagements an Hochschulen übertragen wird.

6.1.1 Was sind Kennzahlen?

Gesundheit im wissenschaftlich-betrieblichen Kontext ist ein theoretisches Konstrukt, das an sich nicht messbar ist, aber anhand von Indikatoren und Kennzahlen betrachtet, analysiert und ausgewertet werden kann. So ist es möglich, sich dem Begriff „Gesundheit", verstanden nach der Definition der World Health Organization als „Fähigkeit und

C. Nill (✉) · J. Birzele
Hochschule Koblenz RheinAhrCampus, Fachbereich Wirtschafts- und Sozialwissenschaften, Remagen, Deutschland
e-mail: nill@hs-koblenz.de; birzele@hs-koblenz.de

M. Timmann et al. (Hrsg.), *Handbuch Studentisches Gesundheitsmanagement - Perspektiven, Impulse und Praxiseinblicke*, https://doi.org/10.1007/978-3-662-65344-9_6

Motivation, ein wirtschaftlich und sozial aktives Leben zu führen" (WHO 1987) durch positiv (z. B. wahrgenommenes Wohlbefinden) oder negativ (z. B. körperliche Beschwerden) konnotierte Indikatoren, anzunähern. Für jeden Indikator können wiederum relevante Kennzahlen bestimmt werden. Der Begriff der „Kennzahlen" ist dabei häufig in der betriebswirtschaftlichen Literatur zu finden (siehe z. B. Bühner 2000).

Kennzahlen ermöglichen es im Generellen, komplexe Informationen in komprimierter Form abzubilden (Weber und Schäffer 2020). Als Beispiel: Eine Umsatzsteigerung um 6,5 % sagt konkret etwas über den Erfolg eines Produktes oder einer Dienstleistung aus, im Gegensatz zu der unpräzisen Aussage, dass sich der Verkauf erhöht hat. Es ist auch möglich, sich dem Thema Gesundheit anhand von Indikatoren zu nähern, damit können nicht nur – wie häufig angenommen – unternehmensinterne Prozesse abgebildet werden.

Kennzahlen können direkt in numerischer Form (Zahlen, Prozentwerte etc.) unternehmensintern vorliegen oder in strukturierten Befragungen erhoben werden. Eine gängige Unterscheidung ist dabei die Differenzierung zwischen sog. harten und weichen Kennzahlen (vgl. Abb. 6.1). Harte Kennzahlen liegen dem jeweiligen Unternehmen in der Regel direkt in Zahlenwerten vor oder lassen sich mit wenig Aufwand ermitteln. Solche harten Kennzahlen bieten den Vorteil, dass Ziele konkret mit bestimmten Cut-off-Werten formuliert werden können, beispielsweise kann das Ziel formuliert werden, dass der Krankenstand um einen bestimmten Prozentsatz gesenkt werden soll. Dabei kann exakt angegeben werden, welche Werte noch akzeptiert werden. Auch vergleichende Betrachtungen – etwa im Rahmen von längsschnittlichen Untersuchungen – sind dadurch möglich.

Im Human-Ressource-Bereich im Allgemeinen, sowie im Gesundheitsmanagement im Besonderen, ist eine der gängigsten Kennziffern die Fehlzeitenquote, auf die weiter unten näher eingegangen wird. Harte Kennzahlen wie der Krankenstand, die Fluktuation, die Anzahl der BEM-Gespräche pro Jahr sowie die Anzahl der durchgeführten Suchtgespräche (z. B. aufgrund einer Betriebsvereinbarung Suchtprävention) liegen bei

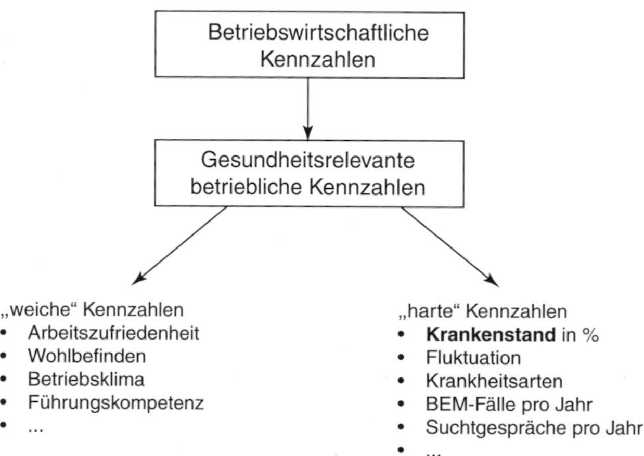

Abb. 6.1 Betriebswirtschaftliche und abgeleitete gesundheitsrelevante Kennzahlen

den meisten privatwirtschaftlichen Unternehmen in der Regel vor und können bei der Planung von BGM-Maßnahmen einbezogen werden. Die Erfassung der Krankheitsart wird dagegen von der jeweiligen Krankenkasse erfasst und liegen daher dem Arbeitgebenden nicht direkt vor. Krankenkassen können aber aufgrund ihrer Daten einen auf die Organisation bezogenen Gesundheitsbericht erstellen, der dann aggregiert Krankheitsarten darstellt.

Weiche Kennzahlen sind dagegen in der Regel nicht direkt zugänglich, sondern müssen anhand von Befragungen ermittelt und in numerische Einheiten überführt werden. Dazu zählen vor allem psychologische Konstrukte, wie z. B. die individuelle Arbeitszufriedenheit oder Motivation.

Zudem ist es möglich, mehrere Kennzahlen gleichzeitig zu betrachten sowie harte und weiche Kennzahlen zu kombinieren. So lassen sich subjektive Angaben z. B. zur Mitarbeiterzufriedenheit (als weiche Kennzahl) mit der Fluktuationsquote (harte Kennzahl) verknüpfen. Dadurch ist es möglich, Implikationen zur weiteren Gestaltung von internen betriebswirtschaftlichen Prozessen zu betrachten, um gegebenenfalls betriebswirtschaftliche Kosten-Nutzen-Abwägungen sinnvoll abzuleiten.

Generell lässt sich feststellen, dass viele privatwirtschaftlich organisierten Betriebe fortlaufende Statistiken über die harten und weichen Kennzahlen erheben. Viele Hochschulen oder öffentliche Einrichtungen hingegen führen selten bis gar keine Erhebungen und Auswertungen dieser harten Kennzahlen durch.

6.1.2 Betriebswirtschaftliche Kennzahlen im Gesundheitsmanagement

Im BGM-Prozess nehmen Kennzahlen eine wichtige Bedeutung ein, denn sie erlauben es, die Notwendigkeit von BGM-Maßnahmen zu begründen, den Verlauf des Prozesses zu überwachen, einen vorher definierten Erfolg zu messen und das eigene Vorgehen kritisch zu reflektieren (Uhle und Treier 2019). Wie oben erwähnt, ist eine der Hauptkennzahlen im Gesundheitsmanagement die Krankenquote (Badura et al. 2020). Der „Fehlzeiten-Report" (z. B. Badura et al. 2020), der jedes Jahr veröffentlicht wird, beinhaltet umfangreiche Statistiken zum Thema Gesundheit, detaillierte Krankenquoten und jeweils einen thematischen Inhaltsteil (z. B. Führung und Gesundheit, Badura et al. 2011). In Abb. 6.2 ist die Entwicklung der durchschnittlichen jährlichen Fehlzeiten von AOK-Mitgliedern angegeben, über 18 Jahre gemessen.

Auffällig ist, dass es über die Jahre hinweg stets Schwankungen gibt, sodass man eine Schwankungsbreite von bis zu 2 % bei den Fehlzeitenquoten ablesen kann. Der Wert dient auch als Art Referenzwert für Vergleiche zwischen Branchen und/oder Organisationen. In Bezug auf die Übertragung von BGM-Prozessen auf den Hochschulkontext, stellt sich die Frage, inwiefern solche klassischen Kennzahlen wie die Fehlzeitenquote im Hochschulkontext Anwendung finden können.

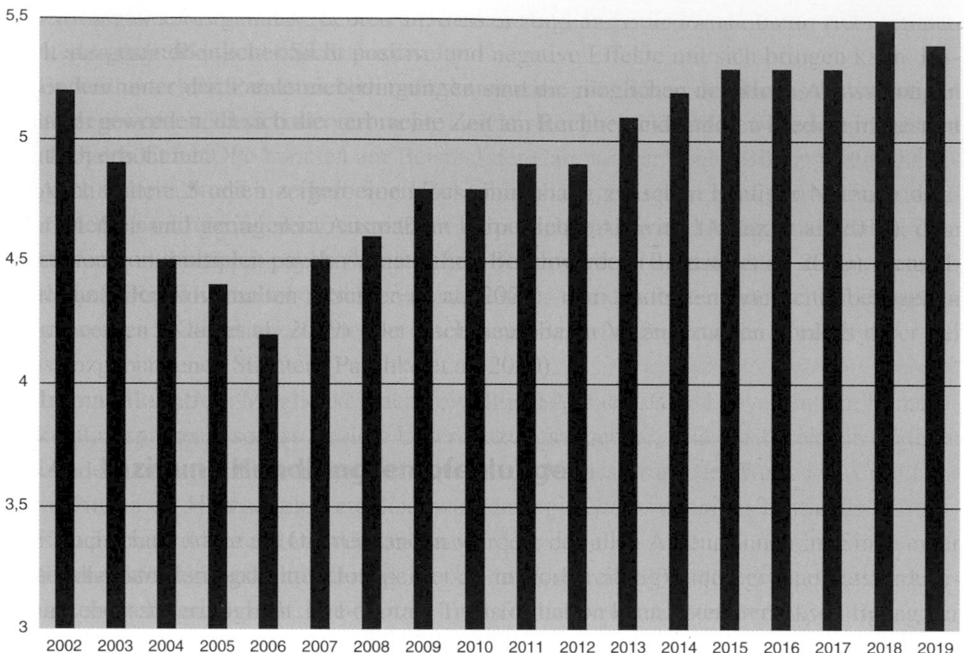

Abb. 6.2 Entwicklung des Krankenstandes (in Prozent) in den Jahren 2002–2019, Meyer et al. (2020) S. 375

6.2 Kennzahlen im Betrieblichen Gesundheitsmanagement an Hochschulen

Obwohl die Bedeutung von BGM in den letzten Jahren auch an Hochschulen zugenommen hat, ist die Rolle von Kennzahlen dort umstritten. Beteiligte im BGM-Bereich stehen der Anwendung von Kennzahlen nicht selten kritisch gegenüber: Die Befürchtung, dass gesundheitsrelevante Sachverhalte nur anhand von Kostenaspekten und den eventuellen personalpolitischen Konsequenzen betrachtet werden könnten, steht im Vordergrund. Selbst wenn Übereinkunft besteht, Kennzahlen zu betrachten, ergeben sich durch die besonderen Rahmenbedingungen, die an Hochschulen bestehen, Limitationen. Gerade harte Kennzahlen werden häufig nicht erhoben, geschweige denn intern veröffentlicht, und auch strukturierte Befragungen zu weichen Kennzahlen finden selten systematisch statt.

Es gibt wenige rechtliche Rahmenbedingungen, die Hochschulen zwingen, gesundheitsrelevante Kennzahlen zu erheben. Eine davon ist im Sozialrecht seit 2004 verankert. So sieht das Sozialrecht in § 167 Abs. 2 SGB IX die Durchführung eines betrieblichen Wiedereingliederungsmanagements (BEM) vor:

„Sind Beschäftigte innerhalb eines Jahres länger als sechs Wochen ununterbrochen oder wiederholt arbeitsunfähig, klärt der Arbeitgeber mit der zuständigen Interessenvertretung im Sinne des § 176, bei schwerbehinderten Menschen außerdem mit der Schwerbehindertenvertretung, mit Zustimmung und Beteiligung der betroffenen Person die Möglichkeiten, wie die Arbeitsunfähigkeit möglichst überwunden werden und mit welchen Leistungen oder Hilfen erneuter Arbeitsunfähigkeit vorgebeugt und der Arbeitsplatz erhalten werden kann (betriebliches Eingliederungsmanagement)" (SGB 2021).

Daraus lässt sich wiederum die Anzahl der BEM-Fälle der jeweiligen Hochschule als harte Kennzahl ableiten. Um aber die BEM-Fälle zu identifizieren, müssen die Fehlzeiten pro Person subsumiert (sechs Wochen) sowie auf Zeiten (innerhalb eines Jahres) bezogen werden, um die rechtlichen Vorschriften durchführen zu können.

Weiterhin sind Hochschulen, wie Betriebe allgemein, dazu verpflichtet, seit 2014 nach § 5 des Arbeitsschutzgesetztes (ArbSchG) eine Gefährdungsbeurteilung psychischer Belastungen durchzuführen, anhand derer sich insbesondere weiche Kennzahlen ermitteln lassen. Dies wird von Hochschulen allerdings häufig zögerlich durchgesetzt, wohl auch aufgrund von mangelnden Konsequenzen bei Nichterfüllung. Inwiefern und in welcher Form solche Beurteilungen vorgenommen werden, ist letztendlich eine Entscheidung der Hochschulleitung.

Bei anderen klassischen Kennzahlen ergibt sich das Problem, dass deren Aussagekraft durch die Bedingungen an Hochschulen eingeschränkt ist. So stellt die Fluktuationsrate an Hochschulen eine eher zweifelhafte Kennzahl dar, da mit der Gruppe der Professor*innen ein Teil der Hochschulangehörigen in der Regel verbeamtet ist und die Gruppe der wissenschaftlichen Mitarbeitenden üblicherweise zeitlich befristete Beschäftigungsverhältnisse eingeht. Auf weitere Rahmenbedingungen, anhand derer sich deutsche Hochschulen von klassischen privatwirtschaftlichen Unternehmen unterscheiden, soll im nächsten Abschnitt eingegangen werden.

6.3 Ein Vergleich: Hochschule und Privatwirtschaft

Im betrieblichen Kontext stellen Kennzahlen, wie oben beschrieben, meist auch ein Kriterium für Kosten-Nutzen-Aspekte dar und dienen letzten Endes für ökonomisch relevante Erfolgsentscheidungen (Gewinne). In vielen Betrieben ist es üblich, Fehlzeiten bzw. die dadurch entstandenen Kosten bis auf die Abteilungsebene zu berechnen und mitzuteilen. Es gibt Firmen, die eine Leistungsprämie für Geschäftsführer von der Höhe einer in Zielvereinbarungen definierten Fehlzeitenquote abhängig machen. Dabei werden die entstanden Kosten einer Fehlzeit regelmäßig unterschätzt. Die Bundesanstalt für Arbeitsschutz und Arbeitsmedizin (BAuA) rechnet z. B. mit knapp 120 Euro pro Fehlzeitentag pro Person (BAuA 2020). Nimmt man als Beispiel eine Organisation mit 500 Mitarbeitenden und einer Fehlzeitenquote von 8 %, so summiert sich der Schaden durch Produktionsausfall

Tab. 6.1 Privatwirtschaftliche und auf Hochschuleben stattfindende Rahmenbedingungen für Kennzahlen

Kriterien	Privatwirtschaft	Hochschulen/Universitäten
Kennzahlen und Statistiken	Teilweise bis auf Abteilungen bezogen, monatlich	Oft nicht vorhanden
Kostenüberlegungen	Kosten von Fehlzeiten spielen eine große Rolle	Kosten von Fehlzeiten spielen keine Rolle, teilweise irrelevant
Regelkommunikation	Begrüßungs-, Fehlzeiten-, BEM und Suchtgespräche z. T. verpflichtend	BEM, wenn vorhanden
Gesundheitsmanagement	Hoher Stellenwert, z. B. gesundes Führen, BGM ausgeprägt	Ansätze BGM, SGM
Kostendruck	Hohe Verluste bei Nichtproduktion bzw. Nichtleistungserbringung	Mitunter Leistungsparadoxon

bzw. Dienstleistungsausfall auf jährlich 1,056 Mio. Euro[1]. Insgesamt gibt die BAuA für das Jahr 2018 volkswirtschaftliche Produktionsausfallkosten – und damit der ausgefallenen Bruttowertschöpfung durch Arbeitsunfähigkeit – mit 85 Mrd. Euro in Deutschland an (BAuA 2020).

Es scheint jedoch so zu sein, dass im (staatlichen) Hochschulbereich Kosten von Fehlzeiten kaum bis praktisch keine Rolle spielen, sowohl aufgrund von betriebswirtschaftlichen Aspekten als auch unter unternehmensklimatischen Aspekten. Gründe hierfür liegen wiederum in (fehlenden) betriebswirtschaftlichen Rahmenbedingungen, wie etwa fehlendem Sanktionsmechanismus des Marktes. Fallen z. B. Lehrveranstaltungen aus, ergibt sich häufig ein Leistungsparadoxon: Sowohl Anbieter*innen (Lehrende) als auch Empfänger*innen der Dienstleistung (Studierende) „erfreuen" sich, wenn die Veranstaltung nicht stattfindet. Darüber hinaus ist der klassische Handel – Geld gegen Ware/Dienstleistung – im Hochschulbereich meist aufgehoben, da die Finanzierung überwiegend durch den Staat bzw. durch die Länder stattfindet. In der folgenden Übersicht (Tab. 6.1) werden Überlegungen zu den Rahmenbedingungen von privatwirtschaftlich Handelnden im Vergleich zu Hochschulen zusammenfassend gegenübergestellt.

Es lässt sich folglich zusammenfassen, dass aufgrund von besonderen Rahmenbedingungen an Hochschulen wie etwa die Beschäftigungsverhältnisse (Zeitverträge, Verbeamtungen), bestimmte Kennzahlen weniger aussagekräftig sind (z. B. Fluktuationsrate). Kennzahlen (z. B. Fehlzeiten oder weiche Kennzahlen) lassen sich zwar potenziell erfassen, da an Hochschulen betriebswirtschaftliche Aspekte eine untergeordnete Rolle spielen (fehlender Sanktionsmechanismus des Marktes) findet sich aber häufig wenig Motivation, diese zu erheben. Studierende an Hochschulen nehmen darüber hinaus eine Sonderstellung ein, auf die nachfolgend eingegangen werden soll.

[1] Beispielrechnung: 500 MA/ 8 % Krankenquote = 40 Personen täglich. Bei 40 × 120 Euro = 4800 Euro täglich. Unter Annahme von 220 Arbeitstagen ergibt sich: 4800 × 220 = 1.056.000 Euro Produktionsausfall bzw. Schaden (vgl. BAuA 2020).

6.4 Kennzahlen im Studentischen Gesundheitsmanagement

Analog zu dem privatwirtschaftlichen Einsatz, lässt sich auch der Gesundheitszustand von Studierenden anhand von ausgewählten Kennzahlen abbilden. Auch hier können daran anknüpfend konkrete Zielsetzungen formuliert und Maßnahmen konzipiert werden, deren Verlauf und Erfolg sich wiederum durch die Betrachtung von Kennzahlen steuern und evaluieren lassen.

Da Studierende zwar Stakeholder von Hochschulen sind, aber nicht für die Hochschule arbeiten, sind die Übertragungsmöglichkeiten der oben genannten Kennzahlen auf das Studentische Gesundheitsmanagement eingeschränkt. Viele betriebswirtschaftliche Kennzahlen machen im studentischen Kontext keinen Sinn. Dies trifft vor allem auf harte Kennzahlen zu. Beispielsweise werden keine BEM-Gespräche mit Studierenden geführt, weshalb diese als potenzielle Kennzahlen entfallen. Da für Studierende (in der Regel) keine Anwesenheitspflicht bei Lehrveranstaltungen besteht, ist auch die Dokumentation von Fehlzeiten nicht möglich – und selbst bei Veranstaltungen mit Pflichtcharakter, sollte bei Studierenden die Nichtteilnahme an Lehrveranstaltungen nicht mit Krankheit gleichgesetzt werden. Weitere mögliche Kennzahlen wie etwa die Erfassung der Abbruchrate des Studiums können zwar erhoben werden, sind aber möglicherweise als gesundheitsbezogene Indikatoren wenig geeignet. So ist es möglich, dass der Abbruch eines Studiums auf gesundheitliche Probleme der/des Studierenden oder auf assoziierte Faktoren, wie etwa die Zufriedenheit mit dem Studium, zurückgeht. Genauso sind aber alternative Erklärungen denkbar.

Hinzu kommt, dass Kennzahlen zweckentfremdet und instrumentalisiert werden können. Beispielsweise können hohe Abbruchraten dazu missbraucht werden, für gute Benotungen und einfachere Prüfungen zu argumentieren, unter dem Vorwand einen besseren Gesundheitszustand bei Studierenden erreichen oder deren Stressoren mindern zu wollen.

Dennoch werden auch im SGM Kennzahlen benötigt, um den Ist-Zustand des jeweiligen Standorts treffend erfassen und Maßnahmen begründen zu können. Um relevante Kennzahlen im SGM zu identifizieren, lohnt es sich, einen Blick auf bestehende wissenschaftliche Untersuchungen zu werfen. So untersuchten Projektgruppen 2015 und 2018 den Gesundheitszustand der Studierendenden an der Technischen Universität Kaiserslautern (University Health Report Kaiserslautern; Töpritz et al. 2016; Lesener et al. 2018), wobei die gefundenen Werte miteinander verglichen und anhand von den Ergebnissen weiterer Befragungen (z. B. Grützmacher et al. 2018) eingeordnet wurden. Anhand der dabei betrachteten Aspekte lässt sich eine größere Anzahl von Kategorien und Themenbereiche ableiten, die sich wiederum in gesundheitsrelevante Hauptkategorien zusammenfassen lassen. Vier repräsentative Kategorien sollen hervorgehoben werden: (1) Gesundheit, (2) Ressourcen, (3) Anforderungen und Stressoren sowie (4) gesundheitsbezogenes Verhalten. Diese Hauptkategorien werden in verschiedene Indikatoren gegliedert, die sich anhand von ausgewählten Indikatoren beschreiben lassen. In Tab. 6.2 sind diese Hauptkategorien mit möglichen Indikatoren beispielhaft aufgelistet, die hauptsächlich als weiche

Tab. 6.2 Beispiele „weicher/harter" Indikatoren im Studentischen Gesundheitsmanagement in Anlehnung an Lesener et al. 2018

Gesundheit	
Salutogene Indikatoren: • Selbsteinschätzung des Gesundheitszustandes • Lebenszufriedenheit • Studienzufriedenheit	Pathogene Indikatoren: • Körperliche Beschwerden • Psychische Beschwerden
Ressourcen	
Systemische Ressourcen: • Strukturelle Ressourcen im Studium • Soziale Unterstützung im Studium	Individuelle Ressourcen: • Selbstwirksamkeitserwartung • Erholungserfahrungen • Gesundheitskompetenz
Anforderungen und Stressoren	
Strukturelle Anforderungen: • Erforderliche Leistungsnachweise im Studium • Erforderlicher Zeitaufwand im Studium	Individuelle Stressoren: • Prokrastination
Gesundheitsbezogenes Verhalten	
Gesundheitsförderliches Verhalten: • Sportliche Aktivität • Gesunde Ernährung	Gesundheitsgefährdendes Verhalten: • Drogenkonsum • Absentismus • Präsentismus

Kennzahlen (z. B. Selbsteinschätzung Gesundheit), aber auch als harte Kennzahlen (z. B. Anzahl an teilgenommenen Sportkursen) erfasst werden können.

Da Hochschulen in Deutschland heterogene Orte darstellen, ist es sinnvoll, die Herausforderungen, Ressourcen und Bedürfnisse der Studierenden des spezifischen Standortes zu untersuchen. Hierbei bieten sich strukturierte Onlinebefragungen an, bei denen der Schwerpunkt hauptsächlich auf die Erfassung von ausgewählten weichen Kennzahlen gesetzt wird. Um mögliche Entwicklungen abzubilden, eignen sich regelmäßig wiederkehrende Befragungen.

Ein Nachteil von Befragungen ist allerdings, dass die Güte der Kennzahlen von der Beteiligung der Befragten abhängig ist. Häufig ergeben sich Probleme, die Mehrheit der angestrebten Stichprobe zur Teilnahme zu animieren – insbesondere, wenn für die Teilnahme keine Anreize gesetzt werden. Hinzu kommt, dass Befragungskennzahlen nur subjektive Einschätzungen darstellen und als solche verzerrt sind. Deshalb ist es sinnvoll, auch harte Kennzahlen ergänzend einfließen zu lassen, etwa wenn die Nutzung von bestimmten Interventionen evaluiert werden soll. Beispielsweise kann es sinnvoll sein, Befragungen zu bestimmten gesundheitsbezogenen Angeboten, wie etwa ein im Rahmen des Gesundheitsmanagements angebotener Workshop mit harten Zahlen wie der tatsächlichen Teilnehmendenzahl zu ergänzen. Konkret bedeutet das für die jeweilige Hochschule, dass Verantwortliche – entweder interne Fachkräfte der Hochschule oder externe Expert*innen – mit der periodischen Planung, Durchführung und Auswertung solcher Untersuchungen beauftragt werden müssen. Hier können die

Hochschulen entweder selbst aktiv werden oder auf professionelle Unterstützung (Krankenkassen, auf SGM spezialisierte Firmen) zurückgreifen.

6.5 Fazit

Auch an Hochschulen kann die Beachtung von Kennzahlen einen bereichernden Beitrag leisten. Hier steht dem Einsatz von Kennzahlen aber häufig eine fehlende Motivation im Wege. Da sich Hochschulen in vielen Aspekten von privatwirtschaftlichen Unternehmen unterscheiden, lassen sich einige klassische Kennzahlen nicht – oder nur begrenzt – auf den Hochschulkontext übertragen. Im Rahmen des Studentischen Gesundheitsmanagements, wo sich insbesondere harte Kennzahlen schwer auf die Gruppe der Studierenden anwenden lassen, wird die Übertragungssperre sichtbar. Dies kann aber gegebenenfalls durch die strukturierte Erfassung von weichen gesundheitsbezogenen Kennzahlen, die sich in einigen Aspekten durch harte Kennzahlen ergänzen lassen, kompensiert werden.

Literatur

Badura B, Ducki A, Schröder H, Klose J, Macco K (2011) Fehlzeiten-Report 2011: Führung und Gesundheit: Zahlen, Daten, Analysen aus allen Branchen der Wirtschaft. Fehlzeiten-Report: Bd. 2011. Springer, Berlin/Heidelberg

Badura B, Ducki A, Schröder H, Klose J, Meyer M (2020) Fehlzeiten-Report 2020. Springer, Berlin/Heidelberg. https://doi.org/10.1007/978-3-662-61524-9

BAuA (2020) Volkswirtschaftliche Kosten durch Arbeitsunfähigkeit 2018. https://www.baua.de/DE/Themen/Arbeitswelt-und-Arbeitsschutz-im-Wandel/Arbeitsweltberichterstattung/Kosten-der-AU/pdf/Kosten-2018.pdf?__blob=publicationFile&v=3. Zugegriffen am 29.06.2021

Bühner R (2000) Mitarbeiter mit Kennzahlen führen: der Quantensprung zu mehr Leistung. Verl, Moderne Industrie

Grützmacher J, Gusy B, Lesener T, Sudheimer S, Willige J (2018) Gesundheit Studierender in Deutschland 2017. Ein Kooperationsprojekt zwischen dem Deutschen Zentrum für Hochschul- und Wissenschaftsforschung, der Freien Universität Berlin und der Techniker Krankenkasse. https://www.tk.de/resource/blob/2050660/8bd39eab37ee133a2ec47e55e544abe7/gesundheit-studierender-in-deutschland-2017-studienband-data.pdf

Lesener T, Blaszcyk W, Gusy B, Sprenger M (2018) Wie gesund sind Studierende der Technischen Universität Kaiserslautern? Ergebnisbericht zur Befragung 06/18. https://www.uhreport.de/files/uhr_daten/Publikationen/Gesamtbericht_KL18_final_V02.pdf

Meyer M, Wiegand S, Schenkel A (2020) Krankheitsbedingte Fehlzeiten in der deutschen Wirtschaft im Jahr 2019 – Überblick. In: Badura B, Ducki A, Schröder H, Klose J, Meyer M (Hrsg) Fehlzeiten-Report 2019. Springer, Berlin/Heidelberg, S 365–444. https://doi.org/10.1007/978-3-662-59044-7_27

SGB (2021) https://www.sozialgesetzbuch-sgb.de/sgbix/167.html. Zugegriffen am 01.07.2021

Töpritz K, Lohmann K, Gusy B, Farnir E, Gräfe C, Sprenger M (2016) Wie gesund sind Studierende der Technischen Universität Kaiserslautern? Ergebnisbericht zur Befragung 06/15. https://www.campusplus.uni-kl.de/fileadmin/campusplus/pdf/UHR-TU-Kaiserslautern_2015.pdf

Uhle T, Treier M (2019) Gesundheitscontrolling: Steuerung und Qualitätssicherung. In: Uhle T, Treier M (Hrsg) Betriebliches Gesundheitsmanagement: Gesundheitsförderung in der Arbeitswelt – Mitarbeiter einbinden, Prozesse gestalten, Erfolge messen (4. Aufl.). Springer, S 257–418. https://doi.org/10.1007/978-3-658-25410-0_6

Weber J, Schäffer U (2020) Einführung in das Controlling (16. Aufl.). Schäffer-Poeschel

World Health Organization (WHO) (1987) Ottawa Charta for health promotion. https://www.who.int/publications/i/item/ottawa-charter-for-health-promotion

7 Auf dem Weg zur Gesunden Hochschule – Qualitätssicherung im Gesundheitsmanagement: Reflexions- und Entwicklungsinstrument mit dem Mentor*innenprogramm

Urte Ketelhön

7.1 Qualitätssicherung im Gesundheitsmanagement

Eine systematische Betrachtung im Gesundheitsmanagement mit den Aspekten „Wo liegen die Bedarfe?“ und „Wie ist unser strategisches Vorgehen, um den Bedarfen gerecht zu werden?“ ist zur Aufrechterhaltung eines lebendigen Gesundheitsmanagements notwendig. Dabei sollten neben dem Gesamtprozess und einzelnen Maßnahmen auch die vorhandenen Strukturen regelmäßig bewertet und reflektiert werden. Nur so lassen sich mittel- und langfristige Fortschritte sichtbar machen und ein kontinuierlicher Verbesserungsprozess erzielen.

Eine Evaluation mit dem Ziel der Qualitätssicherung dient somit einer rückblickenden Wirkungskontrolle, einer vorausschauenden Steuerung sowie dem vertieften Verständnis von Situationen und Prozessen. Sie sollte daher auch festgelegten Kriterien, die transparent offengelegt werden, entsprechen. Die Kriterien für die Evaluation sind vorab anhand der formulierten Evaluationsziele festzulegen. Vor Einsatz an der Hochschule sollte immer diskutiert und geklärt werden, welche Zielsetzung die jeweilige Hochschule mit der Evaluation verfolgt und welche Schwerpunkte, die sich dann in den Evaluationskriterien niederschlagen, gesetzt werden sollen.

Erfolge in der strukturellen Weiterentwicklung des Gesundheitsmanagements können somit für alle Statusgruppen an der Hochschule nachvollziehbar und sichtbar gemacht werden. Weiterhin ist es wichtig, dass die Bewertung nachvollziehbar gestaltet und

U. Ketelhön (✉)
HIS-Institut für Hochschulentwicklung e. V., Hannover, Deutschland
e-mail: ketelhoen@his-he.de

M. Timmann et al. (Hrsg.), *Handbuch Studentisches Gesundheitsmanagement - Perspektiven, Impulse und Praxiseinblicke*,
https://doi.org/10.1007/978-3-662-65344-9_7

durchgeführt wird. Damit wird wiederum eine systematische Vorgehensweise auch für eine Evaluation sichergestellt.

Damit die Evaluationsergebnisse fundiert und belastbar sind, bietet es sich an, qualitätsgesicherte Instrumente, die in der breiten Hochschulöffentlichkeit anerkannt sind, anzuwenden. Die Ergebnisse können im Weiteren in der internen sowie auch externen Hochschulkommunikation vielfältig genutzt und angewendet werden, u. a. wenn es darum geht, das Gesundheitsmanagement aus einem Projektstatus zu verstetigten und einen dauerhaften/ langfristigen Prozess in der Hochschule zu etablieren. Die Verstetigung des Gesundheitsmanagements wird somit ermöglicht.

Bei der Auseinandersetzung mit der Qualitätssicherung im Gesundheitsmanagement wird häufig auf den Public Health Action Cycle (PHAC) Bezug genommen. Das zyklische Vierphasenmodell mit den Phasen Analyse, Planung, Durchführung und Bewertung ist ein wesentliches Element und eine geeignete Vorgehensweise bei der Qualitätssicherung und -verbesserung.

7.2 Vorstellung des Reflexions- und Entwicklungsinstruments

Mit der Frage nach anerkannten Qualitätsstandards für ein Gesundheitsmanagement an Hochschulen setzten sich in den vergangenen Jahren erfahrene Vertreter*innen des Gesundheitsmanagements an Hochschulen in einem Projekt, gefördert und unterstützt durch die Techniker Krankenkasse (TK), auseinander und entwickelten ein Reflexions- und Entwicklungsinstrument und ein Mentor*innenprogamm, das aufzeigt in welchem Rahmen ein solches Instrument angewendet werden kann und welche Vorteile damit verbunden sind.

Seinen Ursprung findet das Instrument in den Jahren 2012/13. In einem gemeinsamen Kooperationsprojekt der TK und dem HIS-Institut für Hochschulentwicklung e. V. (HIS-HE) gemeinsam mit erfahrenen Gesundheitsexpert*innen aus sechs Hochschulen[1] wurde im Aufgabenfeld „Gesundheitsförderung" ein qualitatives Benchmarking gestartet. Das Ergebnis ist die qualitative Erfassung und Bewertung von Maßnahmen in der betrieblichen Gesundheitsförderung mit dem entwickelten Reflexions- und Entwicklungsinstrument, welches so gestaltet ist, dass eine Standortbestimmung der eigenen Aufstellung im Bereich Gesundheitsmanagement – individuell in Eigenregie der Hochschule – möglich ist. In der Fortführung des Kooperationsprojektes wurde das Instrument erfolgreich in die Praxis implementiert und kontinuierlich weiterentwickelt – und wird bis heute aktiv von Hochschulen eingesetzt.

Bei der Anwendung des Instruments stehen erfahrene Akteur*innen aus dem Gesundheitsmanagement der Hochschulen, die das Instrument mitentwickelt bzw. selbst eingesetzt haben, als Begleiter*innen und Unterstützer*innen (= Mentor*innen) zur Verfügung.

[1] Universität Rostock, Universität Paderborn, TU Ilmenau, Georg-August-Universität Göttingen, Karlsruher Institut für Technologie, Universität Oldenburg.

1. Struktur
    1.1. Aufbauorganisation
    1.2. Ablauforganisation
2. Analyse
    2.1. Befragungen
    2.2. Beobachtung & Beteiligung
    2.3. Datenanalyse und Evaluation
3. Kommunikation
    3.1. Interne Kommunikation
    3.2. Externe Kommunikation
4. Maßnahmen
    4.1. Beratung
    4.2. Schulung und Weiterbildung
    4.3. Gesundheitsbezogene Angebote
    4.4. Bereitstellung von digitalen Angeboten
    4.5. Übergreifende Maßnahmen
5. Resümee und Nachhaltigkeit

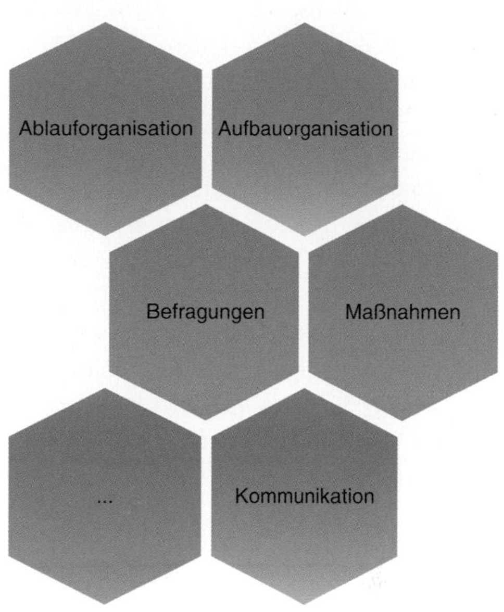

Abb. 7.1 Unterkapitel im Reflexions- und Entwicklungsinstrument

Sie beraten interessierte Hochschulen bei der kritischen Prüfung der eigenen Positionierung in der Gesundheitsförderung und der Erschließung strategischer Weiterentwicklungspotenziale. In diesem Erfahrungsaustausch und der Unterstützung liegt ein besonderer Mehrwert für die beteiligten Hochschulen.

Im Bezug zum Public Health Action Cycle kann die Anwendung des oben genannten Instrumentes für das „gesamte" Gesundheitsmanagement in der Phase Bewertung angesiedelt werden.

Durch die einzelnen Unterkapitel (Abb. 7.1) im Instrument selbst, werden die anderen drei Phasen Analyse, Planung und Maßnahmen mit abgedeckt. Weiterhin kann das Instrument zur Evaluation von einzelnen Prozessen eingesetzt werden und ist somit in allen Phasen des PHAC anwendbar.

7.3 Studentisches Gesundheitsmanagement (SGM) – Betriebliches Gesundheitsmanagement (BGM) – ganzheitliches Gesundheitsmanagement

Eine Vielzahl von Hochschulen haben ein Studentisches Gesundheitsmanagement (SGM) bereits implementiert oder befindet sich derzeit in diesem Prozess. Der Ursprung des Instruments lag im Betrieblichen Gesundheitsmanagement (BGM). In der aktuellen Fortführung des Projektes 2020–2022 wird das bestehende Reflexions- und Entwicklungsinstrument für den Einsatz im SGM weiterentwickelt. Einzelne Strukturelemente, wie z. B. der

Wille einer Hochschulleitung sich aktiv für die Gesundheit der jeweiligen Zielgruppe einzusetzen und dies zu steuern, die Bildung von Steuerungs- und Lenkungsgremien, die Benennung von Zielen, sind in Bezug auf ein SGM eindeutig übertragbar und gelten in gleicher Weise. Damit wird deutlich, dass das Instrument übergreifend bzw. im jeweiligen Bezug zur Zielgruppe (Beschäftige und/oder Studierende) eingesetzt werden kann.

Besondere Anforderungen an ein SGM, u. a. die Aspekte Partizipation, insbesondere die Einbeziehung der Studierenden, Integration von Gesundheit in die Lehre, die Vorbildfunktion der Lehrenden sowie der Peer-to-Peer-Ansatz wird in der Weiterentwicklung Rechnung getragen. Dazu wurden und werden in Workshops mit erfahrenen Gesundheitsexpert*innen im SGM die Anforderungen diskutiert, um diese zu integrieren.

Bei der Betrachtung eines ganzheitlichen Hochschulischen Gesundheitsmanagements, ist es wichtig Schnittstellen und Synergiepotenziale zwischen BGM und SGM gezielt zu erkennen und zu fördern. Eine Schnittmenge in der Verhältnisprävention zwischen SGM und BGM ist durchaus gegeben und je nach Hochschule und Stand des jeweiligen Systems relevant. Synergien der Systeme können damit aktiv zur Weiterentwicklung genutzt werden. Gemein im Sinne der Systematik ist beiden die Partizipation, die aktive Einbeziehung der jeweiligen Zielgruppe – für ein BGM die Beschäftigten und für ein SGM die Studierenden. Hierin können sich beide Systeme ergänzen und voneinander profitieren. Auch der Umgang mit den aktuellen Herausforderungen, z. B. der Frage wie Beschäftigte und Studierende jeweils im digitalen Wandel unterstützt werden können, um gesund arbeiten, lehren, forschen und studieren zu können, zählt dazu.

7.4 Qualitätssicherung mit dem Reflexions- und Entwicklungsinstrument und Mentor*innenprogramm

Mit der strukturierten Zusammenstellung von Qualitätskriterien sollen die eigene Entwicklung und Potenziale im Gesundheitsmanagement der Hochschule transparent und nachvollziehbar gemacht werden. Ferner können Anregungen für den internen Diskussionsprozess generiert werden, um Einfluss auf strategische Entwicklungen der Hochschule zu nehmen. Die Anwendungserfahrungen haben gezeigt, dass die Umsetzung der Empfehlungen gleichermaßen möglich ist für Hochschulen, die am Anfang des Prozesses zur Gesundheitsförderung stehen, wie auch für Hochschulen, die im Prozess fortgeschritten sind. Das Reflexions- und Entwicklungsinstrument wurde aus der betrieblichen Praxis heraus „von Hochschulen für Hochschulen“ entwickelt.

Inhaltlich stehen die Strukturen des Gesundheitsmanagements im Vordergrund. Es geht um die Metaebene und somit den Gesamtprozess: „Wie sind die Strukturen aufgebaut?“ „Wie werden sie in der Hochschule gelebt und umgesetzt?“ Es erfolgt eine strukturelle Auseinandersetzung in Bezug zur Verhältnisprävention. Das Tool wird als Instrument für die Organisationsentwicklung sowie auch Prozessevaluation verstanden. Auf Basis einer erfolgten Evaluation können neue Ziele und Entwicklungsbedarfe definiert werden. Die Phasen des Public Health Action Cycle werden somit durchlaufen.

Zielgruppe für den Einsatz des Instruments ist daher auch der Steuerungskreis bzw. das Steuerungsgremium selbst. In einem partizipativen Verfahren erfolgt der Austausch darüber, welche Qualitätskriterien für die Hochschule relevant sind und wie diese aktiv ein- und umgesetzt werden. Der partizipative Ansatz, welcher besonders im Hochschulkontext eine besondere Bedeutung hat, kann durch das Instrument unterstützt werden. Es ist ein niedrigschwelliger Ansatz, um in der Hochschule den Diskussionsprozess zu unterstützen und das eigene Vorgehen transparent zu machen. Aus den Rückmeldungen von Hochschulen, die das Instrument eingesetzt haben, wurde geäußert, dass mit dem Instrument der qualitative strukturelle Austausch innerhalb der Steuerungsgremien und in der Hochschule unterstützt wurde.

Mit dem hier vorgestellten Reflexions- und Entwicklungsinstrument wird ein ganzheitlicher Ansatz für das Hochschulische Gesundheitsmanagement verfolgt. Schwerpunkt ist die Bewertung des Gesundheitsmanagement in seiner Organisation und Gesamtprozess mit den Abläufen und Strukturen. Dabei hat sich gezeigt, dass es eine Vielzahl von Synergien und Übertragbarkeiten zwischen einem BGM und einem SGM gibt.

Mit der Anwendung und der Möglichkeit, dieses Instrument in einem zeitlich wiederkehrenden Rhythmus, z. B. im Zeitraum von zwei bis drei Jahren wiederholt anzuwenden, ist im weitesten Sinne auch eine Quantifizierbarkeit der Weiterentwicklung des Gesundheitsmanagements gegeben. Die Hochschule kann sich „mit sich selbst" messen und den jeweiligen Entwicklungsstand der verschiedenen Zeiträume gegenüberstellen. Somit ist der Anspruch einer Messbarkeit, unabhängig von möglichen Kennzahlen im Gesundheitsmanagement, gegeben. Das Instrument kann somit einen Betrag für ein kontinuierliches Monitoring leisten.

Bielefelder Fragebogen zu Studienbedingungen und Gesundheit als Basis für die Gestaltung von SGM an Hochschulen

8

Julia Burian, Jennifer Lehnchen, Eileen Heumann, Stefanie Maria Helmer und Christiane Stock

8.1 Hintergrund

8.1.1 Psychische Gesundheit und Studienbedingungen

Psychische Probleme sind unter Studierenden weit verbreitet (Grützmacher et al. 2018). Studienbedingungen an Hochschulen gelten als beeinflussender Faktor für die psychische Gesundheit von Studierenden (s. z. B. Gusy et al. 2010; Lutz-Kopp et al. 2019). Dementsprechend empfehlen Expert*innen Prävention und Gesundheitsförderung im Setting Hochschule nicht nur auf der Verhaltensebene, sondern auch auf Verhältnisebene umzusetzen (Eissler et al. 2020; Gusy et al. 2010; Rönnau-Böse 2021). Auch die Gütekriterien für gesundheitsfördernde Hochschulen des Arbeitskreises Gesundheitsfördernde Hochschulen unterstreichen, dass insbesondere der Settingansatz auf Ebene der Bedingungen und Strukturen für ein gesundheitsförderndes Umfeld essenziell ist (Arbeitskreis Gesundheitsfördernde Hochschulen 2020).

J. Burian (✉)
Gesundheitsmanagement, Universität Bielefeld, Bielefeld, Deutschland
e-mail: fragebogen-studierende@uni-bielefeld.de; julia.burian@uni-bielefeld.de

J. Lehnchen · E. Heumann · C. Stock
Institut für Gesundheits- und Pflegewissenschaft, Charité – Universitätsmedizin Berlin, Berlin, Deutschland
e-mail: jennifer.lehnchen@charite.de; eileen.heumann@charite.de; christiane.stock@charite.de

S. M. Helmer
Human- und Gesundheitswissenschaften, Universität Bremen, Bremen, Deutschland
e-mail: stefanie.helmer@charite.de

M. Timmann et al. (Hrsg.), *Handbuch Studentisches Gesundheitsmanagement - Perspektiven, Impulse und Praxiseinblicke*,
https://doi.org/10.1007/978-3-662-65344-9_8

Durch das 2015 in Kraft getretene Präventionsgesetz (§ 20 SGB V) wurde die Bedeutung von Interventionen in Lebenswelten (z. B. Hochschulen) gesetzlich verankert und Untersuchungen in diesem Bereich zunehmend von Sozialversicherungsträgern gefördert (Hartmann 2021). Außerdem trägt die Unfallverhütungsvorschrift der Deutschen Gesetzlichen Unfallversicherung (DGUV), nach der eine Gefährdungsbeurteilung psychischer Belastungen an Hochschulen stattfinden muss, zur vertiefenden Betrachtung der Gesundheit an Hochschulen bei. Bisher stehen dabei die Beschäftigten Stimmen zum Studentischen Gesundheitsmanagement an Hochschulen" an Hochschulen im Fokus (Burian et al. 2019; Michel et al. 2018; Tschupke et al. 2018), obwohl sie im Rahmen der bereits 2013 erschienenen Unfallverhütungsvorschrift (DGUV 2013) explizit auch für Studienplätze gefordert wird (Artikel DGUV im gleichen Buch).

Zur psychischen Studierendengesundheit existieren zahlreiche Untersuchungen an einzelnen deutschen Hochschulen (s. z. B. Hennig et al. 2017; Eissler et al. 2020). Zudem gibt es zu Studienbedingungen wiederholende Untersuchungen wie die Sozialerhebungen des Deutschen Studentenwerks (Middendorff 2019) und der Studierendensurvey (Multrus et al. 2017), in denen die Studienbedingungen (u. a. Anforderungen des Studiums oder Unterstützung durch Lehrende) oder Strukturmerkmale des Studiums sowie die soziale und wirtschaftliche Lage von Studierenden betrachtet werden. Eine gleichzeitige Erhebung und Auswertung von Studienbedingungen und Gesundheit von Studierenden in Deutschland findet bisher nicht in regelmäßigen Abständen statt (Gusy et al. 2015).

Als erste bundesweit repräsentative Gesundheitsberichterstattung zur gesundheitlichen Situation deutscher Studierender wird das Kooperationsprojekt zwischen dem Deutschen Zentrum für Hochschul- und Wissenschaftsforschung, der Freien Universität Berlin und der Techniker Krankenkasse „Gesundheit Studierender in Deutschland 2017" betrachtet. Hier werden der Gesundheitszustand der Studierenden (u. a. körperliche und psychische Beschwerden) und die Ressourcen und Anforderungen des Studiums (u. a. strukturelle Ressourcen, soziale Unterstützung) adressiert (Grützmacher et al. 2018).

8.1.2 Instrumente zur Erfassung der psychischen Gesundheit von Studierenden

In Deutschland werden zur Erfassung der psychischen Gesundheit Studierender verschiedene Instrumente genutzt. Der Einsatz erfolgt in Abhängigkeit vom Untersuchungsschwerpunkt respektive den betrachteten Aspekten der psychischen Gesundheit. Oftmals werden Messinstrumente kombiniert, um verschiedene Dimensionen psychischer Belastung abzubilden oder weitere gesundheitliche Aspekte, wie z. B. die gesundheitsbezogene Lebensqualität, einzubeziehen.

Häufig kommen generische Instrumente zum Einsatz, die für den Studierendenkontext adaptiert werden (s. z. B. Koinzer et al. 2021; Leuschner et al. 2021). Beispiele dafür sind

u. a. der etablierte Patient Health Questionnaire (PHQ, Kroenke et al. 2009) bzw. der Gesundheitsfragebogen für Patienten (PHQ-D,) oder das Brief Symptom Inventory (BSI, Derogatis 2000; Franke und Derogatis 2000). Auch beim Effort-Reward Imbalance Questionnaire (ERI-SS, Li et al. 2010) oder dem Maslach-Burnout-Inventory Student Survey (MBI-SS, Schaufeli et al. 2002) handelt es sich um für die Erfassung psychischer Gesundheitsaspekte Studierender weiterentwickelte Instrumente.

Der PHQ-4 fokussiert dabei Depression und Angstzustände (Kroenke et al. 2009) und wird u. a. von Eissler et al. (2020) oder Leuschner et al. (2021) genutzt. Das BSI-18 dient der Erfassung der psychischen Belastung auf symptomatischer Ebene innerhalb der letzten sieben Tage (Derogatis 2000; Franke und Derogatis 2000) und wurde beispielsweise von Koinzer et al. (2021) auf den Studierendenkontext angewandt.

Der ERI-SS ermittelt, ob eine Studienbelastung im Sinne einer Gratifikationskrise vorliegt (s. z. B. Eissler et al. 2020) und beinhaltet die Ebenen Anstrengung, Belohnung und Überverpflichtung (Li et al. 2010) und erlaubt die Berechnung eines Aufwand-Ertrag-Ungleichgewichts (Siegrist 2002).

Zur Erfassung des Burn-out-Erlebens von Studierenden wird der MBI-SS im deutschsprachigen Kontext regelmäßig angewandt (s. z. B. Gusy et al. 2010; Eissler et al. 2020). Dieser umfasst die emotionale Erschöpfung, den Bedeutungsverlust des Studiums sowie das reduzierte Wirksamkeitserleben (Schaufeli et al. 2002).

Zur Ergänzung der Studienergebnisse um weitere Dimensionen psychischer Belastungen wird beispielsweise das (German) Test Anxiety Inventory (TAI- bzw. TAI-G-Kurzskala) zur Erfassung von Prüfungsängstlichkeit genutzt (Koinzer et al. 2021).

Für die Untersuchung der psychischen Gesundheit von Studierenden gibt es demnach eine Vielzahl von Erhebungsinstrumenten. Diese beziehen mögliche dahinterliegende Ursachen allerdings nicht mit ein. Die Erhebung von Studien- und organisationalen Bedingungen als mögliche Einflussfaktoren stehen bei Befragungen bis dato weniger im Fokus. Somit besteht Bedarf an der Entwicklung verhältnisorientierter Verfahren, wie z. B. dem Bielefelder Fragebogen zu Studienbedingungen und Gesundheit.

8.2 Entwicklung des Bielefelder Fragebogens zu Studienbedingungen und Gesundheit

8.2.1 Hintergrund

Der Bielefelder Fragebogen zu Studienbedingungen und Gesundheit wurde entwickelt, um auch verhältnisorientierte Aspekte bei Studierenden an Hochschulen erheben zu können. Ziel ist es, die (psychische) Gesundheit Studierender, die Studienbedingungen und weitere organisationale Bedingungen an Hochschulen in den Blick zu nehmen, die potenziell belastenden oder förderlichen Einfluss haben, um so eine Gefährdungsbeurteilung psychischer Belastungen vornehmen und strukturelle Maßnahmen ableiten zu können.

Ausgangspunkt für die Entwicklung dieses Fragebogens stellt der, auf der Theorie des Sozialkapitalansatzes (Badura 2017) sowie dem Produktivität und Sozialkapital im Betrieb(ProSoB-) Fragebogen basierende, Bielefelder Fragebogen zu Arbeitsbedingungen und Gesundheit[1] dar. Dieser wurde in einem von der Unfallkasse NRW 2013–2016 geförderten Projekt entwickelt, bundesweit erprobt (DGUV-Förderung von 2016–2019) und validiert (Burian et al. 2019). Anschließend wurde er für die Studierenden als größte Hochschulstatusgruppe adaptiert und unter Einbezug vielfältiger Expertise aus Wissenschaft und Praxis sowie in Rückkopplung mit dem Hochschulnetzwerk (Netzwerk zum kollegialen Erfahrungsaustausch interessierter und befragender Hochschulen) und einem Forschungsbegleitkreis weiterentwickelt. Der (Weiter-)Entwicklungsprozess umfasste überdies Pre-Testungen und (quantitative und qualitative) Rückmeldungen, u. a. zur Verständlichkeit der Items oder zu gängigen Qualitätskriterien von Befragungsinstrumenten.

Der Fragebogen zu Studienbedingungen und Gesundheit ist bewusst weitgehend äquivalent zum Fragebogen zu Arbeitsbedingungen aufgebaut und berücksichtigt die Merkmalsbereiche und Inhalte der Gefährdungsbeurteilung psychischer Belastungen nach Leitlinie der Gemeinsamen Deutschen Arbeitsschutzstrategie (Bundesanstalt für Arbeitsschutz und Arbeitsmedizin 2018). Aktuell wird dieser weiterentwickelt und deutschlandweit an Hochschulen eingesetzt.

8.2.2 Aufbau und Inhalte

Projekt Bielefelder Fragebogen zu Studienbedingungen und Gesundheit auf einen Blick

Das Projekt wird durch die Forschungsförderung der DGUV drittmittelgefördert und durch das Gesundheitsmanagement der Universität Bielefeld in Kooperation mit der Charité – Universitätsmedizin Berlin durchgeführt (Laufzeit: 03/21-08/23).

Kern des Projekts sind bundesweite Befragungen von Studierenden zu ihren Studienbedingungen und ihrer (psychischen) Gesundheit. Teilnehmende Hochschulen werden dabei unterstützt, ihre Studienbedingungen in den Blick zu nehmen und datengestützte Maßnahmen zur (gesundheits-)förderlicheren Gestaltung dieser abzuleiten sowie gegebenenfalls die Gefährdungsbeurteilung psychischer Belastungen für Studienplätze umzusetzen.

In den ersten drei Befragungssemestern dieses Projekts konnten mit diesem Verfahren bereits über 20.000 Studierende an 10 Hochschulen befragt werden (Stand: 09/2022).

Mehr Informationen: http://www.uni-bielefeld.de/bielefelder-fragebogen-studierende

[1] Der Bielefelder Fragebogen zu Arbeitsbedingungen und Gesundheit ist ein an den Hochschulkontext angepasster Fragebogen zur Erhebung psychosozialer Belastungen und Ressourcen am Arbeitsplatz Hochschule (Burian et al. 2019).

Der Bielefelder Fragebogen zu Studienbedingungen und Gesundheit gliedert sich entsprechend der theoretischen Grundlage des Sozialkapitalansatzes in zwei übergeordnete Teile: Teil 1 des Fragebogens erfasst die Studienbedingungen („Treiber") und Teil 2 die Wirkungen bzw. das „Outcome" (Abb. 8.1).

Diese gliedern sich in Themenblöcke (Abb. 8.1) mit 1–14 Items. Der Fragebogen ist auf die Studierenden und die für sie jeweils relevanten Themenbereiche zugeschnitten. Die Fragen sind meist auf einer fünfstufigen Likert-Skala zu beantworten, die im Rahmen der Auswertung mithilfe eines farblichen Ampelrasters dargestellt wird (Abb. 8.2). Hierbei gilt infolge einer entsprechenden Umkodierung, dass eine Aussage stets desto positiver ist, je höher der Wert ist. So lassen sich Ressourcen und Belastungen auf einen Blick ablesen.

Nach jedem inhaltlichen Fragenblock wird überdies die Einschätzung eingeholt, wie dringlich ein Thema – unabhängig von dessen Bewertung – von der Hochschule angegangen werden sollte. Diese Handlungsbedarfe sind in der Regel richtungsweisend bei der Themenpriorisierung sowie Ableitung entsprechender Maßnahmen (Burian et al. 2019). Sobald Informationen mehrerer Hochschulen verfügbar sind, kann ein externes Benchmarking durchgeführt werden, d. h. zur Einordnung der eigenen Ergebnisse können die Durchschnittswerte weiterer Hochschulen herangezogen werden.

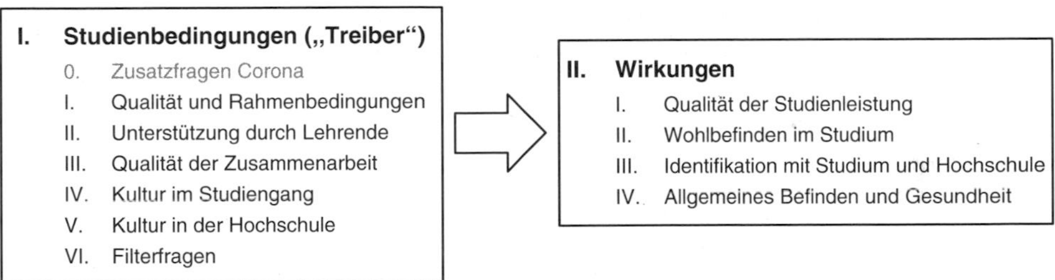

Abb. 8.1 Zweiteiliger Aufbau des Befragungsinstruments, eigene Darstellung in Anlehnung an Badura, 2017

Antwort-optionen:
▪ trifft sehr zu
▪ trifft eher zu
▪ teils / teils
▪ trifft eher nicht zu
▪ trifft gar nicht zu
Positive Werte (Ressourcen): Einzelitems oder Skalen, die einen „grünen" Mittelwert aufweise.
Mittlere Werte (Entwicklungspotential): Einzelitems oder Skalen mit „gelbem" Mittelwert
Kritische Werte (Belastungen): Einzelitems oder Skalen, die einen „roten" Mittelwert aufweisen.

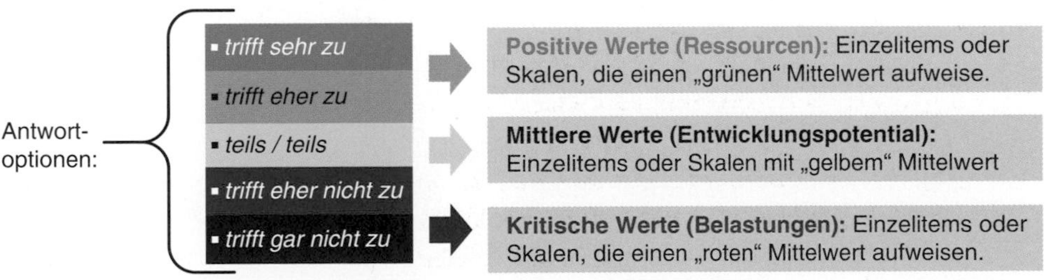

Abb. 8.2 Hinterlegung der Antwortskala mit einem Ampelraster

Beim Bielefelder Fragebogen zu Studienbedingungen und Gesundheit handelt es sich um ein „lernendes Instrument", welches unter Einbezug von Praxiserfahrungen sowie relevanten (beispielsweise hochschulpolitischen) Entwicklungen fortlaufend angepasst wird. So wurden Fragen zu Studienbedingungen während der COVID-19-Pandemie ergänzt. Auch wird das Instrument im Vorfeld einer Befragung auf die individuellen Gegebenheiten an der Hochschule (beispielsweise etablierte Begrifflichkeiten, Serviceangebote oder aktuelle Entwicklungen/ Projekte) angepasst. Die Flexibilität der Ausgestaltung ermöglicht eine maximale Anwendungsorientierung im Sinne der Ableitbarkeit von konkreten Maßnahmen.

Eine englische Übersetzung[2] steht zur Verfügung, sodass z. B. internationale Studierende ebenfalls teilnehmen können. Außerdem wurde auf Wunsch der beteiligten Hochschulen ein optionaler ergänzender Kurzfragebogen mit verhaltensorientierten Fragen zum Lebensstil (z. B. Bewegung, Ernährung, Substanzkonsum) und zur Verhältnisprävention von Risikoverhaltensweisen an der Hochschule zur Ableitung struktureller Maßnahmen (z. B. zur Suchtprävention, Förderung gesunder Ernährung und Bewegung) erstellt, der im Wesentlichen auf erprobten Instrumenten (El Ansari et al. 2011; Stock et al. 2001) beruht.

8.2.3 Anwendungsbereiche

Das Instrument kann an der gesamten Hochschule oder für einzelne Studiengänge bzw. Fakultäten oder Studierendengruppen eingesetzt werden. Durch die Verhältnisorientierung eignet es sich insbesondere für die Umsetzung der Gefährdungsbeurteilung psychischer Belastungen gemäß Unfallverhütungsvorschrift im Rahmen der Grundsätze der Prävention der Deutschen Gesetzlichen Unfallversicherung. Überdies ist es als Basis für die strategische (Weiter-)Entwicklung eines Studentischen Gesundheitsmanagements (SGM) nutzbar. In Kombination mit anderen Datenquellen (bei studiengangspezifischer Auswertung) ist auch eine Nutzung der Befragungsergebnisse für das Qualitätsmanagement von Studium und Lehre sowie für weitere Schnittstellen denkbar.

[2] Die englische Übersetzung entstand mit freundlicher Unterstützung durch die Alice Salomon Hochschule Berlin.

8.2.4 Aktuelle Anwendung und Begleitung von Prozessen an Hochschulen

Bielefelder Fragebogen zu Studienbedingungen und Gesundheit
Der Bielefelder Fragebogen zu Studienbedingungen und Gesundheit

- ist *theoretisch fundiert* und wurde unter Einbezug vielfältiger praktischer sowie wissenschaftlicher Expertise entwickelt und im Praxiseinsatz erprobt,
- ist *anwendungsorientiert*, d. h. zur Ableitung konkreter Maßnahmen geeignet – u. a. durch die Abfrage von Handlungsbedarfen,
- ist *verhältnisorientiert,* d. h. er fokussiert die von der Hochschule zu beeinflussenden Studienbedingungen,
- ist für *onlinebasierte Befragungen* optimiert und mit Filterbedingungen spezifisch auf die jeweiligen Befragungsteilnehmer*innen zugeschnitten,
- ist *modular einsetzbar* und kann bei Bedarf mit anderen (z. B. verhaltensorientierten) Instrumenten kombiniert werden.
- erlaubt ein *externes Benchmarking*, d. h. befragende Hochschulen können zur Einordnung der eigenen Ergebnisse die Durchschnittswerte weiterer Hochschulen erhalten.

Befragungen mit dem Bielefelder Fragebogen zu Studienbedingungen und Gesundheit finden derzeit im Rahmen eines durch die DGUV geförderten Projekts des Gesundheitsmanagements der Universität Bielefeld in Kooperation mit der Charité – Universitätsmedizin Berlin statt. Den teilnehmenden Hochschulen werden ihre hochschulspezifischen Befragungsergebnisse unter Berücksichtigung datenschutzrechtlicher Vorgaben in zusammengefasster Form rückgemeldet.

Teilnehmende Hochschulen werden individuell beraten und miteinander vernetzt. Hierfür werden regelmäßige Treffen des Hochschulnetzwerks zum Erfahrungsaustausch und gemeinsamen sog. Lessons Learned abgehalten. Dieses Hochschulnetzwerk ist bereits Teil einer in Entwicklung befindlichen Nachhaltigkeitsstrategie, die künftige Befragungen wie auch Datenauswertungen über den Projektzeitraum hinaus ermöglichen soll.

Die generierten Daten werden außerdem für den Aufbau einer hochschulübergreifenden Datenbank zu Studienbedingungen und Gesundheit genutzt, mithilfe derer Vergleichswerte im Sinne eines Benchmarks für teilnehmende Hochschulen verfügbar gemacht werden. Diese können den Hochschulen zur Einordnung der eigenen Ergebnisse dienen und zudem die Ableitung erster hochschulübergreifender Trends und Präventionsansätze ermöglichen.

8.3 Fazit und Ausblick

8.3.1 Einsatzmöglichkeiten und Nutzen für ein SGM

Der Bielefelder Fragebogen zu Studienbedingungen Stimmen zum Studentischen Gesundheitsmanagement an Hochschulen" und Gesundheit ermöglicht die gleichzeitige Erhebung von organisationalen Ressourcen und Belastungen sowie der psychischen Gesundheit von Studierenden und damit die gesetzlich verankerte Gefährdungsbeurteilung psychischer Belastungen an Studienplätzen (Hinweis auf DGUV Artikel im selben Buch). Eine Abfrage von Handlungsbedarfen erlaubt den Hochschulen die Ableitung von zugeschnittenen Maßnahmen und die Entwicklung eines zielführenden SGMs, was sich auch auf die Zufriedenheit an Hochschulen auswirken kann. Das Instrument kann zur Vernetzung mit anderen relevanten Akteur*innen und zur Synchronisation mit vorhandenen Prozessen an der jeweiligen Hochschule sowie zur Kommunikation mit der Zielgruppe verwendet werden. Die Begleitung durch ein Hochschulnetzwerk gewährleistet ferner einen Austausch zwischen beteiligten Hochschulen, um Synergien zu sichern und förderliche Erfahrungen als auch Herausforderungen an Hochschulen als praxisnahe Lessons Learned für alle anderen zugänglich zu machen.

Aufgrund der Eigenschaften des Instruments ist das Verfahren jedoch nicht nur im Kontext von SGM, sondern auch für viele weitere Querschnittsthemen an Hochschulen (Familienfreundlichkeit, Diversität, Nachhaltigkeit) praxisrelevant. Zudem sind die Ergebnisse je nach Auswertungseinheit auch für das Qualitätsmanagement von Studium und Lehre bzw. (System-)Akkreditierungsprozesse als Datenquelle nutzbar.

8.3.2 Erfolgskritische Faktoren für Befragungsprozesse an Hochschulen

In der bisherigen Durchführung der Befragungen an Hochschulen lassen sich bereits erfolgskritische Faktoren identifizieren, die auch für weitere Befragungen und Implementierungsprozesse relevant sein können. So zeigt sich, dass interne Abstimmungsprozesse an Hochschulen mit relevanten Akteur*innen maßgeblich zur sinnvollen Verankerung des Projekts beitragen. So lassen sich parallele Prozesse vermeiden, die gegebenenfalls zur Abwertung von Befragungen oder eingesetzten Maßnahmen führen könnten.

Studierende sind vergleichsweise häufig die Adressat*innengruppe von Befragungen. Daher ist eine passende Kommunikationsstrategie wichtig, um die Bedeutung der Befragung für Hochschule und Studierende herauszustellen und möglichst viele Studierende zu erreichen. Für eine zugeschnittene und erfolgreiche Kommunikation empfiehlt sich, die Studierenden früh in die Planung und Ausgestaltung einzubeziehen.

Zudem sollte die Ergebniskommunikation schon im Rahmen der Strategie mitgedacht werden. Eine zeitnahe Rückmeldung an relevante Interessent*innengruppen, die bereits Prioritäten und Schwerpunkte ausweist und die auch die Studierenden miteinbezieht, ist u. a. wichtig, um Prozesse an Hochschulen anzustoßen.

8.3.3 Ausblick

Das Gesundheitsmanagement in Hochschulen ist bisher weitgehend auf die Gesundheit der Beschäftigten fokussiert (Michel et al. 2018; Tschupke et al. 2018). Die Etablierung eines datengestützten SGMs kann sich nicht nur gesundheitsförderlich auf die Studierenden auswirken, sondern hat auch Einfluss auf den Erfolg der Hochschule (Gusy et al. 2015).

Der Bielefelder Fragebogen zu Studienbedingungen und Gesundheit hat zum Ziel, umsetzbare Befragungsprozesse an Hochschulen zu etablieren, aus denen möglichst praxisnahe Ableitungen vorgenommen werden, um auf die Hochschule und Studierende zugeschnittene Prozesse und Maßnahmen umzusetzen. Um Maßnahmen an Studienbedingungen, an Studierende wie auch an die aktuelle Lage anzupassen, sollten Hochschulen regelmäßig gemäß den Vorgaben der psychischen Gefährdungsbeurteilung an Arbeitsplätzen Daten erheben. Eine Erarbeitung erfolgskritischer Faktoren für die Durchführung bietet sich aus den Projekterfahrungen an.

Befragungen mit dem Bielefelder Fragebogen zu Studienbedingungen und Gesundheit können mit Befragungen weiterer Statusgruppen an Hochschulen (z. B. Beschäftigte) kombiniert werden, um Synergieeffekte zu nutzen. Weiterhin können die Ergebnisse der quantitativen Erhebung mit qualitativen Verfahren im Sinne eines Mixed-Methods-Ansatzes verknüpft werden, um Bedingungsfaktoren im Hochschulkontext auch tiefer gehend und aus dem subjektiven Erleben der Studierenden heraus zu erforschen. Dies bietet sich besonders an, wenn aus den quantitativen Befragungen Faktoren identifiziert werden, die bei bestimmten Gruppen von Studierenden mit einem eingeschränkten Wohlbefinden oder Beeinträchtigungen der psychischen Gesundheit verbunden sind. Hier können qualitative Verfahren dazu beitragen die Lebenssituation solcher vulnerablen Gruppen (z. B. Studierender mit Kindern oder Studierender mit chronischer Krankheit) genauer zu erforschen und gezielt Maßnahmen der Gesundheitsförderung abzuleiten. Außerdem kann ein Gesundheitszirkel für Studierende eine sinnvolle Ergänzung sein, um die Partizipation von Studierendengruppen zu erhöhen (Meier et al. 2006).

Mit wachsender Datenbasis an deutschen Hochschulen können zudem hochschulübergreifende Aussagen zu Zusammenhängen zwischen der Studierendengesundheit und organisationalen Ressourcen und Belastungen erforscht werden. Daraus können Empfehlungen für gesundheitsförderliche Hochschulen generiert werden.

Literatur

Arbeitskreis Gesundheitsfördernde Hochschulen (2020) Zehn Gütekriterien für eine gesundheitsfördernde Hochschule, verfügbar unter: http://www.gesundheitsfoerdernde-hochschulen.de/Inhalte/O1_Startseite/AGH-10-Guetekriterien.pdf. Zugegriffen am 02.09.2021

Badura B (2017) Sozialkapital und Gesundheit. In: Badura B (Hrsg) Arbeit und Gesundheit im 21. Jahrhundert: Mitarbeiterbindung durch Kulturentwicklung. Springer, Berlin/Heidelberg, S 37–70. https://doi.org/10.1007/978-3-662-53200-3_1

Bundesanstalt für Arbeitsschutz und Arbeitsmedizin (2018) Leitlinie Beratung und Überwachung bei psychischer Belastung am Arbeitsplatz

Burian J, Gieselmann JM, Neldner S (2019) Der Bielefelder Fragebogen zu Arbeitsbedingungen und Gesundheit an Hochschulen – Entwicklung und Erprobung eines hochschulspezifischen Befragungsinstruments. Personal- und Organisationsforschung in Einrichtungen der Lehre und Forschung 1:16–24

Derogatis, L. R. (2000). The brief symptom inventory-18 (BSI-18): Administration. Scoring, and Procedures Manual (3rd ed.). National Computer Systems, Minneapolis

Deutsche Gesetzliche Unfallversicherung e.V. (DGUV) (2013) Unfallverhütungsvorschrift. Grundsätze der Prävention. Berlin

Eissler C, Sailer M, Walter S, Jerg-Bretzke L (2020) Psychische Gesundheit und Belastung bei Studierenden. Prävention Gesundheitsförderung 15(3):242–249. https://doi.org/10.1007/s11553-019-00746-z

El Ansari W, Stock C, John J, Deeny P, Phillips C, Snelgrove S, Adetunji H, Hu X, Parke S, Stoate M, Mabhala A (2011) Health promoting behaviours and lifestyle characteristics of students at seven universities in the UK. Cent Eur J Public Health 19(4):197–204. https://doi.org/10.21101/cejph.a3684

Franke G, Derogatis L (2000) BSI: brief sympton inventory von LR Derogatis; Kurzform der SCL-90-R); deutsche Version. Beltz Test, Göttingen

Grützmacher J, Gusy B, Lesener T, Sudheimer S, Willige J (2018) Gesundheit Studierender in Deutschland 2017 (Ein Kooperationsprojekt zwischen dem Deutschen Zentrum für Hochschul- und Wissenschaftsforschung, der Freien Universität Berlin und der Techniker Krankenkasse

Gusy B, Lohmann K, Drewes J (2010) Burnout bei Studierenden, die einen Bachelor-Abschluss anstreben. Prävention Gesundheitsförderung 5(3):271–275. https://doi.org/10.1007/s11553-010-0251-4

Gusy B, Lohmann K, Wörfel F (2015) Gesundheitsmanagement für Studierende – eine Herausforderung für Hochschulen. In: Badura B, Ducki A, Schröder H, Klose J, Meyer M (Hrsg) Fehlzeiten-Report 2015 – Neue Wege für mehr Gesundheit – Qualitätsstandards für ein zielgruppenspezifisches Gesundheitsmanagement. Springer, Berlin. https://doi.org/10.1007/978-3-662-47264-4

Hartmann T (2021) Prävention und Gesundheitsförderung in Hochschulen. In: Tiemann M, Mohokum M (Hrsg) Prävention und Gesundheitsförderung. Springer, Berlin, S 635–651

Hennig L, Strack M, Boos M, Reich G (2017) Soziale Unterstützung und psychisches Befinden von Studierenden. Psychotherapeut 62(5):431–435. https://doi.org/10.1007/s00278-017-0232-6

Koinzer C, Hirsch K, Richter EP, Berth H (2021) Psychische Gesundheit von Studierenden. Prävention und Gesundheitsförderung. https://doi.org/10.1007/s11553-021-00846-9

Kroenke K, Spitzer RL, Williams JB, Löwe B (2009) An ultra-brief screening scale for anxiety and depression: the PHQ–4. Psychosomatics 50(6):613–621

Leuschner F, Eiling A, Jonas B, Einsporn J, Jandziol C, Krümmer M, Tossmann P (2021) Gesundheitsverhalten und psychische Belastung Studierender. Prävention Gesundheitsförderung. https://doi.org/10.1007/s11553-020-00825-6

Li J, Shang L, Wang T, Siegrist J (2010) Measuring effort–reward imbalance in school settings: a novel approach and its association with self-rated health. J Epidemiol 20(2):111–118

Lutz-Kopp C, Meinhardt-Injac B, Luka-Krausgrill U (2019) Psychische Belastung Studierender. Prävention Gesundheitsförderung 14(3):256–263

Meier S, Stock C, Krämer A (2006) The contribution of health discussion groups with students to campus health promotion. Health Promot Int 22(1):28–36. https://doi.org/10.1093/heapro/dal041

Michel S, Sonntag U, Hungerland E, Nasched M, Schluck S, Sado F, Bergmüller A (2018) Gesundheitsförderung an deutschen Hochschulen. Verlag für Gesundheits-förderung

Middendorff E (2019) Die Sozialerhebungen des Deutschen Studentenwerks 1951–2016. In: Ein historischer Überblick über Akteure, Methoden, Themen und projektbezogene Publikationen der Untersuchungsreihe. Deutsches Zentrum für Hochschul- und Wissenschaftsforschung GmbH, Hannover

Multrus F, Majer S, Bargel T, Schmidt M (2017) Studiensituation und studentische Orientierungen. 13. Studierendensurvey an Universitäten und Fachhochschulen. Bundesministerium für Bildung und Forschung

Rönnau-Böse M (2021) Resilienzförderung von Studierenden. In: Fröhlich-Gildhoff K, Rönnau-Böse M (Hrsg) Menschen stärken – Resilienzforschung in verschiedenen Lebensbereichen. Springer, Berlin, S 185–200. https://doi.org/10.1007/978-3-658-32259-5

Schaufeli WB, Martinez IM, Pinto AM, Salanova M, Bakker AB (2002) Burnout and engagement in university students: a cross-national study. J Cross Cult Psychol 33(5):464–481

Siegrist J (2002) Effort-reward imbalance at work and health. In: Historical and current perspectives on stress and health. Emerald Group Publishing Limited

Stock C, Wille L, Krämer A (2001) Gender-specific health behaviors of German university students predict the interest in campus health promotion. Health Promot Int 16(2):145–154. https://doi.org/10.1093/heapro/16.2.145

Tschupke S, Hadler C, Hasseler M (2018) Initiierung und Etablierung eines Studentischen Gesundheitsmanagements im Kontext der „Gesunden Hochschule" – eine Konzeptidee. In: Pfannstiel MA, Mehlich H (Hrsg) BGM – Ein Erfolgsfaktor für Unternehmen. Springer Gabler, Wiesbaden, S 353–366

Teil IV

Gesundheitsfördernde Strukturen und Prozesse in der Hochschule

Entwicklungspotenziale und Möglichkeiten eines Hochschulischen Gesundheitsmanagements

9

Manuela Preuß, Max Sprenger, Julia Müller und Peter Preuß

9.1 Einführung, Herleitung und Definition von Hochschulischem Gesundheitsmanagement

Der Semantik folgend wird in Deutschland unter Hochschule der Überbegriff aller tertiären Bildungseinrichtungen verstanden. Die Universität stellt als wissenschaftliche Hochschule mit Habilitations- und Promotionsrecht somit eine spezifische Art der Hochschule dar. Daher muss im Rahmen einer Begriffsfindung des Gesundheitsmanagements an Hochschulen die korrekte Bezeichnung Hochschulisches Gesundheitsmanagement – kurz HGM – genutzt werden. Würde man dieser Logik nicht folgen wäre die Konsequenz, dass zahlreiche Subbegriffe entstehen würden, wie U(niversitäres)GM, T(echnisch)UGM, K(unst)HGM, M(edizinisch bzw. Musik)HGM, P(ädagogisches)HGM u.v.a.m., was für Außenstehende zu einiger Verwirrung führen dürfte.

M. Preuß (✉)
Healthy Campus Bonn, Rheinische Friedrich-Wilhelms-Universität Bonn, Bonn, Deutschland
e-mail: mpreuss@uni-bonn.de

M. Sprenger · J. Müller
Zentrum für Sport, Gesundheit und Wohlbefinden, Rheinland-Pfälzische Technische Universität Kaiserslautern-Landau, Kaiserslautern, Deutschland
e-mail: max.sprenger@rptu.de; julia.mueller@rptu.de

P. Preuß
Allgemeiner Hochschulsport, Rheinische Friedrich-Wilhelms-Universität Bonn, Bonn, Deutschland
e-mail: ppreuss@uni-bonn.de

M. Timmann et al. (Hrsg.), *Handbuch Studentisches Gesundheitsmanagement - Perspektiven, Impulse und Praxiseinblicke*,
https://doi.org/10.1007/978-3-662-65344-9_9

Daher kann aus Sicht der Autor*innen, HGM wie folgt definiert werden:

Unter Hochschulischem Gesundheitsmanagement (HGM) wird ein planmäßiges und systematisches, beispielsweise dem Public Health Action Cycle (PHAC) folgendes, strukturell verankertes Gesundheitsmanagement verstanden. Ein HGM verpflichtet sich der Gesundheitsförderung und Gesunderhaltung aller Mitglieder der Organisation Hochschule. Es wird beiden Statusgruppen a) Beschäftigen und b) Studierenden gerecht und verzahnt die Schnittstellen sowie Wirkbeziehungen der Zielgruppen miteinander. Darüber hinaus obliegt einem Hochschulischen Gesundheitsmanagement der Aufbau und die stetige Weiterentwicklung gesundheitsorientierter Rahmenbedingungen und Strukturen für ein gesundes Studien- und Arbeitsumfeld in der gesamten Organisation Hochschule.

9.2 Wie kann ein HGM gelingen und wo liegen Entwicklungspotenziale – warum eigentlich HGM?

Der Ansatz zur Entwicklung eines HGM findet sich seit 2020 auch in der Novellierung der zehn Gütekriterien des Arbeitskreises Gesundheitsfördernde Hochschulen (AGH 2020) wieder, indem die Begrifflichkeiten „hochschulisches bzw. universitäres Gesundheitsmanagement oder eine sich weiter ausdifferenzierende Einbeziehung aller Statusgruppen“ in den Erläuterungen der Gütekriterien als Neuerungen aufgenommen wurden.

Das Gesundheitsmanagement im hochschulischen Kontext gestaltet die gesundheitsorientierten Rahmenbedingungen von Arbeit, Studium, Lehre und Forschung sowie die Förderung von gesundheitsfördernden Verhaltensweisen aller hochschulischen Statusgruppen. In einem HGM können die verhältnis- als auch verhaltensbezogenen Maßnahmen zur gesundheitsgerechten Arbeits- und Studiengestaltung auch als organisatorische Gesundheitskompetenz verstanden werden. Die individuelle Gesundheitskompetenz, also das erlernte und erlebte gesundheitsbezogene Verhalten und Wissen, kann in weitere Lebensbereiche wie den späteren Beruf, Freundeskreis und Familie, übertragen werden.

Für die Gestaltung von Rahmenbedingungen sowie zur Unterstützung der individuellen Verhaltensprävention und zur Stärkung der individuellen Gesundheitskompetenz müssen alle hochschulischen Zielgruppen einbezogen werden. Grundsätzlich werden mit einer festen strukturellen Einbettung die Zusammenführung und die Weiterentwicklung der Präventionsansätze und gesundheitsförderlichen Maßnahmen für alle hochschulischen Zielgruppen verfolgt. Darüber hinaus führt nur ein kontinuierlicher, langfristiger Prozess mit einer strategischen Ausrichtung, die auf struktureller Ebene das Umfeld und die Rahmenbedingungen mit einbeziehen, auf der Verhältnisebene zu nachhaltigen Erfolgen für ein gesundes Studien- und Arbeitsumfeld.

Das Rahmenmodell zum HGM nach Hartmann et al. (2017) zeigt einen solchen ganzheitlich verzahnten Ansatz auf (Abb. 9.1).

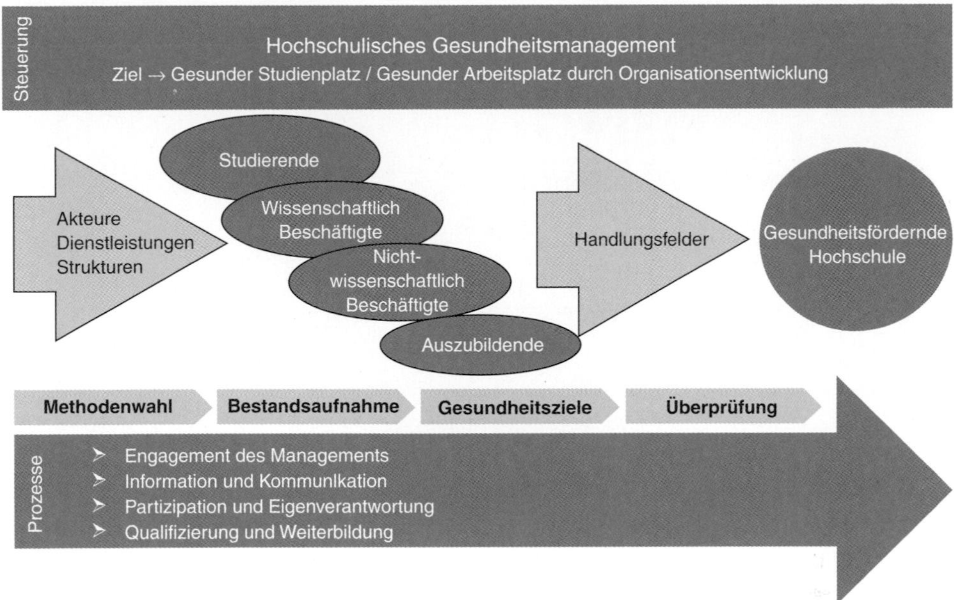

Abb. 9.1 Rahmenmodell zum Hochschulischen Gesundheitsmanagement nach Hartmann et al. (2017, S. 123)

9.3 Struktur und Schnittstellenanalyse

Die zunächst entstandene Statusgruppendifferenzierung führte dazu, dass sich innerhalb der Hochschulen teilweise zwei GM-Bereiche etabliert haben. Zum einen ist dies die personenbezogen größere Gruppe der Studierenden im Rahmen eines Studentischen GM (SGM). Zum anderen das tradierte System des Betrieblichen GM (BGM), welches alle Beschäftigten fokussiert und damit auch gesetzliche Aufgaben übernimmt.

Bevor damit begonnen wird, eine Analyse der Schnittstellen zu erstellen, müssen zunächst die an einer Hochschule existierenden Personenkollektive identifiziert werden (vgl. Abb. 9.2). Aus Sicht der Autor*innen macht es Sinn, innerhalb des Bereichs der Beschäftigten die Gruppe der wissenschaftlichen Mitarbeiter*innen und der Mitarbeiter*innen aus Technik und Verwaltung zu differenzieren. Häufig stehen die wissenschaftlich Beschäftigten im Rahmen der Lehre in direkter Interdependenz mit Studierenden. Zum anderen gibt es ein hybrides Personenkollektiv, welches sowohl einen Studierenden-, als auch einen Beschäftigtenstatus hat. Dies ist beispielsweise bei hilfswissenschaftlichen Mitarbeitenden sowie Promotionsstudierenden der Fall.

Im Folgenden kann nun auf Basis der Personenkollektivanalyse eine spezifische Betrachtung der potenziellen Schnittmengen von BGM und SGM, die zu unterschiedlichen

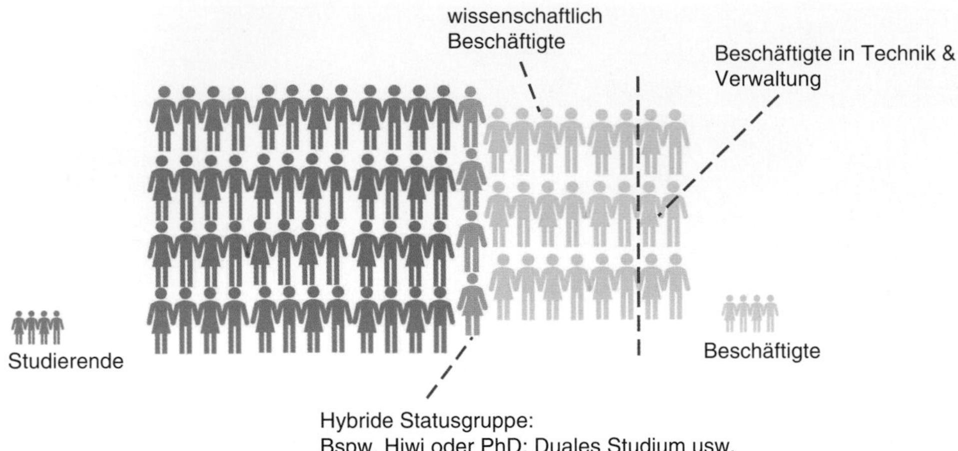

Abb. 9.2 Personenkollektive innerhalb der Universität

Zeiten entstanden und historisch unterschiedlich schnell und stark gewachsen sind, erfolgen. Aktuell existieren vier Umsetzungsvarianten/ -status des GM an Hochschulen:

1. Hochschulen, die ausschließlich ein SGM etabliert haben,
2. Hochschulen, die ausschließlich ein BGM etabliert haben,
3. BGM und SGM parallel (gegebenenfalls auch als Schnittmenge), aber nicht inhaltlich und strukturell systematisch miteinander verzahnt.

Daraus ergibt sich die Situation eines parallel existierenden BGM und SGM (Abb. 9.3), welche isoliert agieren (so auch auf der Landkarte des Kompetenzzentrums Gesundheitsfördernde Hochschulen dargestellt, vgl. Abb. 9.5), was in der Praxis mehr oder minder als Zufallsprodukt eine Schnittmenge erzeugen müsste und damit nicht ganz isoliert zu sehen ist.

Zu guter Letzt müsste es einen Umsetzungsgrad in den Bereichen BGM und SGM geben, in dem beide Bereiche dem PHAC folgen und zusätzlich inhaltlich und strukturell aufeinander abgestimmt sind:

4. BGM und SGM, beide dem PHAC folgend und inhaltlich sowie strukturell aufeinander abgestimmt, münden als Vereinigung in einem gemeinsam wirkenden HGM als ganzheitliches Querschnittsthema mit übergreifender struktureller Verankerung aus einem Guss. Ein Beispiel ist in Abb. 9.4 konstruiert.

In welchem Umsetzungsstatus sich die jeweilige Hochschule befindet, lässt sich beispielsweise mit dem Reflexions- und Entwicklungsinstrument (Techniker Krankenkasse & HIS-Institut für Hochschulentwicklung e.V. 2017), welches vom Benchmark Club des AGH erstellt und aktuell durch die HIS weiterentwickelt wird, oder anderen Instrumenten, wie einer externen Auditierung, einschätzen.

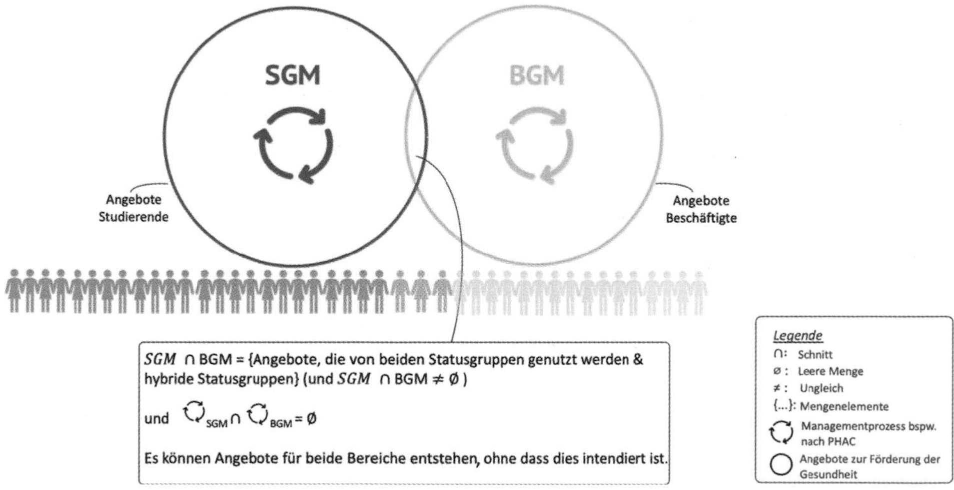

Abb. 9.3 SGM und BGM, die parallel existieren

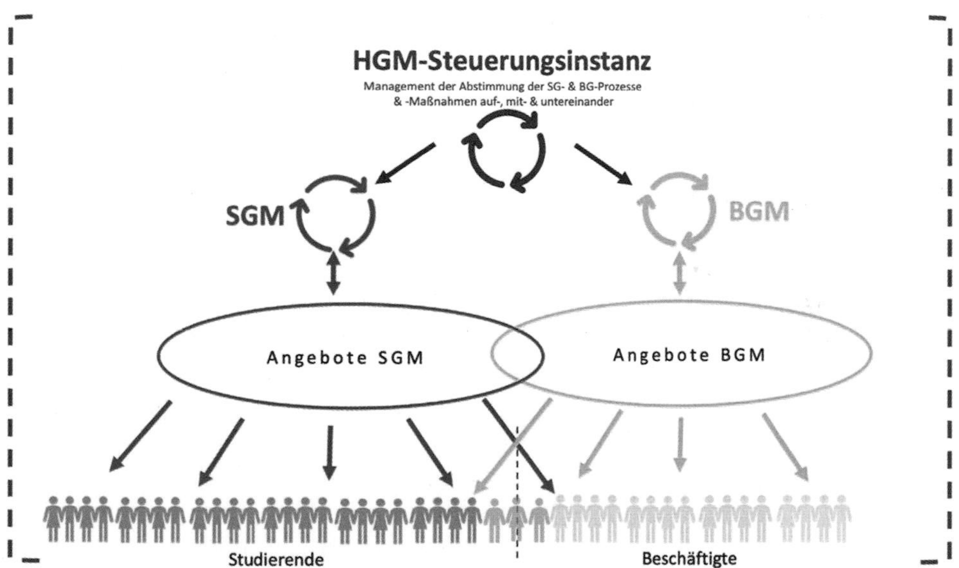

Abb. 9.4 Hochschulisches Gesundheitsmanagement

Durch die Entwicklung zum HGM entstehen für das BGM und SGM neue Potenziale: Beispielsweise wirkt eine Fokussierung auf die Fakultäten und deren wissenschaftlich Beschäftigte in zweierlei Sinne. Zum einen für die Etablierung des SGM an sich und gleichzeitig zum anderen für das Erreichen der Zielgruppe der wissenschaftlich Beschäftigten im BGM. Dies stellt einen enorm wichtigen Aspekt für die Weiterentwicklung im BGM dar. Bis dato konnten die wissenschaftlich Beschäftigten deutlich schwerer erreicht werden als die Beschäftigten in Technik und Verwaltung. Gründe für diese herausfordernde Erreichbarkeit könnten in den starken Abhängigkeitsverhältnissen des wissenschaftlichen Personals und den meist befristen Arbeitsverhältnissen liegen. Das Thema Gesundheit scheint weiterhin bei dieser Zielgruppe immer noch eine nachrangige Rolle zu spielen. Dies spiegelt sich beispielsweise auch in häufig berichteten, vergleichsweise geringeren Rückläufen bei Beschäftigtenbefragungen wider. In der gemeinschaftlichen Betrachtung beider Mitarbeiter*innen-Kollektive gemeinsam mit den Studierenden ergeben sich Win-win-Situationen für SGM und BGM.

Auch im Bereich der Hochschullehre ergeben sich, beispielsweise im Hochschulsport-Pausenexpress, weiterentwickelbare Schnittstellen von SGM und BGM: Lehrende profitieren individuell von der aktiven Pausengestaltung, sind selber von der Wichtigkeit überzeugt und vermitteln diese durch die Integration in die Lehre an die Studierenden, die somit für ein gesundheitsförderliches Pausenverhalten sensibilisiert werden (Preuß et al. 2021). Dieses Beispiel verdeutlicht, dass sowohl im SGM und BGM über die zielgruppenspezifische Fokussierung hinausgedacht werden muss. Lehrende haben als Beschäftigte einen individuellen Nutzen vom BGM, dessen Bedeutung sie in der Lehre aktiv an die Studierenden weitervermitteln. Eine Schulung der Lehrkräfte für eine Gesunde Lehre – also eine Curriculumentwicklung „Gesundheitskompetenz" für Lehrende – ist ein aktuelles und zukünftiges Handlungsfeld (vgl. Kapitel 12: Gesunde Hochschullehre als zentraler Bestandteil eines hochschulischen Gesundheitsmanagements Kapitel 12, Rupp et al. 2020). Der in Kapitel 12 aufgezeigte Ansatz der „Gesunden Hochschullehre" verdeutlicht eine zentrale Schnittstelle von SGM und BGM und sollte als integraler Bestandteil in einem HGM gesehen werden.

9.4 Strukturvarianten SGM und BGM und die Bedeutung für ein HGM

Der Umsetzungsstatus im Themenfeld Gesundheitsförderung und -prävention an deutschen Hochschulen ist heterogen. Eine der wenigen systematischen Darstellungen zu diesem Thema ist die Landkarte „Gesundheitsförderung an Hochschulen in Deutschland" des Kompetenzzentrums Gesundheitsfördernde Hochschulen (https://www.kompetenzzentrum-gesunde-hochschulen.de/landkarte) (Abb. 9.5).

Hier können sich Hochschulen im Rahmen einer Selbstauskunft aufnehmen lassen und ihren Umsetzungsgrad im BGM/SGM oder HGM darstellen. Selbstverständlich existieren weitere GM-Strukturen an Hochschulen, die diese Selbstauskunft bisher noch nicht ausgefüllt haben. Ersichtlich wird allerdings eindeutig, dass, resultierend durch den zeitlich gesehen noch recht jungen Bereich SGM, die Rangreihe der GM-Strukturen aus Perspektive der Umsetzungshäufigkeit an Hochschulen lautet: Auf dem ersten Platz befindet sich das BGM, welches seit mehreren Dekaden an Hochschulen aufgebaut, umgesetzt und optimiert wurde. Gefolgt wird dies vom SGM-Bereich, der innerhalb der letzten Jahre eine regelrechte Fokussierung für das GM an Hochschulen erfahren hat, nicht zuletzt durch die Novellierung des Sozialgesetzbuchs V (SGB V), welche die Einführung des Präventionsgesetzes im Juli 2015 gebracht hat. Insbesondere die Aufnahme

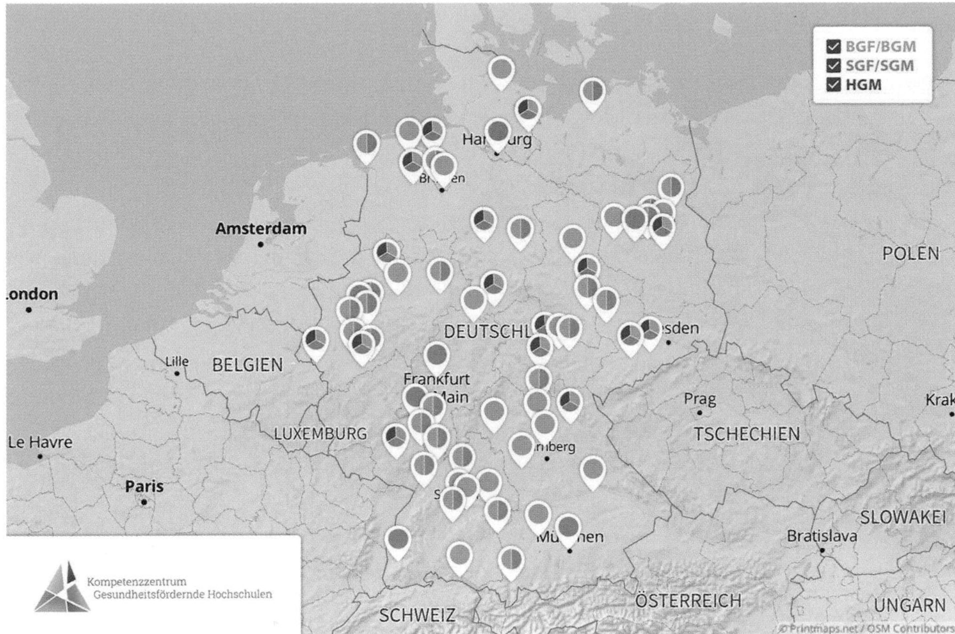

Abb. 9.5 Landkarte BGM, SGM und HGM Kompetenzzentrum Gesundheitsfördernde Hochschulen. Landkarte „Gesundheitsförderung an Hochschulen in Deutschland". https://www.kompetenzzentrum-gesunde-hochschulen.de/landkarte. Zugegriffen am 06.07.2022

der Lebenswelt Hochschule im Rahmen der mit Präventionsmaßnahmen zu fördernden Settings (§ 20a SGB V) eröffnete das große Potenzial für das SGM. So wird auf Basis dieser Gesetzesgrundlage das GM um das Themenfeld der Zielgruppe Studierende erweitert, mit dem Ziel, in der Lebenswelt Hochschule die gesundheitliche Situation der Studierenden zu verbessern, die individuelle Gesundheitskompetenz der Studierenden zu stärken sowie Strukturen für ein gesundes Studienumfeld und gesunde Studienbedingungen aufzubauen. Insbesondere die Techniker Krankenkasse und die LVG & AFS haben sich in den letzten Jahren hier besonders engagiert, was nicht zuletzt durch die Veröffentlichung der Handlungsempfehlung zur Theorie und Praxis des SGM verdeutlicht wird (Techniker Krankenkasse, Landesvereinigung für Gesundheit und Akademie für Sozialmedizin Niedersachsen e. V. & Kompetenzzentrum Gesundheitsfördernde Hochschulen 2019). Da die Studierenden die größte Statusgruppe an den Hochschulen ausmachen, sollte das SGM den Kernbereich der Gesundheitsförderung an Hochschulen darstellen (Dahlke und Steinke 2021).

Gewinnbringend ist auch die Betrachtungsweise, dass das GM für Studierende einen Wettbewerbsvorteil darstellen kann, durch den die Hochschulen mit einem exzellenten SGM um Studierende werben können. Im Bereich des BGM wird ein gutes Gesundheitsmanagement bereits seit Jahren als Mehrwert und Entscheidungsmerkmal bei Stellenausschreibungen der Hochschulen aufgeführt und aktiv beworben.

Mittlerweile gibt es einige Hochschulen, die sich bereits vor Jahren auf den Weg gemacht haben beide GM Bereiche aufzubauen und bereits ein vollständiges HGM etabliert haben. Es ist aus Sicht der Autor*innen zu erwarten, dass sich diese unterschiedlichen Ausprägungsgrade an den Hochschulen in den kommenden Jahren stark angleichen werden. Der Weg vom BGM und SGM hin zum HGM verdeutlicht, die dem Gesundheitsmanagement innewohnende Eigenschaft als ganzheitliches Querschnittsthema.

Aufgrund heterogener Ausrichtungen und Strukturen ergeben sich zwangsläufig/automatisch Unterschiede zwischen den Hochschulen. In den letzten Jahren haben sich zusammengefasst die folgenden inhaltlichen Zielsetzungen und Strukturvarianten im BGM und SGM etabliert. Überschneidungen und Unterschiede von SGM und BGM sind in Abb. 9.6 dargestellt.

In der Zusammenführung parallel bestehender BGM- und SGM-Systeme bzw. im gemeinsamen Aufbau hin zu einem HGM liegen für das Gesundheitsmanagement große und wichtige Entwicklungspotenziale. Hierbei gilt es, die Synergieeffekte bestehender BGM- und SGM-Systeme für die Etablierung eines HGM aufzunehmen und gemeinsam zu nutzen.

Inhalte/Struktur	SGM	Schnittmenge	BGM
Ziele	Verhaltens- und Verhältnisprävention Partizipation	Stärkung individueller Gesundheitskompetenz, Etablierung eines gesunden Studien- und Arbeitsumfeldes	Verhaltens- und Verhältnisprävention Partizipation
Zielgruppen	Studierende	Lehrende/Studiengangsmanager*innen, Serviceeinrichtungen für Studierende, Hilfskräfte/ Doktorand*innen etc.	Beschäftigte
Gremien/ Steuerungsgruppen	ja	zielgruppenübergreifende Akteur*innen	ja
Einbezug intere*r/externe*r Akteur*innen	ja	zielgruppenübergreifende Akteur*innen	ja
Verortung	oft noch unbestimmt, häufig Hochschulsport, Sportwissenschaft > selten gemeinsam mit BGM	insbesondere bei übergeordneter Verortung, z. B. Rektorat, zentrale Einrichtung etc.	häufig Verwaltung/ Personaldezernat, Personal-/Organisationsentwicklung > selten gemeinsam mit SGM

Abb. 9.6 SGM und BGM: Übersicht und Schnittstellen

Hier muss die Verortung bestehender BGM- und SGM-Systeme für die Etablierung diskutiert werden, um den Nutzen einer Zusammenzuführung und darüber hinaus gemeinsame, übergeordnete Strukturen zu erschließen. Auch eine zentrale Verortung könnte perspektivisch eine sinnvolle Lösung sein. Hier gibt es keinen Masterplan für alle. Wichtig ist, dass bereits etablierte BGM- und SGM-Ansätze in einem HGM übergeordnet und gewinnbringend zusammenarbeiten. Konkurrenzsituationen sind ineffizient und sollten vermieden werden. Dafür müssen die Akteur*innen beider Systeme offen sein und über die eigenen zielgruppenspezifischen Inhalte hinausdenken.

9.5 Gremien und Steuerungsstrukturen

Nachdem in den vorangegangen Kapiteln Strukturen, Schnittstellen und -mengen sowie die unterschiedlichen Umsetzungsgrade dargestellt wurden, muss nun weitergeführt werden, wie die Verzahnung innerhalb eines HGM zwischen den Bereichen erfolgen kann und wo diese effizient verortet werden können.

Neben der Weiterentwicklung der inhaltlichen und strategischen Ausrichtung ist ebenso eine intensive Arbeit an vielen hochschulischen Schnittstellen mit der Vernetzung und Koordination universitätsinterner Akteur*innen unerlässlich. Auf diese Weise werden frühzeitig alle maßgeblichen internen Akteur*innen in die Prozess- und Konzeptentwicklung eingebunden. Nur mit einer guten hochschulinternen Vernetzung können alle Belange, Bedarfe und Expertisen in das HGM einfließen, Doppelstrukturen vermieden und alle dem Gesundheitsthema zugehörigen Themen im HGM gebündelt werden.

Diese Verzahnung erfolgt in den meisten Hochschulen innerhalb sog. Steuer- und/oder Lenkungskreise innerhalb der Bereiche BGM und SGM. Aus Sicht der Autor*innen ist es wichtig, dass entsprechende Gremien, die möglichst alle für die Verhaltens- und Verhältnisprävention relevanten Stakeholder innerhalb des Systems Hochschule beinhalten, geschaffen und etabliert werden. Diese Gremien sollten außerdem um die hochschulexternen Akteur*innen wie Studierendenwerke, Sozial- und Rentenversicherungsträger, GM-Netzwerke bzw. Verbände und Vereine sowie – wo sinnvoll – auch Stadt und/oder Kommune erweitert werden.

Dies kann sowohl separat, als auch in einem gemeinsamen Gremium für die Adressatengruppen Beschäftigte und Studierende erfolgen. Unerlässlich ist dabei aber die Etablierung eines übergeordneten steuernd agierenden Gremiums, welches die Aktivitäten in allen Phasen des PHAC beider Gruppierungen überwacht und orchestriert. Es bietet sich beispielsweise ein gemeinsamer Lenkungskreis an, der diese Orchestrierung im Sinne einer Prozessevaluation überwacht.

Relevante Stakeholder für diesen Kreis sollten Vertreter*innen der Hochschulleitung (bzw. des Präsidiums oder Rektorats), die Leitung des HGM oder BGM und SGM sein. Dieser Kreis kann durch weitere Vertreter*innen wie Prozess- oder Präventionsberater*innen mit ausgewiesener Fachexpertise, Referats-, Dezernats- oder Abteilungsleiter*innen der jeweiligen Organisation, die aus verhältnispräventiver Perspektive Einfluss nehmen könnten, sowie Fachvertreter*innen, beispielsweise aus dem wissenschaftlichen Bereich, in Form eines Beirats bei Bedarf ergänzt werden.

9.6 Ausblick und Perspektive

Durch die Einführung und Herleitung wird klar: Die Etablierung eines HGM bedeutet also weitaus mehr als „Schnittstellen finden und verknüpfen". Genau hier liegen die Entwicklungspotenziale eines HGM gegenüber parallel wirkender BGM- und SGM-Systeme. Im HGM geht es um die aufeinander abgestimmte ganzheitliche Steuerung unter Einbezug aller relevanten internen und externen Akteur*innen sowie die inhaltliche Verknüpfung von SGM- und BGM-Prozessen im Sinne einer ganzheitlichen hochschulischen Gesamtstrategie.

Die Entwicklungspotenziale liegen aus Sicht der Autor*innen in folgenden inhaltlichen und strukturellen Aspekten:

- Die Verknüpfung vom Studentischen und Betrieblichen Gesundheitsmanagement (SGM und BGM) soll hier an den vorhandenen Schnittstellen zwischen Studierenden und Beschäftigten aus einem Guss erfolgen im Sinne
  - einer inhaltlichen Verknüpfung,
  - der Implentierung übergeordneter Steuerungsprozesse und -strukturen,
  - der Vernetzung von internen und externen Akteur*innen.
- Synergien sollten auch auf Umsetzungsebene bewusst genutzt werden, viele Maßnahmen können für alle Zielgruppen innerhalb der Hochschule genutzt werden.
- Zielgruppen über die Schnittstellen hinaus miteinander verzahnen und dabei die gegenseitige Wirkbeziehung der Zielgruppen untereinander potenziell nutzen, aufnehmen und weiterentwickeln.
- Etablierung eines hochschulumfassenden Kulturwandels: Gesundheit als Wert in der Hochschulkultur verankern und Gesundheit als Selbstverständnis für alle etablieren.
- Gesundheit als kulturprägendes Element in Leitbild oder Hochschulentwicklungsplan etablieren.
- Die Verortungsfrage sollte individuell aufgegriffen, beleuchtet und diskutiert werden.
- Nachhaltigkeit ist als Querschnittsthema mittlerweile in allen Hochschulen angekommen. Dass Gesundheitsförderung und -erhaltung aller Mitglieder der Organisation der zentrale Baustein für soziale Nachhaltigkeit ist, muss in den Köpfen der Hochschulleitungen und Präsidien, aber auch der Führungskräfte perspektivisch noch stärker positioniert werden.
- Auch gelebte Diversität sollte ein zentrales Merkmal eines GM an Hochschulen sein und zum Selbstverständnis werden.

9.7 Fazit

Ein HGM verknüpft BGM und SGM über vorhandene Schnittstellen hinaus und bewirkt in den Hochschulen einen übergreifenden, ganzheitlichen und nachhaltigen Kulturwandel. Dies erfordert ein Umdenken über das sich in den letzten Jahrzehnten etablierte, zielgruppenspezifische Säulendenken hinaus. Hierbei wird eine übergreifende strategische und damit verknüpfte inhaltliche Zielsetzung und Denkweise über den Tellerrand hinaus eingenommen.

Es kann auch resümiert werden, dass es keinen Masterplan für alle gibt, dies basiert insbesondere auf der Heterogenität der inneren Strukturen in den jeweiligen Hochschulen. Jede Hochschule muss daher ihren eigenen Weg finden, wie das GM sinnvoll aufgebaut und umgesetzt werden kann. Das Entwicklungspotenzial eines HGM sollte strategisch von den Hochschulen genutzt werden. Das Selbstverständnis von Hochschulen an sich, die Entwicklung von SGM und BGM an sich sowie die Gesetzeslage sollten eine nicht in Frage zu stellende Berechtigung für ein HGM darstellen. Die Politik sollte diese Verpflichtung weiter stärken, gegebenenfalls durch gesetzgeberische Maßnahmen, zum Zwecke der Gesunderhaltung der kommenden Generationen und des öffentlichen Dienstes in den Hochschulen.

Das übergeordnete Ziel Gesundheit als Wert in der Hochschulkultur zu verankern, stellt einen Grundpfeiler für die intrinsisch motivierte sog. Gesunde Hochschule dar. Die Arbeit der zielgruppenspezifischen Steuerungsgruppen ist für die Prozessentwicklung im SGM und BGM genauso unerlässlich wie die Vernetzung genau dieser internen Akteur*innen und Stakeholder. Im HGM geht der Blick über den Tellerrand des ausschließlich zielgruppenspezifischen Denkens hinaus: Die Zielgruppen begegnen sich täglich in Arbeit, Forschung und Studium und stehen in einer Wirkbeziehung zueinander. Dies gilt es aufzunehmen, zu nutzen und zusammenzuführen für ein nachhaltig erfolgreiches Hochschulisches Gesundheitsmanagement (Preuß et al. 2021).

Literatur

Arbeitskreis Gesundheitsfördernde Hochschulen (AGH) (2020) Zehn Gütekriterien für eine gesundheitsfördernde Hochschule 2020. http://www.gesundheitsfoerdernde-hoch-schulen.de/Inhalte/O1_Startseite/AGH-10-Guetekriterien.pdf. Zugegriffen am 03.07.2021

Dahlke B, Steinke B (2021) Engagiert an Hochschulen. In: L. f. G. u. A. f. S. N. e. Techniker Krankenkasse (Hrsg) Für eine tragfähige Zukunft. Neue Perspektiven und Wege betrieblichen und studentischen Gesundheitsmanagements an Hochschulen, 23 [Themenheft]. DUZ Verlags- und Medienhaus GmbH, Berlin

Hartmann T, Greiner K, Baumgarten K (2017) Auf dem Weg zu einer gesundheitsfördernden Hochschule. Personal Organisationsentwicklung Einrichtungen Lehre Forschung 12(4):118–130

Kompetenzzentrum Gesundheitsfördernde Hochschulen. Landkarte „Gesundheitsförderung an Hochschulen in Deutschland". https://www.kompetenzzentrum-gesunde-hochschulen.de/landkarte. Zugegriffen am 06.07.2021

Preuß M, Preuß P, Diekmann C, Stöver K (2021) Gesundheit ist für alle wichtig – „Healthy Campus Bonn“. Universitäres Gesundheitsmanagement an der Universität Bonn. In: L. f. G. u. A. f. S. N. e. Techniker Krankenkasse (Hrsg) Für eine tragfähige Zukunft. Neue Perspektiven und Wege betrieblichen und studentischen Gesundheitsmanagements an Hochschulen, 14–15 [Themenheft]. DUZ Verlags- und Medienhaus GmbH, Berlin

Rupp R, Dold C, Bucksch J (2020) Bewegte Hochschullehre. Einführung in das Heidelberger Modell der Bewegten Lehre (Essentials Ser). Springer, Wiesbaden

Techniker Krankenkasse & HIS – Institut für Hochschulentwicklung e.V. (2017) Auf dem Weg zur „Gesunden Hochschule“. Reflexions- und Entwicklungsinstrument. DZHW GmbH

Techniker Krankenkasse, L. f. G. u. A. f. S. N. e (Hrsg) (2018) duz SPEZIAL – Gesundheitsmanagement für Studierende: Konzepte und Praxis. [Themenheft]. DUZ Verlags- und Medienhaus GmbH, Berlin

Techniker Krankenkasse, Landesvereinigung für Gesundheit und Akademie für Sozialmedizin Niedersachsen e. V. & Kompetenzzentrum Gesundheitsfördernde Hochschulen (Hrsg) (2019) SGM – Studentisches Gesundheitsmanagement. Handlungsempfehlung zu Theorie und Praxis. Hamburg. Zugegriffen am 06.07.2021

Studentisches Gesundheitsmanagement (SGM) als Organisationsentwicklungsprozess unter Einbeziehung einer europäischen Perspektive

10

Von Tanja Notthoff

Die Universität zu Köln (UzK) ist deutschlandweit mit über 50.000 Studierenden (Stand im Sommersemester 2020) die zweitgrößte Präsenz-Universität in Deutschland und bietet über 300 Studiengänge in sechs Fakultäten an. Diese Zahlen werfen die Frage auf, wie eine derart große Anzahl an Studierenden von den Maßnahmen eines Studentischen Gesundheitsmanagements (SGM) erreicht werden kann. Der Prozess zur Förderung der Studierendengesundheit muss daher als Organisationsentwicklungsprozess gestaltet werden, an dem viele Multiplikator*innen beteiligt sind.

10.1 Vorhandene Strukturen und Ressourcen nutzen, um perspektivisch ein Universitäres Gesundheitsmanagement (UGM) aufzubauen

SGM kann an der UzK an ein Betriebliches Gesundheitsmanagement (BGM) anknüpfen, das in einem mehrjährigen Organisationsentwicklungsprozess als ganzheitlicher multidimensionaler Ansatz in der Universität verankert worden ist. Auf dieser Grundlage wird bereits mit Projektstart des SGM die Zielvorstellung mitgedacht, BGM und SGM in einem Universitären Gesundheitsmanagement („Gesunde Uni Köln") zusammenzuführen. Auf dieser Überlegung gründet auch der strukturelle Aufbau des Projekts, um bereits von Anfang an Synergien auszuschöpfen und ressourcenschonend agieren zu können. Der Erfolgsfaktor aus dem BGM-Prozess, die Gremienstruktur mit einem strategisch wirkenden

V. T. Notthoff (✉)
Abt. 43 Personalentwicklung Wissenschaft, Universität zu Köln, Köln, Deutschland
e-mail: t.notthoff@verw.uni-koeln.de

M. Timmann et al. (Hrsg.), *Handbuch Studentisches Gesundheitsmanagement - Perspektiven, Impulse und Praxiseinblicke*,
https://doi.org/10.1007/978-3-662-65344-9_10

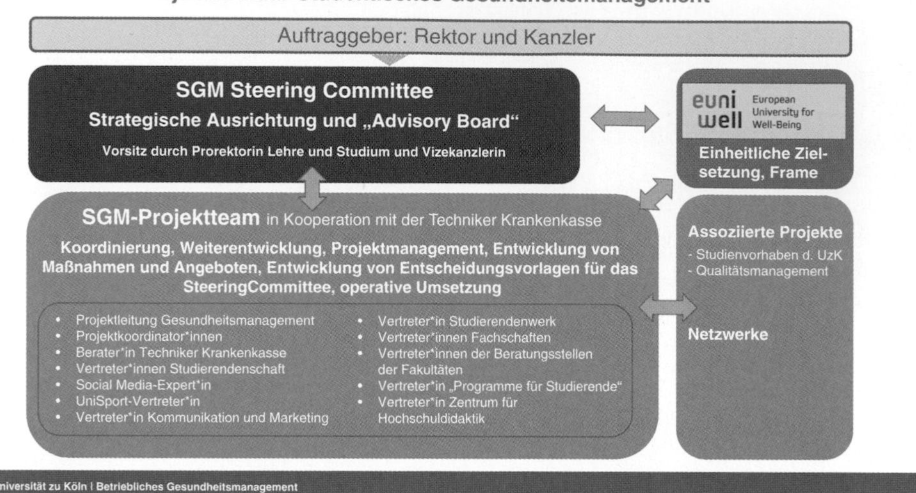

Abb. 10.1 Projektstruktur Gesundheitsmanagement. Quelle: Universität zu Köln

Steuerungskreis (Steering Committee) und einem operativ arbeitenden Projektteam, wird für das SGM adaptiert (Abb. 10.1).

SGM wird an der UzK in erster Linie als eine umfangreiche Management- und laterale Leitungsaufgabe für das SGM-Team verstanden, bei der genaue Kenntnisse über alle bereits vorhandenen gesundheitsbezogen agierenden Akteur*innen und deren Maßnahmen zu Gesundheit und Wohlbefinden nötig sind. Sich darüber als Projektteam an einer Universität mit 50.000 Studierenden einen Überblick zu verschaffen, gehört somit zu den ersten Schritten im Projekt. Die bereits etablierten BGM-Strukturen an der UzK stellen zum Start des SGM-Projekts einen deutlichen Gewinn dar, da sie Synergie- und Lerneffekte ermöglichen. So nimmt die BGM-Perspektive bereits Einfluss auf gesamtuniversitäre Strategieentscheidungen und prägt eine gesundheitsförderliche Organisationskultur, an der SGM anknüpfen kann. Die neu hinzukommende Zielgruppe der Studierenden und ihre Position in der Lebenswelt Hochschule verlangen jedoch nach einem differenzierten Projektaufbau, der vor allem das Prorektorat Lehre und Studium maßgeblich miteinbezieht.

10.2 Multiplikator*innen für die Botschaften des SGM

In Universitäten mit vielen Fakultäten und Studierenden können Multiplikator*innen helfen, Ideen und Botschaften des Gesundheitsmanagements, sowohl für BGM als auch für SGM, in die Tiefe der Organisation hineinzutragen. Vor diesem Hintergrund ist das SGM-Projektteam der UzK aktiv bestrebt, Studierende als ehrenamtlich tätige Gesundheitsbotschafter*innen auszubilden. Ein detailliertes Konzept ist derzeit in Arbeit und wird mit einer Arbeitsgruppe im Netzwerk Gesunde Hochschulen NRW rückgekoppelt.

Durch eine niedrigschwellige Kontaktaufnahme mit Kommiliton*innen sowohl auf analogen wie digitalen Kanälen können die Botschafter*innen fundierte Kenntnisse z. B. über gesundheitsförderliche Verhaltensweisen in stressigen Studienphasen oder geeignete universitäre Anlaufstellen weitertragen, die Bedarfe ihrer Peergroup aus erster Hand erfahren und somit als Sprachrohr der Studierenden im Austausch mit dem Team des Gesundheitsmanagements fungieren. In der gemeinsamen Entwicklung von Gesundheitsangeboten mit Studierenden spielen sie somit eine wichtige Rolle als Expert*innen ihrer Lebenswelt. Multiplikator*innen kommen, organisiert vom SGM-Team, aus verschiedenen Bereichen der Universität in regelmäßigen Abständen zusammen, um gezielt Botschaften in Richtung der Zielgruppe zu platzieren.

10.3 SGM in den Organisationsentwicklungsprozess der Universität integrieren

Für den nachhaltigen Erfolg von SGM im Sinne des präventiven Ansatzes bedarf es zunächst eines universitätsweiten Überblicks der bereits vorhandenen Angebote für Studierende in den Fakultäten und Einrichtungen sowie der Kenntnis der übergeordneten Programme und Vorhaben der Universität als attraktiver Studienstandort. Um eine Verankerung von SGM in die Organisationsentwicklung der Universität zu erreichen, ist es unumgänglich, die relevanten Stakeholder vor dem Start und während des Projektverlaufs stetig über das Projekt zu informieren und gemeinsam Synergiemöglichkeiten herauszuarbeiten. Der Nutzen und die Nachhaltigkeit von SGM sind umso größer, wenn es von Anfang an nicht als isoliertes, zeitlich begrenztes Projekt der Gesundheitsförderung wahrgenommen, sondern als elementarer Bestandteil in innovative und zukunftsrelevante Strategielinien der UzK eingebettet wird.

Ein Beispiel für die Integration des SGM in bestehende Vorhaben der UzK ist das Kooperationsprojekt und internationale EU-Konsortium EUniWell, der European University for Well-Being.

European University for Well-Being (EUniWell) auf einen Blick

„EUniWell vereinigt 8 verschiedene Universitäten und 102 assoziierte Partner*innen aus 8 unterschiedlichen Regionen Europas. Es stellt eine handlungsorientierte Antwort auf die Herausforderungen für unser aller Wohlergehen dar, die sich auf Forschungsexpertise, Führungsqualitäten im Bildungsbereich und bürgerschaftliches Engagement stützt, um die vom Rat der Europäischen Union und der OECD formulierten Herausforderungen zu bewältigen. [...] Der Auftrag lautet, Spitzenforschung, Bildung und Ausbildung zu fördern und eng mit der Gesellschaft zusammenzuarbeiten, um das globale und regionale Wohlergehen in sozialer, ökologischer, wirtschaftlicher und kultureller Hinsicht zu verbessern." https://www.euniwell.eu/ (aus dem Englischen übersetzt)

10.4 EUniWell – eine europäische Perspektive als Impuls und Rahmengeberin für das SGM

Das Kooperationsprojekt EUniWell (Abschnitt 10.3, Übersicht) bedient sich einer breiten inhaltlichen Definition des Begriffes „Well-Being“. Ziele sind unter anderem das Wohlbefinden von Institutionen, Mitarbeitenden, Studierenden und der Gesellschaft insgesamt nachhaltig zu verändern und Rahmenbedingungen, Kultur und Denkweisen so zu verändern, dass dieser Wandel im täglichen Leben positiv spürbar wird. Dies geschieht auf Grundlage eines gemeinsamen Werteverständnisses.[1] Die Schlüsselbereiche von EUniWell sind eng mit den Zielen der United Nations (UN) für nachhaltige Entwicklung (UN Sustainable Development Goals, SDG) verknüpft. Studentisches Gesundheitsmanagement konzentriert sich auf das SDG 3 (Good Health & Well-Being) sowie auf das SDG 16 (Individual and Social Well-Being).

SGM an der UzK kann sehr gut an die Wertevorstellungen von EUniWell anknüpfen, sich im europäischen Rahmen als Good Practice präsentieren und eigene Maßnahmen einfließen lassen bzw. vom Austausch der Universitäten in der Praxis profitieren.

10.5 EUniWell und SGM in der Praxis

Die große Chance für den Erfolg von SGM im Kontext von EUniWell ist der parallele Aufbau lokaler SGM-Strukturen und Aktionen sowie der Austausch unter den Akteur*innen von Anfang an, wodurch sich die Planungen bereits gegenseitig bereichert haben. Beispielsweise können universitätsspezifische Maßnahmen oder Aktionen als Good Practice in EUniWell einfließen. Auch eine gemeinsame Kommunikation in Richtung der Zielgruppen ist angestrebt.

Im Rahmen der sog. Seed-Funding-Projekte von EUniWell fand im Oktober 2021 ein Online-Symposium „Good Practices on Student Well-Being“[2] statt. Studierende, Betreuende und Forschende tauschten hier Wissen zum Thema „Studentisches Wohlbefinden“ aus. Geplant wurden Expert*innenvorträge und Podiumsdiskussionen sowie eine integrative und fortschrittliche Diskussion über die Verantwortung der Universitäten für das Wohlergehen ihrer Studierenden. Auf dem Programm standen Themen, die das Studentische Gesundheitsmanagement an jeder Universität betreffen können:

- Wohlbefinden als Teil des Lehrplans,
- wissenschaftliche Forschung zu Wohlbefinden,
- Unterstützung von Studierenden für Studierende,
- Werkzeuge und Ressourcen für das Betreuungspersonal.

[1] Vgl. https://www.euniwell.eu/about/vision-and-mission, 30.08.2021.

[2] Vgl. https://www.euniwell.eu/participate/events/detail/good-practices-on-student-well-being, 30.08.2021.

Erkenntnisse und Ideen aus dem Symposium können in der Praxis vom SGM-Team in Zusammenarbeit mit unterschiedlichsten Akteur*innen der Universität umgesetzt werden und dienen dazu, bestehende Universitätsprogramme zu verbessern, neue zu schaffen und ein internationales Netzwerk aufzubauen, in dem alle das gleiche Ziel verfolgen: Das Bewusstsein für das Wohlbefinden der Studierenden zu schärfen, an der Verbesserung der Rahmenbedingungen des Studiums sowie der gesundheitsförderlichen Angebote zu arbeiten und somit einen Wandel in den Denkweisen zu unterstützen.[3]

Konkret können die Akteur*innen das SGM-Vorhaben aus der EUniWell-Initiative unterstützen und auf lokaler Ebene (mit-)organisieren, beispielsweise im Junior Researchers Network, in dem sich Nachwuchsforscher*innen zu Forschungs-, Bildungs-, Transfer- und Well-Being-Aktivitäten zusammenschließen sollen. In diesem Zusammenhang kann das SGM vor allem die psychische Gesundheit von Doktorand*innen in den Fokus nehmen und Lösungs- sowie Hilfestellungsmöglichkeiten anbieten.

10.6 Abgrenzung der Ziele einer europäischen Sichtweise von einem präventiv angelegten Settingansatz

EUniWell dient als Impuls- und Ideengeberin für verhaltens- und verhältnispräventive Maßnahmen für Studierende und bildet einen Aktionsrahmen („frame"), in dem die Universität sich bewegt. Dennoch müssen Ideen lokal umsetzbar sein und sich stets in die theoriebasierte Gesamtstrategie, die durch die Leitung („top-down") beschlossen wird, integrieren lassen. Sie müssen zudem auch im Einklang mit der Erarbeitung konkreter bedarfsorientierter Maßnahmen unter Beteiligung der Studierenden („bottom-up") stehen. Studentisches Gesundheitsmanagement basiert vor allem auf den Zielen und Handlungsfeldern des Präventionsgesetzes § 20 SGB V und dem daraus resultierenden Leitfaden Prävention. Dieser sieht ebenfalls die Stärkung gesundheitsförderlicher Strukturen vor. Er beinhaltet außerdem Gütekriterien, die als Grundlage für die Durchführung von gesundheitsorientierten Projekten an Hochschulen wegweisend sind.[4]

10.7 Fazit: Aufbau eines SGM als strategische Aufgabe

Die Komplexität des Aufbaus eines SGM an einer Universität von der Größenordnung der UzK wird deutlich, wenn man die einzubeziehenden Parameter und Stakeholder bedenkt. Universitätseigene Analysen und Erhebungen müssen ebenso in die Maßnahmenfindung einfließen wie bestehende Ergebnisse und Handlungsorientierungen aus vorliegenden

[3] Vgl. EUniWell Online-Symposium: 30/09/2021 to 01/10/2021), 30.08.2021.

[4] Vgl. https://www.gkvspitzenverband.de/media/dokumente/krankenversicherung_1/praevention__selbsthilfe__beratung/praevention/praevention_leitfaden/2021_Leitfaden_Pravention_komplett_P210177_barrierefrei3.pdf, 30.08.2021.

Studien, z. B. der Techniker Krankenkasse und den Gütekriterien für gesundheitsfördernde Hochschulen.[5] Verhaltens- und verhältnispräventive Maßnahmen sollen in einem ausgewogenen Verhältnis zueinanderstehen. SGM soll sich, neben der Schaffung eigener Maßnahmen, in bestehende Strukturen und Vorhaben einfügen, diese unterstützen und sich in laufende Programme integrieren, um unnötigen Parallelstrukturen zu vermeiden. Ein wesentlicher Schlüsselfaktor für den Erfolg und die Akzeptanz des SGM ist die Einbindung der Studierenden in die Maßnahmenentwicklung.

Schlussendlich müssen in der Planung viele Ziele, Programme, Personen und Vorhaben einbezogen werden, damit ein SGM als Organisationsentwicklungsprozess wahrgenommen wird und seine Wirkung innerhalb eines Kulturwandels entfalten kann. Die Zeit für die strategischen Überlegungen im Vorfeld sowie die Herstellung von Bezügen und den Aufbau von Multiplikator*innen ist gut investiert. Auf bereits etablierten Strukturen des BGM aufzubauen und mögliche Anknüpfungspunkte zu eruieren, schafft Synergien und einen ressourcenschonenden Prozess innerhalb der Organisation.

Eine europäische Perspektive, wie sie durch EUniWell entwickelt wird, kann dem SGM starke Impulse bieten und dient möglicherweise dem Start für ein europaweites Netzwerk, welches die Gesundheit und das Wohlbefinden von Studierenden im Fokus hat. Damit erreicht das Thema den Stellenwert, den es verdient.

[5] Vgl. http://www.gesundheitsfoerdernde-hochschulen.de/Inhalte/O1_Startseite/AGH-10-Guetekriterien.pdf

House of Studyability

11

Mona Kellner, Klaus Weiß, Coralie Stein und Gerhard Huber

Nur etwa 3 % der Einwohner*innen der Bundesrepublik sind als Studierende an einer der über 400 deutschen Hochschulen eingeschrieben. Sie sind damit beileibe nicht die größte Bevölkerungsgruppe. Für viele junge Menschen bildet jedoch der Übergang von der Schule zur Hochschule einen wichtigen biografischen Knotenpunkt, welcher weitreichende Auswirkungen auf die subjektive Lebensqualität hat.

Mehr als die Hälfte eines Geburtsjahrgangs, etwa eine halbe Million junger Menschen, schreibt sich jährlich neu an den Hochschulen ein. Allerdings beenden nur etwa 70 % die begonnene Ausbildung, nach den Daten des Deutschen Zentrums für Hochschul- und Wissenschaftsforschung (DZHW) liegt die Studienabbrecherquote konstant bei über 28 %. Daran hat auch die Bolognareform nichts geändert. Unterdurchschnittlich ist die Quote in den Lehramtsstudiengängen und in der Medizin (etwa 6–14 %), überdurchschnittliche Zahlen finden sich in den naturwissenschaftlichen Studiengängen mit über 40 %. Selbst in den Masterstudiengängen bricht nahezu jeder 5. Studierende das Studium vorzeitig ab. Ein Studienabbruch ist in erster Linie auf der individuellen Ebene ein relevanter biografischer Einschnitt, stellt aber auch auf der gesellschaftlichen Ebene eine ökonomisches, weil ressourcenverbrauchendes Problem dar (Heublein et al. 2019; Isleib et al. 2019).

Es gibt viele Ursachen für einen Studienabbruch und etliche davon sind nicht studienimmanent. Für die meisten Studierenden stellt aber das eigentliche Studium nur eine

M. Kellner (✉) · K. Weiß · C. Stein · G. Huber
Institut für Sport und Sportwissenschaft, Ruprecht-Karls-Universität Heidelberg, Heidelberg, Deutschland
e-mail: mona.kellner@issw.uni-heidelberg.de; Klaus.weiss@issw.uni-heidelberg.de; ai226@stud.uni-heidelberg.de; Gerhard.huber@issw.uni-heidelberg.de

M. Timmann et al. (Hrsg.), *Handbuch Studentisches Gesundheitsmanagement - Perspektiven, Impulse und Praxiseinblicke*,
https://doi.org/10.1007/978-3-662-65344-9_11

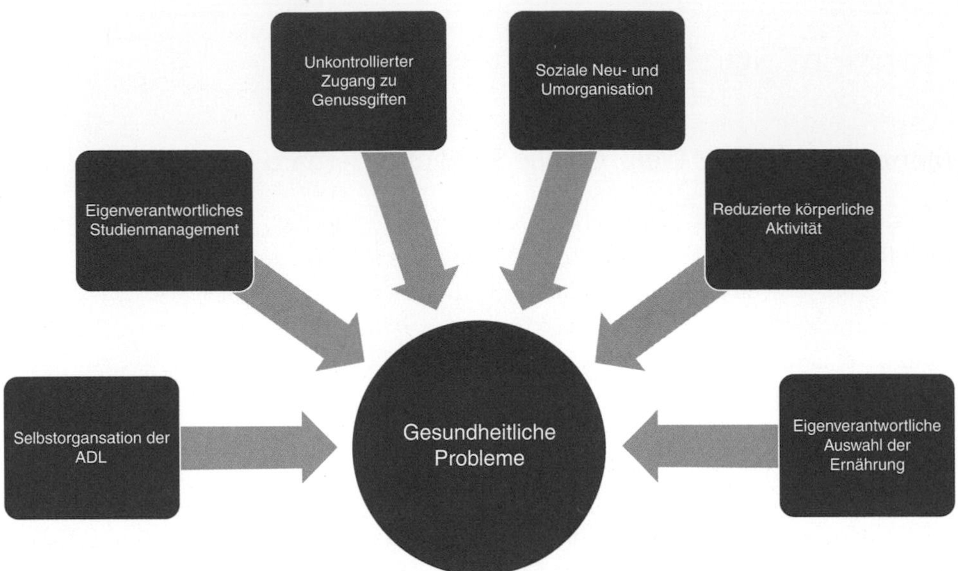

Abb. 11.1 Herausforderungen für Studienanfänger*innen (eigene Darstellung nach (Huber und Kellner 2020))

Herausforderung unter vielen dar. Der Schritt von der Schule zur Hochschule ist oft verknüpft mit anderen, nichtakademischen Herausforderungen (Huber und Kellner 2020). Sollten die für die Bewältigung dieser Herausforderung notwendigen Ressourcen nicht vorhanden sein, so hat dies auch Auswirkungen auf die Gesundheit der Studierenden (Grützmacher et al. 2018). Mögliche Herausforderungen und Belastungsfaktoren zeigt Abb. 11.1.

Vor diesem Hintergrund wird deutlich, dass für diese Zielgruppe und das Setting Hochschule spezifische und adressatengerechte Angebote zur Gesundheitsförderung dringend notwendig sind.

11.1 Theoretische Herleitung des House of Studyability

Für die theoretische Fundierung der Gesundheitsförderung gibt es unterschiedliche Modelle und Theorien. Diese werden in unterschiedlicher Weise für die Konzeption, Implementation und Evaluation von entsprechenden Interventionen genutzt. Es ist daher sinnvoll, die klassischen drei Begriffe der Epidemiologie, *Population, Period, Place*, also Zielgruppe, Zeitraum und Ort, zu nutzen, um ein geeignetes theoretisches Modell auszuwählen. Grundsätzlich haben für diesen Zweck die folgenden Ansätze Verwendung gefunden (Informationen zu den einzelnen Modellen sind hier zu finden (Pfeffer und Wegner 2020)):

- sozioökologische Modelle,
- sozialkognitive Ansätze,
- verhaltenssteuernde Ansätze wie das Health Belief Model oder die Theory of Reasoned Action,
- Phasenmodelle wie das Transtheoretische Modell

Eigentlich bietet diese Auswahl ein weites Spektrum und einige würden sich sicherlich auch für ein Studentisches Gesundheitsmanagement (SGM) eignen. Unter Berücksichtigung der besonderen biografischen Situation der Studierenden schien es aber angemessen, den Fokus etwas zu erweitern. Vor dem Hintergrund, dass wir, auch aus eigenen Projekten (Blümke et al. 2020; Huber 2019; Huber und Weiß 2015), das Modell des House of Work Ability (Ilmarinen und Tempel 2003) kannten, ist für uns das Konzept der Studierfähigkeit (als Pendant zur Arbeitsfähigkeit, Work Ability) besonders relevant. Zusätzlich ist es für eine anwendungsorientierte Übertragung gut geeignet.

Betrachtet man die grundsätzlichen Aufgaben eines solchen Modells in der Gesundheitsförderung, so sind für uns die folgenden Funktionen angesichts einer erweiterten Bedeutung durch den Bezug auf Studierende wichtig:

1. Fundierende Funktion

   Hier geht es vor allem darum, das Konzept der Studierfähigkeit über die klassischen Studieneingangsvoraussetzungen hinaus zu erweitern. Dazu gehört die Analyse der Voraussetzungen, Kompetenzen und Ressourcen, die eine solche Studierfähigkeit ausmachen.
2. Bewertende *kritische* Funktion

   Es soll auch überprüft werden, ob und mit welchen Interventionen diese Studierfähigkeit gefördert, erhalten oder wiederhergestellt werden kann. Besonders wichtig ist dabei die Erreichung der gesundheitlich vulnerablen Studierenden und die Frage, welche biopsychosozialen Effekte durch ein Studentisches Gesundheitsmanagement erreicht werden können.
3. Prognostische Funktion

   Letztendlich soll auch gezeigt werden, welche dieser Projekte und Interventionen für einen Transfer auf andere Hochschulen geeignet sind. Dabei geht es auch darum, die im SGB V geforderten Prinzipien der Effektivität und Wirtschaftlichkeit auch auf ein Studentisches Gesundheitsmanagement anzuwenden.

- einer umfassenden Darstellung aller Aspekte, welche für die Planung, Implementation und Evaluation eines Studentischen Gesundheitsmanagements relevant sind (Fundierung),
- einer Analyse und Bewertung der bereits bestehenden Strukturen und Interventionen sowie deren Abgleich mit einem optimierten Modell (Bewertung),
- Prognosen zur möglichen Effektivität und Effizienz auf der individuellen, hochschulspezifischen und gesellschaftlichen Ebene (Prognose)

Seit den 1980er-Jahren fokussierte sich die Forschung des Finnish Institute for Occupational Health (FIOH) auf die Herausforderung durch eine immer älter werdende Arbeitsbelegschaft (Aging Workforce). Das Konzept der *Work Ability* wurde auf der empirischen Grundlage der Befragung einer repräsentativen Stichprobe von etwa 8000 finnischen Arbeitnehmenden und einer entsprechenden Auswertung (v. a. logistische Regressionen) entwickelt (Ilmarinen et al. 2005). Gegenstand der Untersuchung war die Arbeitsfähigkeit auch im höheren Alter, um eine Erwerbsunfähigkeit schon vor Eintritt in das Rentenalter möglichst zu verhindern. Das Ziel dieser Forschung war auf eine Maximierung des Leistungspotenzials der alternden Belegschaft ausgelegt. So entstand auch mit dem *Work Ability Index* (WAI) ein defizitorientierter Fragebogen, welcher Aussagen über zukünftige Erwerbsunfähigkeiten zulässt.

Das Konzept des *House of Work Ability* hingegen ist eher ressourcenorientiert gedacht, zeigt also konkrete Dimensionen auf, deren Stärkung zu einem Erhalt bzw. einer Förderung der Arbeitsfähigkeit beitragen kann. Die Arbeitsgruppe um Ilmarinen definiert Arbeitsfähigkeit (*Work Ability*) als das Gleichgewicht zwischen menschlichen Leistungspotenzialen und den ihnen gestellten Arbeitsanforderungen (Ilmarinen und von Bonsdorff 2015) Eine besondere Rolle für die Arbeitsfähigkeit/Studierfähigkeit spielt dabei die Balance zwischen Ressourcen und den spezifischen Anforderungen. Das Theoriemodell des *House of Work Ability* verortet diese einzelnen Faktoren der Arbeitsfähigkeit in einem Haus mit mehreren Stockwerken. Damit sind eindeutig jene Ressourcen gekennzeichnet, aus denen sich die Arbeitsfähigkeit zusammensetzt und die sich in der statistischen Auswertung als besonders bedeutsam herausstellten und empirisch bewährt haben (Gould et al. 2008). Einflussvariablen der Arbeitsfähigkeit, die das Dach des Hauses bildet, sind hierbei (Ilmarinen und von Bonsdorff 2015) (Abb. 11.2):

- die funktionelle Kapazität (EG),
- Kompetenzen (1. OG),
- Werte und Einstellungen (2. OG),
- sowie die Arbeitsorganisation (3. OG).

Die Translation dieses Modells und dessen Verbindung mit sozioökologischen Überlegungen wird heute auch ausdrücklich empfohlen (Ilmarinen 2019). Nach unserer Auffassung eignet sich dieses Konzept, um die rein fachlichen und strukturellen Studienvoraussetzungen um gesundheitsbezogene funktionelle sowie motivationale Faktoren zu ergänzen und dadurch eine umfassende Studierfähigkeit abzubilden. Um dieses Konzept an die Anforderungen des SGM anzupassen, wird innerhalb des SGM der Universität Heidelberg, im Rahmen des Kooperationsprojekts mit der Techniker Krankenkasse, das *House of Studyability* entwickelt.

In Einklang mit dem *House of Work Ability* soll auch das *House of Studyability* ressourcenorientiert und unterstützend dazu beitragen, eine ganzheitliche Studierfähigkeit zu ermöglichen. Das Ziel für Studierende liegt hierbei in der Erreichung einer Balance zwi-

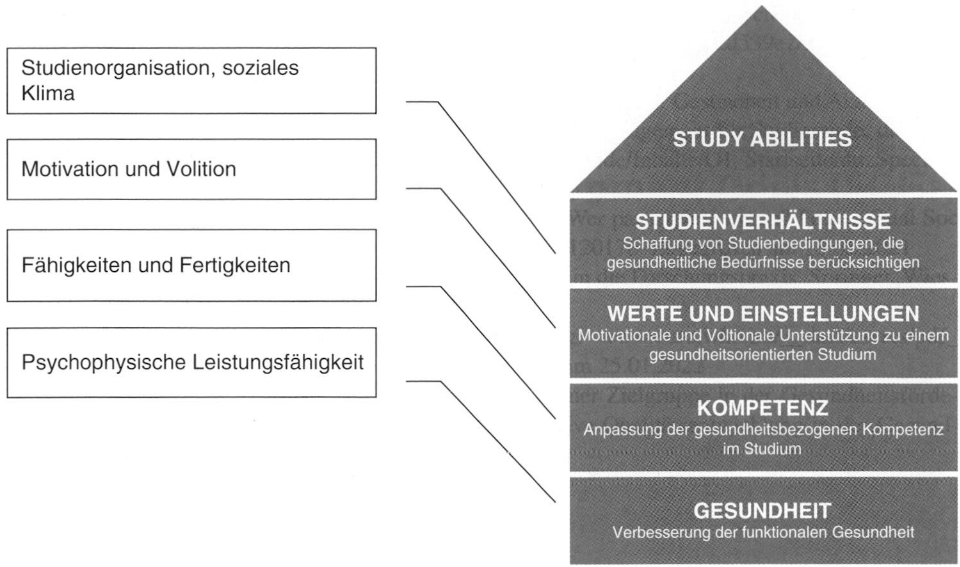

Abb. 11.2 House of Studyability (Kellner et al. 2021)

schen Studienerfolg, Lebensqualität und Gesundheit. Diese Vorstellung von Balance beinhaltet die Idee, dass an manchen Stellen innerhalb des Studiums unterschiedliche Prioritäten für die Studierenden als Individuen bestehen. So kann es z. B. geschehen, dass in Zeiträumen, welche von entscheidender Bedeutung für den Studienerfolg sind, die Faktoren Lebensqualität und Gesundheit eher zurückgestellt werden.

Was bei Ilmarinen als *Person-Environment-Fit (PE)* bezeichnet wird, soll im Modell der Studierfähigkeit eine vordergründige Rolle spielen: das Gleichgewicht zwischen individuellem Verhalten und institutionellen Verhältnissen. Durch den Zusatz des weiterentwickelten und auf Studienbelange zugeschnittenen Heidelberger Health Scores (Abschn. 11.3), sollen die Studierenden jederzeit die Möglichkeit haben, ihre Studierfähigkeit online zu analysieren und daraufhin ein unmittelbares Feedback, welches gleichzeitig Unterstützungsangebote der Universität aufzeigt, zu erhalten. Dies kann Ansätze zur Verbesserung des individuellen Verhaltens liefern, indem eine bestehende Lücke zwischen Problembewusstsein und Handlungskompetenz geschlossen wird. Zudem soll zu festgelegten, an die Organisation der jeweiligen Hochschule angepassten Zeitpunkten, eine Auswertung der bis dato aggregierten Daten stattfinden. Diese sind dann in der jeweiligen Steuerungsgruppe zu diskutieren. So entsteht nicht nur das organisationale Feedback, sondern auch eine gleichzeitige Partizipationsmöglichkeit für Studierende. Wichtige Anhaltspunkte für die Bestimmung von geregelten Auswertungszeitpunkten der Daten können beispielsweise der Semesterbeginn, Planung des Hochschulsportangebots, neue Konzeptionen der Zentralen Studienberatung etc. sein.

11.2 Bisherige Überlegungen zu den Faktoren im House of Studyability

Die Dimensionen des House of Work Ability sollen unverändert in das neu zu entwickelnde Modell übergehen. Da für Studierende die Hochschule und das Studium durchaus als Arbeitsplatz einzuordnen sind, können diese Faktoren, welche die Stockwerke des Hauses bilden, bestehen bleiben. Die Möblierung der einzelnen Stockwerke bleibt jedoch zu diskutieren und könnte demnach durch das eingeholte Feedback der Studierenden kreiert werden. Somit stellt das Haus auch immer einen kreativen Ansatzpunkt für Gestaltungsmöglichkeiten an Hochschulen und das Verständnis von studentischem Gesundheitsmanagement dar.

Die psychophysische Gesundheit, welche das Erdgeschoss bildet, kann beschrieben werden durch die Abwesenheit körperlicher oder geistiger Beeinträchtigungen. Dies bedeutet unter keinen Umständen, dass chronisch erkrankte Menschen oder Menschen mit Beeinträchtigungen nicht studierfähig sein können. Es geht hier vordergründig darum, Faktoren zu filtern, welche gesundheitlich so beeinträchtigend sind, dass sie die Studierfähigkeit negativ beeinflussen. Eine große Bedeutung kommt hier der Gesundheitskompetenz zu. Diese versetzt Studierende in die Lage, abschätzen zu können, wie sich das Studium auf die Gesundheit auswirkt und wie ein gesunder Lebensstil ein gesundes und erfolgreiches Studium beeinflussen kann.

Die Etage der Kompetenz sehen wir für Studierende dreigeteilt. Es bedarf einerseits studienbezogener Basiskompetenzen, andererseits Gesundheitskompetenz, um das Studium erfolgreich und gesund meistern zu können. Ergänzt werden diese beiden Kompetenzen durch eine allgemeine Lebenskompetenz, welche zum Tragen kommt, sobald Studierende das Elternhaus verlassen und alltägliche Herausforderungen bewältigen müssen (Huber und Kellner 2020). Diese Faktoren, welche nicht zwingend akademischer Natur sind, sondern viel eher die Bewerkstelligung des *neuen* Alltags betreffen, wurden bereits in Abb. 11.1 dargestellt.

Werte und Einstellungen sind maßgeblich dafür verantwortlich, wie das Balance-Dreieck zwischen Studienerfolg, Lebensqualität und Gesundheit gestaltet ist. Sie beeinflussen die Priorisierung dieser. Hier ist auch die institutionelle Verantwortung von besonderer Bedeutung, da auch die Institution/ die Organisation in der Verantwortung steht, eine Gleichberechtigung der drei genannten Werte zu vermitteln. Die Studienbedingungen sind sowohl auf Verhaltens- als auch Verhältnisebene zu betrachten. Sowohl die Strukturen, welche an der jeweiligen Hochschule vorherrschen, werden hier kritisch betrachtet, als auch die Fähigkeit der Studierenden, Stundenpläne zu gestalten oder mit dem Studienort zurecht zu kommen.

Es ergeben sich daraus folgende Einsatzmöglichkeiten für das House of Studyability:

1. eine ganzheitliche Darstellung der Thematik Studentisches Gesundheitsmanagement (SGM) mit der Möglichkeit der Verständigung von Aufgaben und Zielen des SGM,
2. kreativer Zugang zu Besprechungen rund um das Thema SGM für Steuerungskreise, in Gesprächen mit Vorgesetzten oder in Fokusgruppen mit Studierenden,
3. individuelle Unterstützung für Studierende, welche feststellen, dass ihr Balance-Dreieck nicht in Balance ist und die sich Feedback einholen möchten,
4. organisationales Feedback für die jeweilige Hochschule, um relevante Bedingungen und Strukturen anzupassen.

Die Ganzheitlichkeit des Modells verweist hier auf zwei Ebenen:

1. Ganzheitlich im Sinne des biopsychosozialen Modells (WHO): Sowohl körperliche als auch mentale und soziale Strukturen werden begutachtet und bilden die Grundlage der Ressourcen für ein gesundes und erfolgreiches Studium.
2. Der Feedback-Ansatz für sowohl Individuum als auch die Organisation bietet die Möglichkeit der Intervention auf Verhaltens- und Verhältnisebene und trägt damit zu einer ganzheitlichen Veränderung bei.

11.3 Ideen und Gedanken zur Relevanz und zum praktischen Nutzen

Das Modell House of Studyability kann als Grundlage für unterschiedlichste Prozesse und Projekte innerhalb der gesundheitsorientierten Hochschulentwicklung dienen. Dabei besteht der Vorteil darin, die unterschiedlichsten Perspektiven ganzheitlich oder alternativ sehr selektiv zu analysieren und für einen Entwicklungsprozess nutzbar zu machen.

So kann sich einerseits eine vollkommene individuelle Perspektive für die Studierenden öffnen, unterstützende Interventionen können empfohlen werden. Andererseits können bedarfsorientierte Angebote zur Verbesserung der gesundheitlichen Situation der Studierenden durch Verantwortliche der Hochschule initiiert werden. Voraussetzungen für die Gestaltung von Entwicklungsprozessen sind stichhaltige Situations- und Bedarfsanalysen. Diese werden bereits auf der Basis unterschiedlichster Initiativen, praktikablen qualitativen und quantitativen Analysen durchgeführt.

Gängige Befragungen in schriftlicher Form oder als Onlineversion oder auch oft sehr aufwendig zu realisierenden, qualitativen Verfahren habe zwar jederzeit eine Berechtigung – sie offenbaren aber auch Grenzen und organisatorische Schwierigkeiten:

- Die Beteiligung ist oft sehr unterschiedlich, sodass aussagefähige und belastbare Teilnahmeraten nur bedingt erreicht werden.
- Die erreichten Teilnehmenden in Umfragen sind oft einer Gruppe z. B. der besonders an gesundheitlichen Fragestellungen Interessierten, zuzuordnen (Fehlallokation).
- In vielen Fällen sind aufwendige Auswertungsroutinen notwendig, die zeitnahe Umsetzungsschritte teilweise verzögern.

Individualisierbare Feedbacks für die Teilnehmenden sind in den wenigsten Fällen möglich, sodass konkrete persönliche Hinweise für die Teilnehmenden (z. T. auch auf Grund des Datenschutzes) kaum möglich sind. Diese Faktoren, die hier nicht den Anspruch auf Vollständigkeit beanspruchen, wurden in der Umsetzung des Heidelberger Health Score 3.0 (HHS 3.0) (Blümke et al. 2020) für Studierende berücksichtigt und daraufhin geeignete Lösungsoptionen entwickelt. Mit dem HHS 3.0 für Studierende hat die Heidelberger Arbeitsgruppe den HHS 3.0 für Beschäftigte auf die Situation und Fragestellung Studierender (gesundheitliche bzw. funktionelle Kapazität) adaptiert und auf das Modell House of Studyability angepasst. Konsequenterweise wird der (CORE-)Fragebogen aktuell um Fragestellungen der weiteren Etagen des House of Studyability, also Kompetenzen (1. OG)/Werte und Einstellungen (2. OG)/Arbeits-/Studienorganisation (3. OG) erweitert. Der Umfang des Basisfragebogens mit 14 Fragen wird mit maximal 9–12 Fragen erweitert werden. Dadurch ist eine Bearbeitungszeit für die Teilnehmende in 15–20 Minuten jederzeit möglich.

Durch eine umfangreiche Bearbeitung und Prüfung der Fragebogenkonstruktion ist der Fragbogen vollständig anonymisiert. Es werden alle Datenschutzbestimmungen nach DS-GVO eingehalten. Dennoch besteht die Möglichkeit und Option, dass die Teilnehmenden eine sofortige individuelle Auswertung in der Onlineversion des HHS 3.0 Studierende erhalten können. Die Auswertung wird im individuellen Feedback nach Beendigung des Fragebogens unmittelbar den Teilnehmenden zur Verfügung gestellt. Somit ist jederzeit eine erste individuelle Bewertung der eigenen Ergebnisse mit einer Einordnung in die entsprechende Referenzgruppe (Alter und Geschlecht werden berücksichtigt) gegeben (Abb. 11.3). Dieses Feedback kann nicht nur den persönlichen Handlungsbedarf aufzeigen, sondern auf konkrete Angebote der Universität (z. B. Beratungsangebote) oder spezifische Angebote des Hochschulsports oder weiterer Partner der Universität hinweisen. In den Gruppenauswertungen (z. B. Ergebnisse einzelner Fakultäten oder Institute) stehen den Verantwortlichen Informationen zur Struktur-, Prozess- oder Angebotsoptimierung zur Verfügung und ermöglichen so weitreichende partizipative Entwicklungsprozesse.

Heidelberger Health Score 3.0

Im Folgenden stellen wir Ihnen die aggregierten HHS Werte zur Verfügung
Dabei berücksichtige wir allgemeine Vergleichswerte.
Hinweise zur Einschätzung

Die Konsteilation zeigt auf. dass Handlungsbedarf besteht	Hier gibt es Optionen, Veränderungspotentiale zu ermitten	Sehr gute bis gute Vereussetzungen

HHS	**Gesamtscore** Der durchschnittliche HHS - Gesamt-Score liegt bei: **65,39 Punkten**, Min 39,00, Max 87,00, Stdabw. 13,38. Die Bewertung bezieht sich auf allgemeine Vergleichsdaten.

Im Flogenden beschreiben wir einzelne Dimensionen aller Angaben.

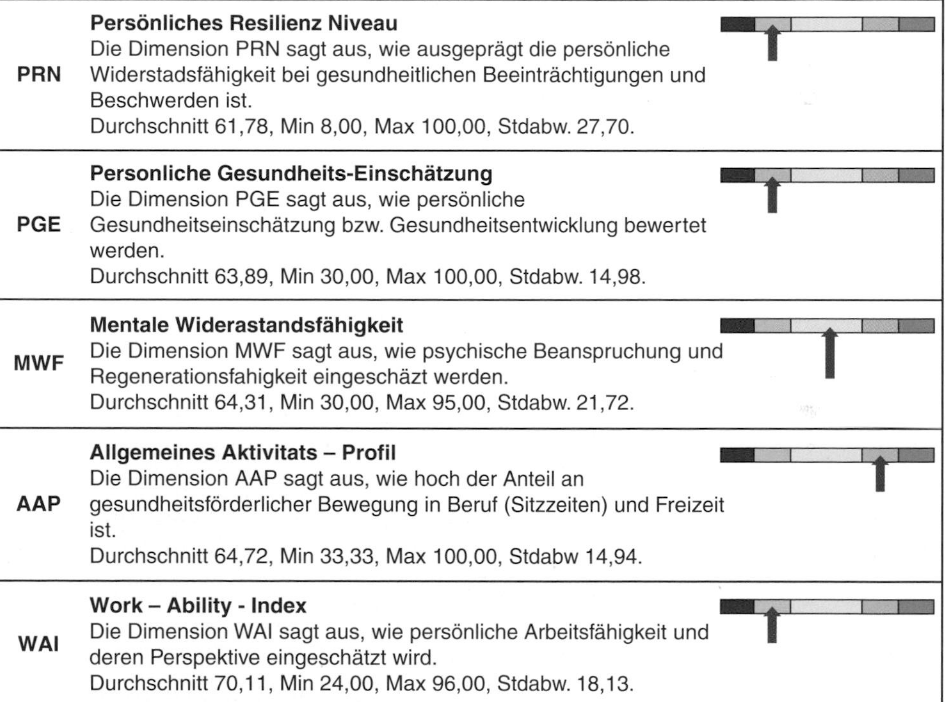

PRN	**Persönliches Resilienz Niveau** Die Dimension PRN sagt aus, wie ausgeprägt die persönliche Widerstadsfähigkeit bei gesundheitlichen Beeinträchtigungen und Beschwerden ist. Durchschnitt 61,78, Min 8,00, Max 100,00, Stdabw. 27,70.
PGE	**Personliche Gesundheits-Einschätzung** Die Dimension PGE sagt aus, wie persönliche Gesundheitseinschätzung bzw. Gesundheitsentwicklung bewertet werden. Durchschnitt 63,89, Min 30,00, Max 100,00, Stdabw. 14,98.
MWF	**Mentale Widerastandsfähigkeit** Die Dimension MWF sagt aus, wie psychische Beanspruchung und Regenerationsfahigkeit eingeschäzt werden. Durchschnitt 64,31, Min 30,00, Max 95,00, Stdabw. 21,72.
AAP	**Allgemeines Aktivitats – Profil** Die Dimension AAP sagt aus, wie hoch der Anteil an gesundheitsförderlicher Bewegung in Beruf (Sitzzeiten) und Freizeit ist. Durchschnitt 64,72, Min 33,33, Max 100,00, Stdabw 14,94.
WAI	**Work – Ability - Index** Die Dimension WAI sagt aus, wie persönliche Arbeitsfähigkeit und deren Perspektive eingeschätzt wird. Durchschnitt 70,11, Min 24,00, Max 96,00, Stdabw. 18,13.

Zusatzinformationen

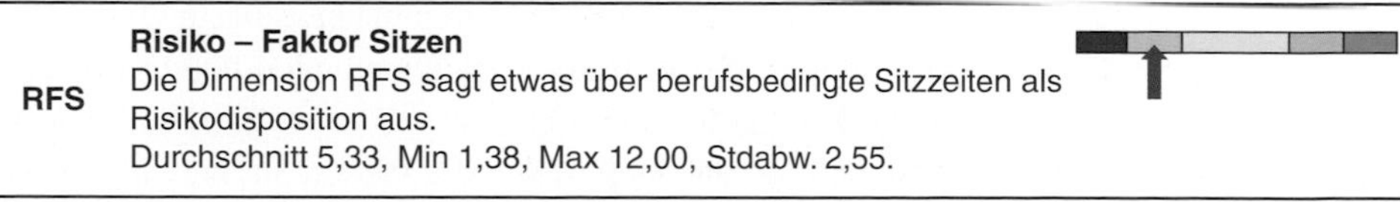

RFS	**Risiko – Faktor Sitzen** Die Dimension RFS sagt etwas über berufsbedingte Sitzzeiten als Risikodisposition aus. Durchschnitt 5,33, Min 1,38, Max 12,00, Stdabw. 2,55.

Abb. 11.3 Beispiel einer persönlichen Auswertung in den Dimensionen des Heidelberger Health Score 3.0

11.4 Konkrete Umsetzungsoptionen an einem Beispiel

In einer ersten Studie konnte der HHS 3.0 im Rahmen der Situations- und Bedarfsanalyse des SGM an der Universität Heidelberg eingesetzt und in der Zielgruppe Studierender erprobt werden. Der Fragebogen wurde im Wintersemester 2019 realisiert. In die Auswertung der Ergebnisse konnten 1603 Datensätze von Studierenden aller Fachbereiche der Universität Heidelberg aufgenommen werden. Die Ergebnisse der Erhebung zeigen alarmierende Werte in den Dimensionen der Mentalen Widerstandsfähigkeit (MWF) sowie dem Risikofaktor Sitzen (RFS). Verglichen mit Referenzwerten zeigen die Studierenden hier deutlich schlechtere Werte als eine gleichaltrige, berufstätige Gruppe auf (Kellner et al. 2021).

Diese Ergebnisse ordnen sich gut in aktuelle Erhebungen im Bereich Studierendengesundheit ein: Mentale Probleme sowie ein hohes Stressempfinden scheinen bei Studierenden aktuell die Gesundheit zu beeinträchtigen. Genauso sind auch hohe Sitzzeiten sowie ein körperliches Aktivitätsverhalten, welches nicht den Empfehlungen der WHO entspricht, bedeutende Themen, welche die studentische Gesundheit betreffen (Grützmacher et al. 2018; Herbst et al. 2016). Auf Basis der Ergebnisse des HHS 3.0 für Studierende wurden im SGM Univital Programme entwickelt, welche die erhobenen Problematiken und Bedarfe adressieren. Im Bereich der mentalen Widerstandsfähigkeit wurden für Studierende Achtsamkeits-Schnupperworkshops ermöglicht. Die große Resonanz führte weiterhin dazu, dass ein vierwöchiger Onlineachtsamkeitskurs erstellt wurde, welcher allen Studierenden seit dem Wintersemester 2021 zur Verfügung steht. Gemeinsam mit dem Hochschulsport wird kontinuierlich an der bewegungsbezogenen Gesundheitsförderung für Studierende gearbeitet. Angebote wie Bewegt in Heidelberg, Active Weeks oder eine bewegte Campustour am Willkommenstag der Erstsemesterstudierenden sollen hier als Beispiele genannt werden. Um auch auf theoretischem Weg die Gesundheitskompetenz der Studierenden anzusprechen und somit ein großflächiges und breit aufgestelltes Gesundheitsverständnis zu schaffen, bieten wir ein Seminar im Bereich der übergreifenden Kompetenzen an. Seit mittlerweile drei Semestern ist das Seminar „Gesundheitskompetenz erlernen: gesund studieren – gesund leben“ ausgebucht und zeigt auch damit die große Relevanz der Thematik sowie ein großes Interesse seitens der Studierenden auf.

Durch die Realisierung des HHS 3.0 für Studierende in einem Onlineformat könnte der Zugang für Studierende zu Angeboten der Gesundheitsförderung erleichtert werden. Nach Teilnahme an der Onlineumfrage HHS 3.0 werden dem jeweiligen Teilnehmenden auf Basis der Auswertung der Angaben, individuell zugeschnittene Handlungsmöglichkeiten aufgezeigt. Beispielsweise würde eine Person, welche im Fragebogen angibt, unzureichend körperlich aktiv zu sein, das Feedback bekommen, dass es wichtig ist, die körperliche sowie sportliche Aktivität zu erhöhen. Dazu bekäme diese Person direkte Verweise zu den Maßnahmen an der eigenen Hochschule, im Falle dieses Beispiels vorzugsweise zum Hochschulsport.

Das Modell des *House of Studyability* liefert also nicht nur einen kreativen Ansatzpunkt zur Diskussion, sondern kann auch zu ganz konkreten praktischen Anwendungen führen. Mit einem HHS 3.0 für Studierende können sich nicht nur die Studierenden selbst, sondern auch die Organisation ein Feedback einholen, welches zur Verbesserung eines SGM beitragen kann. Auch ist das Haus als Modell hervorragend als Kommunikationstool nutzbar, welches Interventionen und deren Nutzen leicht begreiflich machen kann. Die direkte Anpassung an die Anforderungen des SGM ermöglichen vielseitige Einsatzmöglichkeiten.

Literatur

Blümke M, Ziesche S, Köppel M et al (2020) Heidelberger Health Score HHS 3.0. Präv Gesundheitsförder 15:15–20. https://doi.org/10.1007/s11553-019-00738-z

Gould R, Ilmarinen J, Järvisalo J et al (2008) Dimensions of work ability. Results of the health 2000 survey. Finnish Centre for Pension, Helsinki

Grützmacher J, Gusy B, Lesener T et al (2018) Gesundheit Studierender in Deutschland 2017. Ein Kooperationsprojekt zwischen dem Deutschen Zentrum für Hochschul- und Wissenschaftsforschung, der Freien Universität Berlin und der Techniker Krankenkasse

Herbst U, Voeth M, Eidhoff A et al (2016) Studierendenstress in Deutschland – eine empirische Untersuchung. AOK-Bundesverband, Berlin

Heublein U, Richter J, Schmelzer R (2020) Die Entwicklung der Studienabbruchquoten in Deutschland. DZHW, Hannover

Huber G (2019) Betriebliche Gesundheitsförderung im Gesundheitsbereich. In: Tiemann M, Mohokum M (Hrsg) Prävention und Gesundheitsförderung. Springer Reference Pflege – Therapie – Gesundheit, Berlin/Heidelberg

Huber G, Kellner M (2020) Studyability als Ziel des Gesundheitsmanagements für Studierende. B&G Bewegungsther Gesundheitssport 36:36–39

Huber G, Weiß K (2015) Betriebliche Gesundheitsförderung – Trends und Forschungsupdate 2014. B&G Bewegungsther Gesundheitssport 31:6–9

Ilmarinen J (2019) From work ability research to implementation. Int J Environ Res Public Health 16

Ilmarinen J, Tempel J (2003) Erhalt, Förderung und Entwicklung der Arbeitsfähigkeit – Konzepte und Forschungsergebnisse aus Finnland. In: Badura B, Schellschmidt H, Vetter C (Hrsg) Fehlzeiten-Report 2002. Demographischer Wandel: Herausforderungen für die betriebliche Personal- und Gesundheitspolitik. Springer, Berlin, S 85–99

Ilmarinen J, von Bonsdorff M (2015) Work ability. In: The encyclopedia of adulthood and aging. American Cancer Society, S 1–5. https://doi.org/1118521373.wbeaa254

Ilmarinen J, Tuomi K, Seitsamo J (2005) New dimensions of work ability. Int Congr Ser 1280:3–7

Isleib S, Woisch A, Heublein U (2019) Ursachen des Studienabbruchs: Theoretische Basis und empirische Faktoren. Z Erzieh 22:1047–1076. https://doi.org/10.1007/s11618-019-00908-x

Kellner M, Weiß K, Huber G (2021) Sind Studierende jung, fit und gesund? Leipziger Sport Beiträge 62:168–185

Pfeffer I, Wegner M (2020) Modelle zur Erklärung der Veränderung von Gesundheitsverhalten und körperlicher Aktivität. In: Schüler J, Wegner M, Plessner H (Hrsg) Sportpsychologie: Grundlagen und Anwendung. Springer Berlin Heidelberg, Berlin/Heidelberg, S 533–549. https://doi.org/10.1007/978-3-662-56802-6_23

12 Gesunde Hochschullehre als zentraler Bestandteil eines Hochschulischen Gesundheitsmanagements

Robert Rupp

12.1 Einleitung

Die Hochschule stellt für Studierende eine prägende Lebenswelt dar. Für die am Settingansatz orientierte Gesundheitsförderung besteht dort die Aufgabe, alle relevanten Bereiche (Lehre, Prüfungen, Mensen, Wohnheime etc.) zu erreichen und gesundheitsfördernd auszurichten. Hochschulen unterstützen dieses Bestreben zunehmend, indem sie neben einem Betrieblichen (BGM) nun auch ein Studentisches Gesundheitsmanagement (SGM) etablieren.

In der Diskussion um geeignete Ansatzpunkte und Vorgehensweisen für die Umsetzung von SGM wird der besondere Stellenwert der Gestaltung einer gesundheitsfördernden Lehre herausgestellt (Bachert et al. 2018). Dies ist nachvollziehbar, bildet doch der Besuch von Lehrveranstaltungen und das darauf bezogene Selbststudium inhaltlich und zeitlich den Kerngegenstand eines Hochschulstudiums, der Studierende mit zahlreichen stressrelevanten Faktoren, wie hohe geistige Anforderungen, Leistungsdruck, Zeit- und Prüfungsbelastungen, konfrontiert (Grützmacher et al. 2018).

Trotz seiner Bedeutung für das Wohlbefinden und die Gesundheit Studierender ist die wissenschaftliche Thematisierung einer gesunden Hochschullehre noch kaum entwickelt. Eine theorie- und evidenzgeleitete Klärung dessen, was unter einer gesundheitsfördernden Hochschullehre zu verstehen ist und wie sie auf Interventionsebene wirkungsvoll realisiert werden kann, steht bisher noch aus. Es gilt hierbei zu berücksichtigen, dass in der Lehre der Bildungsauftrag nicht gegenüber Anliegen der Gesundheitsförderung zurücktreten darf.

R. Rupp (✉)
Pädagogische Hochschule Heidelberg, Heidelberg, Deutschland
e-mail: rupp@ph-heidelberg.de

M. Timmann et al. (Hrsg.), *Handbuch Studentisches Gesundheitsmanagement - Perspektiven, Impulse und Praxiseinblicke*,
https://doi.org/10.1007/978-3-662-65344-9_12

Im Zeichen der empirischen Wende in der Hochschuldidaktik wird eine *gute Hochschullehre* heute primär an einer Optimierung von Lern- und Leistungsergebnissen bemessen (Schneider und Mustafic 2015). Dieses prioritäre Settingziel gilt es mit gesundheitsförderlichen Interventionen zu stützen und auszubauen. Mit diesem Ansatz wird gleichzeitig eine leistungs- wie auch gesundheitsfördernde Gestaltung der Lehre ermöglicht, ohne die beiden Anliegen gegeneinander auszuspielen (Faller 2006). Gelingt dies, resultiert daraus eine *gute gesunde Lehre,* die aus Perspektive von Lehrenden und Hochschulen keine zusätzlich zu erbringende Aufgabe darstellt, was ihre Akzeptanz und Umsetzungswahrscheinlichkeit erhöht. Vor dem Hintergrund der aufgezeigten Zusammenhänge beschäftigt sich der vorliegende Beitrag mit folgenden Fragestellungen:

- Auf welcher Theorie- und Evidenzbasis kann ein Konzept entwickelt werden, das Hochschullehre zugleich leistungs- wie auch gesundheitsfördernd ausrichten kann?
- Welche Empfehlungen lassen sich daraus für die Gestaltung und nachhaltige Umsetzung gesunder Lehre an Hochschulen ableiten?

Die Klärung obiger Fragen erfolgt auf Basis des Modells der ressourcenorientierten Gesundheitspädagogik, welches Knörzer und Rupp entworfen haben, um moderne Vorstellungen der Gesundheitsförderung mit zentralen pädagogischen Dimensionen (Lernen, Motivation, Entwicklung) zusammenführen zu können (Knörzer und Rupp 2010; Knörzer 2011; Rupp 2011).

12.2 Gesunde Lehre aus Sicht der ressourcenorientierten Gesundheitspädagogik

Das Modell der ressourcenorientierten Gesundheitspädagogik stellt die Befriedigung psychischer Grundbedürfnisse heraus, um Lehr-Lernprozesse zugleich gut und gesundheitsfördernd gestalten zu können (Knörzer und Rupp 2010; Knörzer 2011; Rupp 2011). Die theoretische Klärung der Zusammenhänge erfolgt hierbei auf Basis der Konsistenztheorie (Grawe 2004) und der Selbstbestimmungstheorie (Ryan und Deci 2020). Beide Theorien identifizieren auf Basis neurowissenschaftlicher und psychologischer Befunde psychische Grundbedürfnisse, die bei allen Menschen vorhanden sind und deren Befriedigung zu psychischer Gesundheit, hoher Motivation und optimalem Lernen führt (Grawe 2004, S. 183 ff; Ryan und Deci 2020).

Dabei handelt es sich um:

- ein Bedürfnis nach Orientierung, Kontrolle oder Autonomie,
- ein Bedürfnis nach sozialer Bindung,
- ein Bedürfnis nach Selbstwerterhöhung/ -schutz,
- ein Bedürfnis nach Lustgewinn/ Wohlbefinden.

Im Rahmen der Selbstbestimmungstheorie wurde in den vergangenen drei Dekaden in diversen Studien eine breite Evidenzbasis geschaffen, welche die Bedeutung dieser Bedürfnisse für den Bildungsbereich aufzeigt. Über verschiedene Bildungsstufen (von der Grundschule bis zur Universität), Lerninhalte und kulturelle Kontexte hinweg liegen umfangreiche Belege dafür vor, dass bedürfnisbefriedigende Lehr-Lernprozesse und -umgebungen die Lernmotivation und Lernleistung steigern und zugleich das Wohlbefinden und die psychische Gesundheit von Lernenden und Lehrenden fördern (Ryan und Deci 2020). Vor diesem Hintergrund stellen Ryan und Deci (2020) die Grundbedürfnisbefriedigung als essenziell für leistungsfördernde und gesunde Bildungsumgebungen heraus.

Das Modell der ressourcenorientierten Gesundheitspädagogik führt die aufgezeigten bedürfnistheoretischen Zugänge mit empirisch gestützten Theorien zum Zusammenwirken bewusster und unbewusster psychischer Prozesse sowie zur Bedeutung der Affekte in Lehr-Lernprozessen zusammen (Knörzer und Rupp 2010; Knörzer 2011; Rupp 2011). Demnach hat jeder Lernprozess einen kognitiven und einen affektiven Anteil. Affekte steuern auf einer unbewussten Ebene die Kognitionen. Wer also in bestimmten Lernsituationen positive, bedürfnisbefriedigende Erfahrungen gemacht hat und diese auf der unbewussten Ebene (im sog. Erfahrungsverstand) emotional als positiv abgespeichert hat, wird sich wieder auf ähnliche Anforderungen einlassen. Hat die Handlungsperson dagegen in der Auseinandersetzung mit einer bestimmten Lernsituation negative, bedürfnisverletzende Erfahrungen gesammelt, schlägt sich dies in einem negativ besetzten Gedächtnisinhalt nieder. Die Person wird zukünftig vergleichbare Situationen eher meiden. Grundlegend für beide Prozesse ist damit der Grad der Bedürfnisbefriedigung. Werden die psychischen Grundbedürfnisse umfassend befriedigt, kann die Person im Lehr-Lernkontext darüber hinaus ihr Stresserleben geringhalten und einen Großteil ihrer psychischen Kraft für ein optimales Lernen aufwenden. Verbleiben die Bedürfnisse hingegen unbefriedigt oder werden gar verletzt, erlebt die Person Stress und muss ihre psychische Kraft vorwiegend auf den Schutz vor weiterer Bedürfnisverletzung ausrichten. Der Lernprozess wird dadurch beeinträchtigt. Die skizzierten Erlebens- und Verhaltenstendenzen sind stabil auf der unbewussten Ebene verankert und beeinflussen nachhaltig weitere Lernprozesse.

Auf Grundlage dieser theoretischen Zusammenschau formuliert die ressourcenorientierte Gesundheitspädagogik für Lehrkontexte und gesundheitspädagogische Interventionen die folgende methodisch-didaktische Leitlinie:

> „Jede pädagogische Intervention muss unabhängig von den gewählten Zielen, Inhalten, Methoden und Medien immer die Befriedigung der psychischen Grundbedürfnisse der Lernenden mit anstreben.“ (Knörzer und Rupp 2010)

Wird diese Leitidee der Bedürfnisbefriedigung nun auf den spezifischen Kontext der Hochschullehre angewandt, kann man Folgendes herausstellen. Für die Gesundheitsförderung besteht die Aufgabe, nach Ressourcen zu suchen, die Studierenden und Lehrenden eine Befriedigung ihrer psychischen Grundbedürfnisse ermöglichen. Dabei erhält die bedürfnisbefriedigende Gestaltung der konkreten Lernumgebung – bestehend aus einem adäquaten Arrangement von Lehr-Lernmethoden sowie der sie rahmenden räumlichen, zeitlichen und sozialen Kontexte – einen zentralen Stellenwert. Gekennzeichnet ist solch eine Lehre von einer positiven emotionalen Atmosphäre, gegenseitigem Respekt, der Herstellung von Transparenz, Orientierung und klarer Struktur im Lehr-Lernprozess, der Minimierung von Druck und Kontrolle, der Bereitstellung von Wahl-, Mitgestaltungsmöglichkeiten und wirkungsrelevantem Feedback für eine interessengeleitete, selbstbestimmte und kompetente Erschließung des Lernstoffs. Es spiegeln sich somit die psychischen Grundbedürfnisse nach Lustgewinn, Selbstwert, sozialer Bindung, Orientierung und Kontrolle wider. Zusätzliches Potenzial liegt in der Zusammenführung von Lehr-Lernprozessen mit leichter Mikrobewegung – wie (Auf-)Stehen und (Umher-)Gehen. Es wird auf dieser Basis nicht nur das psychische Bedürfnis nach Lustgewinn/ Wohlbefinden befriedigt, sondern auch ein basales physiologisches Bedürfnis nach regelmäßiger Sitzunterbrechung und Haltungswechsel erfüllt – mit positiven Folgen für Lernleistung und Gesundheit (Rupp et al. 2020).

Wird Hochschullehre derart bedürfnisorientiert gestaltet, kann sie ihr prioritäres Ziel (gute Lehre) erfüllen und zugleich – ohne Mehraufwand und Zielabwägungen – gesundheitsfördernd auf Studierende und Lehrende einwirken. Die ressourcenorientierte Gesundheitspädagogik stützt mit ihrer skizzierten Theoriebasis diese „These zur Parallelität von gesundheits- und leistungsbezogenen Faktoren" (Faller 2006) und konkretisiert dabei die Vorstellung davon, was eine gute gesunde Lehre auszeichnet:

> Hochschullehre ist dann gut und gesund, wenn sie grundlegende menschliche Bedürfnisse erfüllt (und nicht verletzt) und auf diese Weise sowohl die Lernmotivation und Lernleistung Studierender optimiert als auch das Wohlbefinden und die psychische Gesundheit von Studierenden und Lehrenden fördert und erhält.

Allerdings muss davon ausgegangen werden, dass die hier entworfene beste Praxis aktuell noch kaum realisiert wird. Maßnahmen, die speziell darauf abzielen, die Befriedigung der psychischen Grundbedürfnisse von Lehrenden und Lernenden zu verbessern, sind in Bildungskontexten noch nicht weit verbreitet (Ryan und Deci 2020).

12.3 Gedanken zur Umsetzung

Die breite Umsetzung einer gesunden Hochschullehre bedarf eines normativen Umdenkens. Anstelle einer dominanten Leistungskultur müssen zukünftig, in einem erweiterten Verständnis, verstärkt die menschengemäßen Bedingungen mitbedacht und angebahnt werden, die eine gesundheitsverträgliche Optimierung von Lern- und Leistungsergebnissen ermöglichen. Um solch eine Kultur der Veränderung zu erreichen, muss im Setting Hochschule vor allem auf den strukturellen Interventionsebenen wie der soziokulturellen Umwelt und der gesellschaftlich-politischen Umwelt vorgegangen werden. Im Folgenden werden hierzu ausgewählte Ansatzpunkte, handlungsleitende Gedanken und Erfolgsfaktoren für die Umsetzung dargelegt, die sich teils auf eigene Erfahrungen an der Pädagogischen Hochschule Heidelberg (PH Heidelberg) beziehen.

12.4 Lehrende als das entscheidende Nadelöhr

Der hier skizzierte Ansatz einer guten gesunden Lehre und die damit angestrebte bedürfnisbefriedigende Lehrpraxis können durchaus stark von den etablierten Lehrgewohnheiten Hochschuldozierender abweichen. Gleichzeitig bildet dieser Personenkreis den Dreh- und Angelpunkt für eine gelingende Umsetzung. Entsprechend müssen Lehrende qualifiziert werden. Denn nur wenn diese mittels Weiterbildungen für die Notwendigkeit und Vorteile einer gesunden Lehre sensibilisiert und für ihre kompetente und nachhaltige Umsetzung qualifiziert und motiviert werden, profitiert die eigentliche Zielgruppe der Studierenden davon.

Hochschuldidaktische Weiterbildungsangebote zu gesunder Lehre sind in Deutschland bisher jedoch noch kaum vorzufinden. Dieser Mangel trifft insbesondere auf Angebote zu, welche für die Umsetzung der hier als besonders wertvoll herausgestellten grundbedürfnisorientierten Lehre qualifizieren. Um dieses Desiderat zu beheben, hat der Autor dieses Artikels in Kooperation mit der Akademie für wissenschaftliche Weiterbildung der PH Heidelberg das hochschuldidaktische Weiterbildungsangebot „Gute gesunde Hochschullehre – Ein ressourcenorientierter Ansatz zur Förderung von Wohlbefinden, Motivation und Lernleistung Studierender“ eingerichtet. Es verfolgt die nachfolgenden Lernziele:

- Lehrende kennen Grundlagen der ressourcenorientierten Gesundheitspädagogik und können diese in ihren Lehrveranstaltungen anwenden.
- Lehrende können Lehr-Lern-Prozesse nach dem Leitprinzip „der Befriedigung der psychischen Grundbedürfnisse“ gesundheitsförderlich und lernwirksam gestalten.
- Lehrende verfügen über ein vielfältiges Repertoire an erprobten Strategien und Methoden zur Ressourcenaktivierung und Bedürfnisbefriedigung für die eigene Lehrpraxis.

Zur Verbreitung des Ansatzes einer guten gesunden Lehre steht diese Weiterbildung als Inhouse-Angebot auch anderen Hochschulen offen:

https://www.ph-akademie.de/seminarangebot/hochschuldidaktik-2/

Erste Erfahrungen mit der Einbindung dieses Angebots in hochschuldidaktische Weiterbildungsreihen anderer Hochschulen zeigen das große Interesse Lehrender an der Thematik einer guten gesunden Lehre auf.

12.5 Soziale und organisationale Unterstützung

Für die erfolgreiche Umsetzung einer gesunden Hochschullehre ist es nicht nur wichtig, das Lehrverhalten der Dozierenden zu verändern, sondern auch deren eigenes Wohlbefinden zu unterstützen. Forschungsergebnisse zur Selbstbestimmungstheorie belegen eine dynamische Verbindung der Befriedigung psychischer Grundbedürfnisse von Lehrenden und Lernenden (Ryan und Deci 2020). Demnach sind Lehrende vor allem dann dazu in der Lage gesunde, bedürfnisbefriedigende Lehre auszubringen, wenn sie in ihrem eigenen Arbeitskontext selbst bedürfnisbefriedigende (gesunde) Arbeitsbedingungen und Unterstützung erleben. Im Gegensatz dazu verhindern Kontrollvorgaben, institutioneller Druck und bedürfnisverletzende Führungsstile bei Lehrenden die Umsetzung einer gesunden Lehre (Ryan und Deci 2020). Hier wird gesunde Lehre als Schnittstelle von BGM und SGM bzw. als integraler Bestandteil eines hochschulischen Gesundheitsmanagements deutlich.

Eine gesunde Hochschullehre benötigt demnach eine breite soziale und organisationale Unterstützung für die Leitidee der Erfüllung menschlicher Bedürfnisse in Lehr-, Lern- und Arbeitskontexten. Diese Idee muss insbesondere auf der Führungsebene (vor-)gelebt und dafür aktiv eingetreten werden – im kollegialen Kreis der eigenen Abteilung und andererseits auf leitender Ebene. Nur mit dieser Form der Unterstützung kann langfristig eine positive Vorbildfunktion, Engagement und Ermutigung von Lehrenden in der gesunden Lehre erreicht werden.

12.6 Curriculare Verankerung

Die curriculare Verankerung gesundheitsbezogener Lehrangebote erweitert bisher dargestellte Möglichkeiten. Dazu werden Studienangebote geschaffen, in denen Studierende Strategien und Kompetenzen erwerben und praktisch erproben, um sowohl den eigenen Studienalltag als auch ihre zukünftigen berufsbezogenen Lehr-, Vortrags-, oder Arbeitssituationen gesund zu gestalten.

Als Beispiel dient hier das Modul „Bewegungsaktivierende Schul- und Unterrichtsgestaltung (BSU)". Mit der curricularen Verankerung dieses Moduls in den Übergreifenden Studienbereich (ÜSB) nimmt die PH Heidelberg eine deutschlandweite Vorreiterrolle in der gesunden und bewegten Lehrer*innenbildung ein. Der ÜSB ist ein gemeinsamer Studienbestandteil aller lehramtsbezogenen Studiengänge an der PH Heidelberg und zielt auf die Entwicklung von Querschnittskompetenzen durch alle Lehramtsstudierende, unabhängig von Ausrichtung und Fächerwahl. Studierende entwickeln im BSU-Modul Kompetenzen, um das Thema Bewegung lernwirksam und gesundheitsfördernd in den Schulalltag wie auch ihren eigenen Studienalltag einzubringen.

12.7 Fazit

Die Verknüpfung von Gesundheitsmanagement mit dem zentralen Organisationsziel einer qualitätsvollen Lehre in Hochschulen ist möglich und lohnend. Eine gesunde Hochschullehre erreicht die beiden größten Statusgruppen an Hochschulen (Studierende und wissenschaftliches Personal) in großer Zahl und unterstützt diese in ihren zentralen Tätigkeitsfeldern (Lehren/ Lernen). Durch ihre Ausrichtung an der Leitidee der Bedürfnisbefriedigung ist eine menschengerechte Gestaltung von Hochschullehre möglich, die sowohl die Lernleistung Studierender optimiert als auch das Wohlbefinden und die psychische Gesundheit von Studierenden und Lehrenden fördert und erhält. Gesundheit wird so zu einem Qualitätskriterium und integralen Bestandteil guter Lehre und muss nicht als gesundheitsbezogene Zusatzaufgabe betrachtet und verfolgt werden. Ob Hochschullehre letztlich gesundheitsfördernd gestaltet wird, hängt nicht alleine vom Wollen und Können der Lehrenden ab. Rahmenbedingungen, wie institutionelle Vorgaben, Normen, Führungsstile oder die Arbeitsbedingungen Dozierender, nehmen darauf ebenso (großen) Einfluss. Gesunde Lehre stellt sich damit als bedeutsam Schnittstelle von BGM und SGM heraus bzw. sollte als zentraler Bestandteil in einem hochschulischen Gesundheitsmanagement gesehen werden. Dieses muss auch die aufgezeigten Rahmenbedingungen mit der Zielsetzung der Erfüllung menschlicher Grundbedürfnisse adressieren, um eine gesunde Lehre strukturell gut verankern zu können.

Literatur

Bachert P, Blumenroth H, Gusy B et al (2018) Gütekriterien für studentische Gesundheit entwickeln. In: Techniker Krankenkasse (Hrsg) Gesundheitsmanagement für Studierende. Konzepte und Praxis. DUZ Verlags- und Medienhaus GmbH, Berlin, S 7–10

Faller G (2006) Gesundheit und Arbeit aus Sicht der verschiedenen Statusgruppen an Hochschulen. In: Faller G, Schnabel PE (Hrsg) Wege zur gesunden Hochschule. Edition Sigma, Berlin, S 35–56

Grawe K (2004) Neuropsychotherapie. Hogrefe, Göttingen

Grützmacher J, Gusy B, Lesener T, Sudheimer S, Willige J (2018) Gesundheit Studierender in Deutschland 2017. Ein Kooperationsprojekt zwischen dem Deutschen Zentrum für Hochschul- und Wissenschaftsforschung, der Freien Universität Berlin und der Techniker Krankenkasse

Knörzer W (2011) Ressourcenorientierte Gesundheitspädagogik. In: Knörzer W, Rupp R (Hrsg) Gesundheit ist nicht alles – Was ist sie dann? Gesundheitspädagogische Antworten. Schneider, Baltmannsweiler, S 1–19

Knörzer W, Rupp R (2010) Ressourcenorientierung als Grundprinzip sportpädagogischen Handelns. In: Knörzer W, Schley M (Hrsg) Neurowissenschaft bewegt, Bd 156. Edition Czwalina, Hamburg, S 19–34

Rupp R (2011) Bedürfnisorientierung als gesundheitserzieherisches Grundprinzip. In: Knörzer W, Rupp R (Hrsg) Gesundheit ist nicht alles – Was ist sie dann? Gesundheitspädagogische Antworten. Schneider, Baltmannsweiler, S 20–33

Rupp R, Dold C, Bucksch J (2020) Bewegte Hochschullehre. Einführung in das Heidelberger Modell der bewegten Lehre. Spinger, Wiesbaden

Ryan RM, Deci EL (2020) Intrinsic and extrinsic motivation from a self-determination theory perspective: definitions, theory, practices, and future directions. Contemp Educ Psychol. Online verfügbar unter https://doi.org/10.1016/j.cedpsych.2020.101860

Schneider M, Mustafic M (Hrsg) (2015) Gute Hochschullehre: Eine evidenzbasierte Orientierungshilfe. Springer, Heidelberg

13 Verhältnisorientierte Bewegungsförderung in der Lebenswelt Hochschule am Beispiel der Walkability

Jens Bucksch

13.1 Einleitung

Ob Bewegungsförderung in der Hochschule stattfindet, lässt sich vordergründig mit dem Verweis auf die Angebote des Hochschulsports beantworten. Verbesserungspotenziale ließen sich strukturell in der Erreichbarkeit oder der Attraktivität des Angebots sowie motivational durch Überzeugungsarbeit zum persönlichen Wert der Bewegung für Hochschulangehörige ausmachen. Mit diesem Beitrag soll der Blick auf die Bewegungsförderung in der Hochschule jedoch erweitert werden. Es wird auf alltägliche Bewegungsanlässe und Interventionspotenziale in dieser Lebenswelt unter einer verhältnispräventiven Perspektive abgehoben. Das Konzept der Walkability inspiriert hierbei als Dachkonzept. Der Beitrag geht zunächst auf das Rational für die Bewegungsförderung ein und hebt auf die Alltagsbewegung als wichtige Zielgröße ab. Darauf aufbauend wird das Konzept Walkability und ihre Evidenz für Zusammenhänge mit dem Bewegungsverhalten beleuchtet, um abschließend zusammenfassend Umsetzungsperspektiven aufzuzeigen.

13.2 Gründe für Bewegungsförderung in der Hochschule

Bewegung beugt vielen chronisch-degenerativen Erkrankungen vor, macht stressresistenter und stärkt das Wohlbefinden (Dishman et al. 2012). Mit dem Fokus auf die Hochschule sind die positiven Effekte von Bewegung auf das Lernen und die kognitive Leistungsfähigkeit

J. Bucksch (✉)
Pädagogische Hochschule Heidelberg, Heidelberg, Deutschland
e-mail: bucksch@ph-heidelberg.de

M. Timmann et al. (Hrsg.), *Handbuch Studentisches Gesundheitsmanagement - Perspektiven, Impulse und Praxiseinblicke*, https://doi.org/10.1007/978-3-662-65344-9_13

zusätzlich zu ergänzen (Haverkamp et al. 2020). Darüber hinaus ist festzuhalten, dass mit einer hochschulischen Bewegungsförderung ca. 3,5 Mio. Studierende und Beschäftigte erreicht werden könnten (Hartmann et al. 2016). Gerade die in diesem Beitrag fokussierte Gruppe der Studierenden ist an keinem anderen Ort so strukturiert zu erreichen. Neben der Erreichbarkeit lassen sich weitere Argumente für die Förderung des Bewegungs- und Gesundheitsverhalten von Studierenden finden. Zunächst bieten Lebensphasenübergänge wie der Beginn eines Studiums, die Chance aber auch das Risiko, dass sich neue relevante Verhaltensweisen im Kontext von Gesundheitsverhalten einschleifen (Gropper et al. 2020). Beispielsweise steigt in einem Studium von 4 Jahren das Gewicht bei Studierenden zwischen 1,6 und 3 kg an (Fedewa et al. 2014). Der Auszug aus dem Elternhaus ist ein typisches Element dieser Umbruchphase, der mit einem höheren Grad an autonomen Entscheidungen einhergeht. Dieses Zeitfenster zu nutzen, sich produktiv mit der eigenen Gesundheit auseinanderzusetzen, wurde bislang häufig im Kontext von Suchtmittelprävention und Stressregulation genutzt und lässt sich noch stärker für eine Förderung von Bewegung im Alltag nutzen (Deforche et al. 2015; Keating et al. 2005).

Diese letztgenannte Fokussierung ist geboten, da junge Erwachsene sehr häufig Sport treiben (Robert Koch Institut 2012a), aber ein Großteil dennoch die Bewegungsempfehlung verfehlt (Robert Koch Institut 2012b). Diese Größenordnung ist auf 50–80 % zu beziffern. Wird die Grenze von 10.000 Schritten pro Tag angelegt, schaffen dies über 90 % nicht (Keating et al. 2005; Sigmundová et al. 2013; Plotnikoff et al. 2015). Ein weiterer Indikator für den dringenden Handlungsbedarf, Bewegung zu fördern, stellen die vielen sitzend verbrachten Zeiten von Studierenden dar. Etwa 11 Stunden der Wachzeit werden von Studierenden im Sitzen verbracht (Moulin et al. 2019). Dies ist im Vergleich mit der nichtstudentischen Bevölkerung im gleichen Alter erhöht. Begründet werden kann das Verhalten nicht zuletzt mit der Verknüpfung von Lernen und Zuhören in der dafür sozial normierten sitzenden Haltung (Castro et al. 2020).

13.3 Alltagsbewegung als zentrale Zielgröße

Die Frage nach dem minimalen und dem optimalen Ausmaß an Bewegung wird durch die jeweils aktuellen Bewegungsempfehlungen beantwortet (Bull et al. 2020). Die Bewegung im Alltag nimmt dabei mittlerweile eine zentrale Zielgröße ein, auch vor dem Hintergrund der in der Gesellschaft dominierenden Sitzzeiten. Denn eine umfassende Reduktion von Sitzzeiten lässt sich nur über eine im Tagesverlauf regelmäßige Unterbrechung von Sitzzeiten durch verschiedene Bewegungsanlässe herstellen und nicht durch das ein- oder zweimalige Sporttreiben im Wochenverlauf (Bucksch et al. 2015). Zudem gehen bereits von leicht intensiven (z. B. Spazieren gehen) und kurzen Bewegungseinheiten (z. B. Treppensteigen) gesundheitliche Effekte aus (Bucksch und Wallmann-Sperlich 2016) und diese sind insgesamt niedrigschwellig und beiläufig in den Alltag zu integrieren. Ein typisches Beispiel stellt die aktive Mobilität, die sich in der Gruppe der Studierenden auch unmittelbar gesundheitlich auswirkt, dar (García-Hermoso et al. 2018). Unter der aktiven

Mobilität ist das körperlich aktive Zurücklegen einer Wegstrecke mittels Fahrrad oder zu Fuß zu verstehen. Die aktive Mobilität wird im weiteren Verlauf des Beitrags als häufiger Bezugspunkt gewählt (Castro et al. 2020).

Zugänge, um Alltagsbewegung zu fördern, unterscheiden sich von der Förderung strukturierter Formen wie dem Sporttreiben, da Alltagsbewegung einem geringeren Grad der bewussten und motivationalen Steuerung unterliegen. Deshalb ist die Gestaltung der Umwelt in diesem Zusammenhang als Interventionsstrategie bedeutsam (Bucksch et al. 2015) und wird über das Konzept der Walkability im Folgenden ausgeführt.

13.4 Konzept der Walkability als Dachkonzept

Walkability steht für einen verhältnispräventiven Zugang in der Förderung alltäglicher Bewegung und versucht individuumszentrierte Ansätze zu stärken mit Blick auf die dort erzielten geringen Effektstärken, unzureichenden Teilnahmequoten innerhalb der Gesamtbevölkerung und kurzfristigen Interventionseffekten. Gleichzeig verspricht eine verhältnispräventive Bewegungsförderung die notwendige Berücksichtigung von physischen Umgebungsfaktoren, von der alle Bevölkerungsgruppen profitieren. Insofern scheint dieser Zugang auch gesundheitsökonomisch sinnvoll (Dishman et al. 2012; Bucksch und Schneider 2014a; Sallis et al. 2006; Heath et al. 2012).

Definitorisch wird die Walkability klassisch über räumliche Daten charakterisiert. Es sind hier u. a. die multifunktionale Nutzungsmischung, eine durchlässige und hohe Verknüpfung des Straßennetzes und weitere Maße der Verdichtung und Diversität eines zu betrachtenden Raumes (z. B. Stadtteil, Quartier) wichtig. All diese Faktoren sind auf die Erhöhung von Wegstrecken, die zu Fuß oder mit dem Fahrrad zurückgelegt werden, ausgerichtet (Frank et al. 2010). Umfassender – und so soll hier auch die Walkability verstanden sein –, lässt sich die Walkability fassen als die Summe objektiver und wahrgenommener Merkmale der baulich-technischen und natürlichen Umwelt, in der Personen ihre Zeit verbringen. Sie beinhaltet bauliche und natürliche Gegebenheiten wie Fuß- und Radwege, die objektive Sicherheit (z. B. verkehrsbezogen) und das subjektive Sicherheitsempfinden (z. B. Angsträume), das attraktive Erscheinungsbild eines Raums sowie die Entfernung und Qualität von Zielpunkten, wie Grünflächen oder ÖPNV-Haltestellen (Bucksch und Schneider 2014b). Inwieweit sich dieses Konzept wissenschaftlich bewährt hat und welche Perspektiven sich hieraus für die Umsetzung in der Lebenswelt Hochschule ergeben, wird im Weiteren geklärt (Sallis et al. 2006).

13.5 Walkability in der Lebenswelt Hochschule – ein Blick in die Evidenz

Die Evidenz zum Zusammenhang zwischen Walkability und Bewegungsverhalten ist in den letzten Jahren angewachsen. Es wird ein positiver Zusammenhang zwischen klassischen Elementen der Walkability, wie der Dichte an Haltestellen des ÖPNV, von Grünräumen oder von Kreuzungsmöglichkeiten, um von A nach B zu gelangen, und der moderat-intensiven Bewegung gesehen (Sallis et al. 2020). Darüber hinaus finden sich insbesondere positive Assoziationen mit der aktiven Mobilität und den genannten Elementen der Walkability sowie der Nutzungsmischung (Christiansen et al. 2016). Mittlerweile bestätigen sich die ursprünglich im außereuropäischen Kontext gewonnenen Erkenntnisse für den europäischen Kontext (van Holle et al. 2012). Für die Stadt Bielefeld beispielsweise konnte gezeigt werden, dass Wegstrecken häufiger zu Fuß oder mit dem Fahrrad zurückgelegt werden, wenn die Personen in Quartieren leben, die eine höhere Walkability aufweisen (Bödeker et al. 2018). Eine neue Generation an Studien, die den Effekt von tatsächlichen Veränderungen in der Umwelt auf das Bewegungsverhalten messen, bestätigen, dass sich die aktive Mobilität erhöht, wenn Veränderungen des Straßenraums mit der Verbesserung der Infrastruktur von Geh- und Fahrradwegen, überdachten Fahrradabstellplätze oder verkehrsberuhigenden Maßnahmen, der Installation von Fitness- und Spielplatzequipment in der Wohnumgebung sowie vorübergehenden Straßenschließungen einhergehen. Diese Ergebnisse lassen sich in der Aussagekraft grob auf die Lebenswelt Hochschule übertragen und einen ersten Mehrwert für die Steigerung des alltäglichen Bewegungsverhaltens vermuten. Erste Konkretisierungen des Nutzens ergeben sich aus den folgenden einschlägigen Untersuchungen.

Zunächst ist zu konstatieren, dass aktivitätsunterstützende Wegstrecken zwischen hochschulischen Gebäuden (z. B. durch Fuß- und Radwegnetze, sichere Querungen, Zugänglichkeit, Attraktivität) häufig nur unzureichend ausgebaut sind (Gilson et al. 2009). Es zeigt sich jedoch auch, dass Walkability-Aspekte zur Verkehrssicherheit auf dem Weg zum und um den Hochschulcampus, angemessene Beleuchtungen zu dunklen Tageszeiten, die Wegeverbindungsdichte, der Zustand und die Breite von Gehwegen, die Nutzungsdurchmischung (Wohnen, Arbeiten und Lernen, Einkaufen) sowie ästhetische Aspekte des Wohnumfelds mit dem Bewegungsverhalten von Studierenden zusammenhängen (Bailey et al. 2020). Werden die Ergebnisse genauer betrachtet, lässt sich festhalten, dass Studierende, die ihren Campus als gehfreundlicher einschätzen, mehr Schritte pro Tag zurücklegen (Sisson et al. 2008), insgesamt mehr gehen sowie eine erhöhte aktive Mobilität und Gesamtaktivität aufweisen (Sisson et al. 2008; Peachey und Baller 2015; Horacek et al. 2016). Ergänzend zeigte sich in einer längsschnittlichen Studie, dass sich die zurückgelegte Gehstrecke als Folge eines verbesserten Fußwegenetzes und einer erhöhten ÖPNV-Taktung verlängerte (Sun et al. 2014).

Für den nationalen Raum gibt es ebenfalls erste Untersuchungen, die sich der Thematik annähern. Zum einen wird hierbei unterstrichen, dass das Fahrradfahren von Studierenden als aktive Fortbewegung von sicheren Abstellmöglichkeiten und einem niedrigen Verkehrsaufkommen abhängt (Teuber und Sudeck 2021). Zum anderen wird deutlich, dass attraktive Wegverbindungen zum Gehen oder Fahrradfahren benötigt werden, die barrierefrei zu überwinden und zudem gut beschildert sein müssen. Darüber hinaus sind Fahrradabstellmöglichkeiten durch Aufbewahrungssysteme für Helme und zusätzliches Gepäck (z. B. Wechselbekleidung) vorzuhalten, um einen besseren Anreiz für die Fahrradnutzung zu schaffen. Die Nutzung von Grünflächen sollte ebenfalls noch stärker über die Installation von Bewegungselementen bzw. die Kennzeichnung/ Ausweisung für Bewegungsaktivitäten verbessert werden (von Sommoggy et al. 2020).

13.6 Zusammenfassung und Ausblick zur Umsetzung

Die Förderung von Alltagsbewegung in Ergänzung zum Sport spielt an Hochschulen noch eine untergeordnete Rolle, hat jedoch ein großes Potenzial, um die physische und psychische Gesundheit sowie die kognitive Leistungsfähigkeit von Studierenden zu verbessern. Die Fokussierung von Alltagsbewegungen kann insbesondere einen Lösungsansatz für die Unterbrechung und Reduzierung der im studentischen Alltag dominierenden Sitzzeiten darstellen. Als vielversprechend stellt sich hierbei ein verhältnispräventiver Zugang dar, der die physischen Rahmenbedingungen absteckt, um Bewegungsgelegenheiten als eine leicht zugängliche und naheliegende Option anzubieten. Die Gestaltung der baulich-technischen und natürlichen Umwelt – im Sinne des Dachkonzepts der Walkability – kann hierbei wichtige Impulse für den Hochschulkontext darstellen.

Daraus resultiert in der Konsequenz, die Campi der Hochschulen in eine fußgänger- und fahrradorientierte Stadtplanung und -entwicklung einzubinden. Das Wegenetz zu Hochschulen und auf den teilweise großen Campusarealen muss durchgängig, barrierefrei, verkehrssicher (Schutz vor dem Autoverkehr) und in einem guten Zustand gehalten werden. Gerade für das Fahrradfahren spielen sichere Abstellmöglichkeiten (inklusive Verstauungsmöglichkeiten von Zusatzgepäck) eine wichtige Rolle. Gut sichtbare Beschilderungen und Aufforderungen zur Nutzung von Wegen und Grünflächen für Bewegungsanlässe sowie die Aufstellung von bewegungsanimierenden Bewegungsgelegenheiten (z. B. Slackline) auf dem Hochschulgelände stellen weitere vielversprechende Umsetzungsideen dar. Die Integration eines Hochschulgeländes in den öffentlichen Raum mit ausgewogener Nutzungsmischung (Wohnen, Arbeiten und Lernen, Einkaufen) kann ebenso zur Bewegungsförderung beitragen.

Auch wenn ein Zugang über die Walkability, als Beispiel der Verhältnisprävention, vielversprechend klingt, ist die Umsetzung herausfordernd. Die Zuständigkeiten für die räumliche Gestaltung einer Hochschule und ihres Umfelds sind vielschichtig und übersteigen in vielen Fällen die Entscheidungskompetenzen der Hochschulen oder des Gesundheitssektors, aus dessen Perspektive dieser Beitrag geschrieben wurde. Deshalb ist die Umsetzung, nur in einem integrativen und intersektoralen Prozess im Sinne eines Health-in-all-Policy-Ansatzes zu gewährleisten. Es geht letztlich darum, den hier gewählten Ansatz argumentativ greifbar für andere Sektoren zu machen. Um die aktive Mobilität herauszugreifen, wird es notwendig sein, ein gesamtes Mobilitätskonzept für eine Hochschule unter Berücksichtigung der Stadtentwicklung in einem intersektoralen Netzwerk aufzusetzen. Für die Entwicklung und letztlich Implementierung wird es weitere Argumente neben der gesundheitlichen Wirkung geben müssen. Ein möglicher Ansatzpunkt wäre die argumentative Verknüpfung mit der Agenda 2030 und verschiedenen Zielen der

Sustainable Development Goals (z. B. Klimaschutz, nachhaltige Städteentwicklung, hochwertige Bildung). Nur wenn sich eine gemeinsame Schnittmenge und Wertschätzung der jeweiligen Argumente finden lässt, wird die Walkability realisierbar sein.

Literatur

Bailey CP, Sharma S, Economos CD, Hennessy E, Simon C, Hatfield DP (2020) College campuses' influence on student weight and related behaviours: a review of observational and intervention research. Obes Sci Pract 6:694–707. https://doi.org/10.1002/osp4.445

Bödeker M, Finne E, Kerr J, Bucksch J (2018) Active travel despite motorcar access. A city-wide, GIS-based multilevel study on neighborhood walkability and active travel in Germany. J Transp Health 9:8–18. https://doi.org/10.1016/j.jth.2018.03.009

Bucksch J, Schneider S (2014a) Walkability aus Sicht der Public Health. In: Bucksch J, Schneider S (Hrsg) Walkability: Das Handbuch zur Bewegungsförderung in der Kommune, 1. Aufl. Hans Huber, Bern, S 47–60

Bucksch J, Schneider S (2014b) Walkabilility – Einführung und Überblick. In: Bucksch J, Schneider S (Hrsg) Walkability: Das Handbuch zur Bewegungsförderung in der Kommune, 1. Aufl. Hans Huber, Bern, S 15–26

Bucksch J, Wallmann-Sperlich B (2016) Aufstehen, Hingehen, Treppensteigen – die gesundheitliche Relevanz von Alltagsaktivitäten. Public Health Forum. https://doi.org/10.1515/pubhef-2016-0029

Bucksch J, Wallmann-Sperlich B, Kolip P (2015) Führt Bewegungsförderung zu einer Reduzierung von sitzendem Verhalten? Präv Gesundheitsf 10:275–280. https://doi.org/10.1007/s11553-015-0514-1

Bull FC, Al-Ansari SS, Biddle S, Borodulin K, Buman MP, Cardon G et al (2020) World Health Organization 2020 guidelines on physical activity and sedentary behaviour. Br J Sports Med 54:1451–1462. https://doi.org/10.1136/bjsports-2020-102955

Castro O, Bennie J, Vergeer I, Bosselut G, Biddle SJH (2020) How sedentary are university students? A systematic review and meta-analysis. Prev Sci 21:332–343. https://doi.org/10.1007/s11121-020-01093-8

Christiansen LB, Cerin E, Badland H, Kerr J, Davey R, Troelsen J et al (2016) International comparisons of the associations between objective measures of the built environment and transport-related walking and cycling: IPEN adult study. J Transp Health. https://doi.org/10.1016/j.jth.2016.02.010

Deforche B, van Dyck D, Deliens T, de Bourdeaudhuij I (2015) Changes in weight, physical activity, sedentary behaviour and dietary intake during the transition to higher education: a prospective study. Int J Behav Nutr Phys Act 12:359. https://doi.org/10.1186/s12966-015-0173-9

Dishman RK, Heath GW, Lee IM (2012) Physical activity epidemiology. Human Kinetics, Champaign

Fedewa MV, Das BM, Evans EM, Dishman RK (2014) Change in weight and adiposity in college students: a systematic review and meta-analysis. Am J Prev Med 47:641–652. https://doi.org/10.1016/j.amepre.2014.07.035

Frank LD, Sallis JF, Saelens BE, Leary L, Cain K, Conway TL, Hess PM (2010) The development of a walkability index: application to the Neighborhood Quality of Life Study. Br J Sports Med 44:924–933. https://doi.org/10.1136/bjsm.2009.058701

García-Hermoso A, Quintero AP, Hernández E, Correa-Bautista JE, Izquierdo M, Tordecilla-Sanders A et al (2018) Active commuting to and from university, obesity and metabolic syndrome among Colombian university students. BMC Public Health 18:523. https://doi.org/10.1186/s12889-018-5450-5

Gilson ND, Ainsworth B, Biddle S, Faulkner G, Murphy MH, Niven A et al (2009) A multi-site comparison of environmental characteristics to support workplace walking. Prev Med 49:21–23. https://doi.org/10.1016/j.ypmed.2009.05.001

Gropper H, John JM, Sudeck G, Thiel A (2020) The impact of life events and transitions on physical activity: a scoping review. PLoS ONE 15:e0234794. https://doi.org/10.1371/journal.pone.0234794

Hartmann T, Baumgarten K, Hildebrand C, Sonntag U (2016) Gesundheitsfördernde Hochschulen. Präv Gesundheitsf 11:243–250. https://doi.org/10.1007/s11553-016-0564-z

Haverkamp BF, Wiersma R, Vertessen K, van Ewijk H, Oosterlaan J, Hartman E (2020) Effects of physical activity interventions on cognitive outcomes and academic performance in adolescents and young adults: a meta-analysis. J Sports Sci 38:2637–2660. https://doi.org/10.1080/02640414.2020.1794763

Heath GW, Parra DC, Sarmiento OL, Andersen LB, Owen N, Goenka S et al (2012) Evidence-based intervention in physical activity: Lessons from around the world. Lancet 380:272–281. https://doi.org/10.1016/S0140-6736(12)60816-2

van Holle V, Deforche B, van Cauwenberg J, Goubert L, Maes L, van de Weghe N, de Bourdeaudhuij I (2012) Relationship between the physical environment and different domains of physical activity in European adults: a systematic review. BMC Public Health 12:807. https://doi.org/10.1186/1471-2458-12-807

Horacek TM, Dede Yildirim E, Kattelmann K, Brown O, Byrd-Bredbenner C, Colby S et al (2016) Path analysis of campus walkability/bikeability and college students' physical activity attitudes, behaviors, and body mass index. Am J Health Promot. https://doi.org/10.1177/0890117116666357

Keating XD, Guan J, Piñero JC, Bridges DM (2005) A meta-analysis of college students' physical activity behaviors. J Am Coll Heal 54:116–125. https://doi.org/10.3200/JACH.54.2.116-126

Moulin MS, Truelove S, Burke SM, Irwin JD (2019) Sedentary time among undergraduate students: a systematic review. J Am Coll Heal:1–8. https://doi.org/10.1080/07448481.2019.1661422

Peachey AA, Baller SL (2015) Perceived built environment characteristics of on-campus and off-campus neighborhoods associated with physical activity of college students. J Am Coll Heal 63:337–342. https://doi.org/10.1080/07448481.2015.1015027

Plotnikoff RC, Costigan SA, Williams RL, Hutchesson MJ, Kennedy SG, Robards SL et al (2015) Effectiveness of interventions targeting physical activity, nutrition and healthy weight for university and college students: a systematic review and meta-analysis. Int J Behav Nutr Phys Act 12:45. https://doi.org/10.1186/s12966-015-0203-7

Robert Koch Institut (2012a) Sportliche Aktivität. Faktenblatt zu GEDA. In: Ergebnisse der Studie „Gesundheit in Deutschland aktuell 2012". RKI, Berlin, S 2012

Robert Koch Institut (2012b) Körperliche Aktivität. Faktenblatt zu GEDA. In: Ergebnisse der Studie „Gesundheit in Deutschland aktuell 2012". RKI, Berlin, S 2012

Sallis JF, Cervero RB, Ascher W, Henderson KA, Kraft MK, Kerr J (2006) An ecological approach to creating active living communities. Annu Rev Public Health 27:297–322. https://doi.org/10.1146/annurev.publhealth.27.021405.102100

Sallis JF, Cerin E, Kerr J, Adams MA, Sugiyama T, Christiansen LB et al (2020) Built environment, physical activity, and obesity: findings from the international physical activity and environment network (IPEN) adult study. Annu Rev Public Health 41:119–139. https://doi.org/10.1146/annurev-publhealth-040218-043657

Sigmundová D, Chmelík F, Sigmund E, Feltlová D, Frömel K (2013) Physical activity in the lifestyle of Czech university students: meeting health recommendations. Eur J Sport Sci 13:744–750. https://doi.org/10.1080/17461391.2013.776638

Sisson SB, McClain JJ, Tudor-Locke C (2008) Campus walkability, pedometer-determined steps, and moderate-to-vigorous physical activity: a comparison of 2 university campuses. J Am Coll Heal 56:585–592. https://doi.org/10.3200/JACH.56.5.585-592

von Sommoggy J, Rueter J, Curbach J, Helten J, Tittlbach S, Loss J (2020) How does the campus environment influence everyday physical activity? A photovoice study among students of two German universities. Front Public Health 8:561175. https://doi.org/10.3389/fpubh.2020.561175

Sun G, Oreskovic NM, Lin H (2014) How do changes to the built environment influence walking behaviors? A longitudinal study within a university campus in Hong Kong. Int J Health Geogr 13:28. https://doi.org/10.1186/1476-072X-13-28

Teuber M, Sudeck G (2021) Why do students walk or cycle for transportation? Perceived study environment and psychological determinants as predictors of active transportation by university students. IJERPH. https://doi.org/10.3390/ijerph18041390

Partizipation Studierender im SGM durch Lehre und Forschung

14

Jule Kunkel, Philip Bachert und Claudia Hildebrand

Partizipative Maßnahmenentwicklung durch Lehre und Forschung – Wie kann das universitäre Kerngeschäft genutzt werden, um die Partizipation Studierender zu fördern und SGM-Projekte zu stärken?

Partizipation ist im Sinne der Ottawa Charta der Gesundheitsförderung (WHO 1986) ein grundlegendes Struktur- und Prozessmerkmal und auch im Setting Hochschule ein zentrales Element des Studentischen Gesundheitsmanagements (SGM). Die Bedeutsamkeit der Einbindung von Studierenden in die Prozesse eines SGM wird immer wieder betont (z. B. in der TK-Publikation „Gesundheitsförderung an Hochschulen" 2020). Der Grund hierfür liegt vor allem darin, dass Studierende Betroffene und zugleich Expert*innen „für ihre eigenen lebensweltlichen Bedürfnisse und Anforderungen" sind (Albrecht und Reitermayer 2019). Sie wissen am besten, was sie benötigen, wo Handlungsbedarf besteht, welchen Belastungen sie ausgesetzt sind, aber auch wie sie untereinander kommunizieren und erreicht werden können. Praxisbeispiele der letzten Jahre zeigen bereits Partizipationsmöglichkeiten auf (siehe duz-special Gesundheitsmanagement für Studie-

J. Kunkel (✉)
Darmstadt, Deutschland
e-mail: jule.kunkel@posteo.de

P. Bachert
Institut für Sport und Sportwissenschaft, Karlsruher Institut für Technologie (KIT), Karlsruhe, Deutschland
e-mail: philip.bachert@kit.edu

C. Hildebrand
Horsens, Dänemark
e-mail: claudia.hildebrand@kit.edu

M. Timmann et al. (Hrsg.), *Handbuch Studentisches Gesundheitsmanagement - Perspektiven, Impulse und Praxiseinblicke*,
https://doi.org/10.1007/978-3-662-65344-9_14

rende, Techniker Krankenkasse und Landesvereinigung für Gesundheit und Akademie für Sozialmedizin Niedersachsen e. V. 2018).

Partizipation ist nicht nur eine Teilnahme, sondern eine Teilhabe am Prozess. Ausgehend vom Stufenmodell von Wright et al. (2010) beginnt Partizipation bei der Mitbestimmung und erstreckt sich bis hin zur Entscheidungsmacht (siehe hierzu auch Albrecht und Reitermayer 2019). In diesem Sinne sind die in der Gesundheitsförderung verbreiteten Methoden wie quantitative Befragungen oder Fokusgruppen, die eine Anhörung und Einbeziehung der studentischen Stimmen ermöglichen, als Vorstufen der Partizipation zu bezeichnen.

Ein möglicher Baustein der Partizipation ist die Aufnahme Studierender und/oder ihrer Vertretungen, wie Allgemeine Studierendenausschuss (AStA), Studierendenparlament (StuPa) und Fachschaftskonferenz (FSK), in ein Steuerungsgremium und/oder Arbeitskreis Gesundheit, in dem sie Entscheidungen (mit-)treffen können. Durch Praktika (universitätsintern oder auch von Studierenden anderer Hochschulen) sowie als bezahlte studentische Hilfskraft können Studierende das SGM-Team bereichern und in allen Phasen das Projekt mitgestalten.

14.1 Lehre und Forschung im Kontext von SGM

Lehre und Forschung bergen als Kerngeschäft der Hochschule ein besonderes Potenzial, studentische Partizipation zu ermöglichen. Durch die Einbindung unterschiedlicher Fachbereiche (Integration vielfältiger Perspektiven) können mehr Studierende und Dozierende erreicht und somit insgesamt das SGM gestärkt werden. Dieses Potenzial kann entlang des Public Health Action Cycle von der Problembestimmung oder von den ersten Impulsen für eine Maßnahme über die Planung, Umsetzung bis hin zur Evaluation realisiert werden. Basierend auf der Überlegung, wie die Zusammenarbeit auf Augenhöhe umgesetzt werden kann und auf welcher Stufe der Partizipation die Mitarbeit erfolgt (z. B. teilweise Entscheidungskompetenz), kann von Studierenden und Lehrenden bzw. Mitarbeitenden besprochen und ausgehandelt werden.

Im Forschungskontext muss zudem der Forschungsansatz des gesamten Projekts sowie des studentischen Forschungsprojekts thematisiert werden. Bei Partizipationsansätzen wie dem Community-Based Participatory Research ist beispielsweise gefordert, dass die Zusammenarbeit gleichberechtigt sein *muss* – mit dem gleichen Mitspracherecht von Studierenden wie Mitarbeitenden sowie Entscheidungsmacht in allen Prozessschritten – und entsprechend notwendige Kompetenzen und Kapazitäten aufgebaut werden müssen (siehe Unger 2012). Doch gerade in Lehr- oder Forschungssituationen müssen Mitarbeitende gegebenenfalls beraten und benoten. Zudem sind Studierende evtl. auch nicht lange genug involviert, um notwendigen Kompetenzen und Kapazitäten aufzubauen oder länger an dem Projekt mitzuarbeiten. Mögliche Konflikte können vermieden werden, indem vorab die Rollen und Anforderungen besprochen werden, eine gemeinsame Vereinbarung mit Blick auf die Zielebene getroffen wird sowie offen und regelmäßig kommuniziert wird. Schließlich kann man sich für einen Forschungsansatz entscheiden, der zum SGM-Projekt oder dem studentischen Forschungsprojekt passt (vgl. Unger 2014). Für die notwendige Zusammenarbeit auf Augenhöhe sollte schließlich das Bewusstsein im Vordergrund stehen, dass sowohl Mitarbeitende als auch Studierende unterschiedliche Kompetenzen haben, die einander sinnvoll ergänzen. Ziel ist es, Studierende als Expert*innen ihrer selbst und ihrer eigenen Peergroup mit Expert*innen aus dem Gesundheitsmanagement gewinnbringend zusammenzubringen. Ein gemeinsames Ziel und die gegenseitige Unterstützung sollten nicht nur kommuniziert, sondern auch gelebt werden.

14.2 Partizipation durch Lehrveranstaltungen

Im Rahmen von regulären Lehrveranstaltungen können Studierende mit Gesundheitsthemen in Kontakt gebracht werden und haben die Möglichkeit das SGM mitzugestalten. Beispiele hierfür sind Datenerhebungen, Analyse und Interpretation von Ergebnissen, Mitarbeit an einer Strategieentwicklung, Entwicklung von Maßnahmen etc. Zu den Vorteilen dieser Form der Partizipation gehört, dass Studierende sich am Prozess niederschwellig beteiligen können, indem die Mitarbeit in ihren Studienablauf integriert wird. Die Integration in die Lehre und Forschung garantiert zudem Kontinuität von studentischem Input und kann dazu beitragen, SGM nachhaltig zu etablieren.

Während es Voraussetzung ist, dass Lehrveranstaltungen weiterhin mit dem Modulhandbuch konform sind, gibt es unterschiedliche Möglichkeiten der Integration des SGM in Lehrveranstaltungen. Das Format kann je nach Ziel, Voraussetzungen, Inhalt, Ressourcen etc. unterschiedlich sein (konkrete Beispiele in Übersicht „Praxisbeispiele aus der Lehre & Forschung am KIT"). In Blockterminen ließe sich z. B. ein Design-Thinking-Workshop umsetzen. Wöchentliche Seminare ermöglichen regelmäßige Besprechungen und Reflexionen, wenn z. B. dazwischen an eigenen Projekten oder Gruppenarbeiten gearbeitet wird. Sowohl im Master- als auch im Bachelorstudium kann es passende Veranstaltungen geben, die für eine Kooperation zur Verfügung stehen. So können auch basierend auf Verfügbarkeit und Kooperationsmöglichkeiten mit Dozierenden die Inhalte und Ziele formuliert werden, sodass letztendlich die Verknüpfung von Lehrveranstaltungen mit dem SGM seitens der Lehre und des SGM sinnvoll und bereichernd ist. Im Folgenden werden Möglichkeiten an unterschiedlichen Einrichtungen aufgezeigt.

Es kann von Vorteil sein, Kolleg*innen einer zentralen Einrichtung zu gewinnen, die überfachliche Qualifikationen (i. e. Schlüsselqualifikationen) anbieten. Am KIT ist dies das House of Competence, wo beispielsweise in einem Kurs zum Projektmanagement Material für eine bewegungsfördernde Treppenintervention erarbeitet wurde (siehe Bachert et al. 2021). Aber auch viele andere Kurse (z. B. zur qualitativen Inhaltsanalyse oder Medienkompetenz mit digitalen Medien) würden sich anbieten. Beispiele könnten sein, dass Studierende Fokusgruppen zu Einstellungen Studierender zu Aktivpausen im Lehrsetting durchführen und analysieren, oder dass sie animierte Videos mit Mentalpausen oder Content für Social-Media-Kanäle entwickeln. Der Vorteil liegt insbesondere darin, über etablierte Lehrveranstaltungen viele Studierende unterschiedlicher Fachbereiche zu erreichen, was Zwischenziele des Projekts erreichbarer macht: Es ermöglicht die Integration verschiedener Perspektiven (z. B. für die Entwicklung von Maßnahmen), kann die Bekanntheit des SGM (z. B. als Marke) steigern und teilnehmende Studierende mit Gesundheitsthemen erreichen, was ihnen gegebenenfalls helfen kann, ihr eigenes Gesundheitsverhalten zu reflektieren oder sogar entsprechend anzupassen.

Neben den zentralen Einrichtungen ist es naheliegend, Lehrende und Forschende von themenverwandten Fachbereichen wie den Sport- oder Gesundheitswissenschaften zu involvieren. Sie sind inhaltlich sowie methodisch nah am SGM und besitzen die Möglichkeit, neben der Integration in Lehrveranstaltungen auch Forschungs- und Abschlussarbeiten zu betreuen. Nicht nur Dozierende, auch die Studierenden dieser Studiengänge sind mit SGM-Themen und -Inhalten vertrauter, haben ein Verständnis für Begrifflichkeiten, kennen passende Methoden, können Querbezüge herstellen und sind gegebenenfalls fachlich vorgebildet. Diese Themenaffinität kann als Stärke genutzt werden, z. B. bei der Entwicklung von thematischen Inhalten. Die intrinsische Motivation dieser Studierenden sollte jedoch berücksichtigt werden und Verständnis und Empathie geweckt werden für Probleme und Hürden anderer Studierender, die nicht intrinsisch motiviert sind. Zum Beispiel haben Sportstudierende Bewegung im studentischen Alltag integriert und erreichen leicht die Bewegungsempfehlungen, müssten also bei der Entwicklung einer Bewegungsintervention dafür sensibilisiert werden, warum es anderen Studierenden schwerfallen könnte, sich körperlich zu betätigen. Hier hilft es, wenn die Studierenden selbst im Zuge ihrer Forschungsaktivitäten partizipative Methoden anwenden, wodurch Studierende anderer Fachbereiche mit einbezogen werden. Dies hilft den Studierenden, andere Perspektiven zu hören und zu lernen, sich in andere Studierendengruppen hineinzuversetzen. In dem oben beschriebenen Beispiel könnten die Sportstudierenden mit Studierenden anderer Fachbereiche Fokusgruppen durchführen, um herauszufinden, wie ihr Studienalltag aussieht und warum sie die Bewegungsempfehlungen erreichen oder nicht.

Auch Forschende und Lehrende anderer Fachbereiche können zu relevanten Anknüpfungspunkten eines SGM beitragen (z. B. Bau von Stehpult-Aufsätzen in der Architektur oder Entwicklung einer App in der Informatik). Diese spezifischen Kompetenzen können konkrete Maßnahmen im SGM ermöglichen und helfen, gesundheitsbezogene oder auch umsetzungsbezogene Ziele zu erreichen. Für die Studierenden ergibt sich die Gelegenheit, an etwas zu arbeiten, das realisiert wird und das Uni-Leben ihrer Kommiliton*innen bereichern kann. Für ein SGM-Projekt ist es gegebenenfalls die einzige Chance, solche Maßnahmen umzusetzen. Der Einbezug weiterer Disziplinen steigert die Bekanntheit und hilft, weitere Studierende für gesundheitliche Themen zu sensibilisieren.

Praxisbeispiele aus der Lehre & Forschung am KIT

Lehrveranstaltungen in zentralen Einrichtungen für Schlüsselqualifikationen

- Beispiel: Entwicklung von Postern für Treppennutzung statt Aufzug (siehe Abb. 14.1)
- Potenziale für das SGM: nichtgesundheitsaffine Studierende involvieren und für Gesundheitsthemen sensibilisieren, Bekanntheit des SGM-Projekts steigern

Personal Trainer: 50 €/Stunde
Fitnessstudio: 25 €/Monat
Treppe nehmen: Für umme!

ACTIVITY KIT
Students on stairs

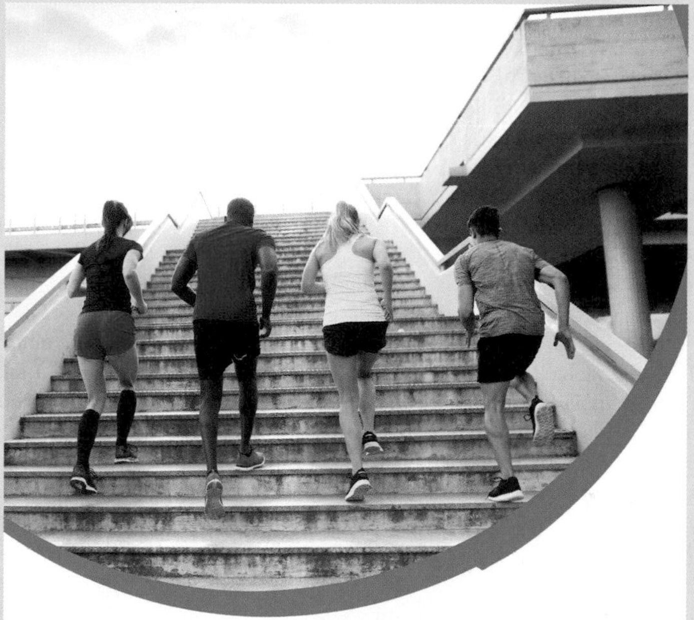

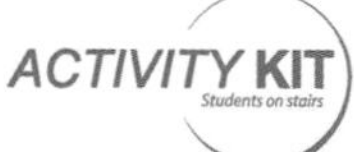

Abb. 14.1 In Lehrveranstaltung entwickeltes Poster

Lehrveranstaltungen in SGM-affinen Fachbereichen

- Beispiel: Seminar für Gesundheitsförderung, Studierende entwickeln und testen Kommunikationskampagne
- Potenziale für das SGM: Einbindung von Studierenden, die auch fachlich bereits Vorkenntnisse haben und an komplexeren Fragestellungen arbeiten können oder sogar zukünftige Berufsfelder erkunden können

Lehrveranstaltungen in anderen Fachbereichen

- Beispiel: Informatik-Studierende entwickeln in einer Lehrveranstaltung eine Aktivpause-App
- Potenziale für das SGM: Breitere Zielgruppe mit dem Gesundheitsthema erreichen, vorhandene Skills nutzen, SGM-Projektbekanntheit steigern, Anbahnung der Zusammenarbeit von Gesundheitsmanagement mit Dozierenden

Forschungsarbeiten – eigene Ideen (mit Beratung durch Mitarbeitende)

- Beispiel: partizipative Entwicklung und anschließende Testung eines Chatbots für Bewegungspausen sowie Logo-Entwicklung (Abb. 14.2 und Abb. 14.3)

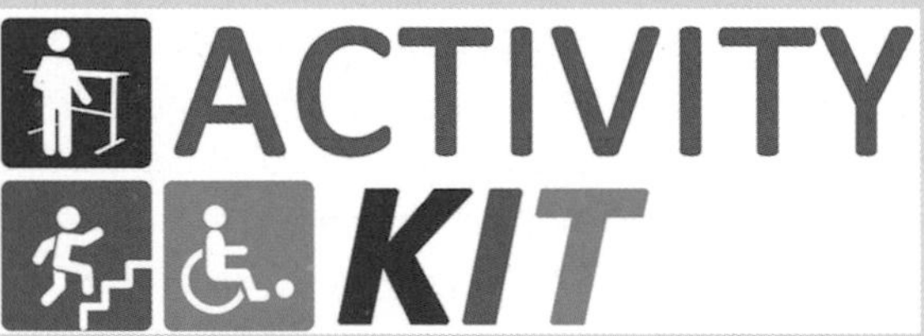

Abb. 14.2 Erster Entwurf in der eigenständigen Logo-Entwicklung innerhalb einer Masterarbeit

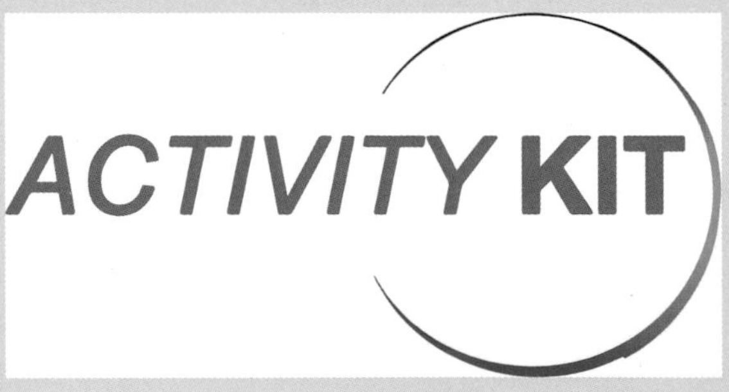

Abb. 14.3 Endgültiges Logo nach Anpassungen basierend auf studentischem Feedback

- Potenziale für das SGM: Schneeballsystem, da Studierende für ihre Forschung weitere Studierende involvieren, die durch die partizipative Entwicklung den Chatbot selbst mitgestalten können; für die Zielgruppe ansprechende Sprache und Gestaltung dank partizipativer Entwicklung, was bessere Ergebnisse erzielen kann; Entwicklung innovativer und erfolgreicher Produkte dank Einbringung eigener Talente, Interessen, Vorausbildungen und Ideen

Ausgeschriebene Forschungsarbeiten

- Beispiel: Evaluation von Aktiv-, Steh- und reinen Pausen in der Onlinelehre
- Potenziale für das SGM: Ideen für Interventionen von anderen Studierenden können weiterverfolgt und evaluiert werden, sodass der Zyklus abgeschlossen wird; spätere Nutzung der Daten für Maßnahmenerstellung und weitere Kommunikation

14.3 Learnings

Partizipation kostet Zeit und bedarf eines sich Einlassens der Hauptverantwortlichen auf die Herangehensweisen von Studierenden. Für Hauptverantwortliche besteht die Herausforderung darin, die verschiedenen Ansprüche an einen systematischen und professionellen SGM-Prozess, wie wir ihn beispielsweise vom BGM kennen, zu realisieren. Aufgabe des/der Hauptverantwortlichen ist es Verständnis aufzubringen, Wertschätzung entgegenzubringen, ergebnissoffen zu sein sowie Studierende zu ermutigen. Während der Zugewinn durch die Mitarbeit Studierender betont werden muss, kann es durchaus sein, dass z. B. Projektarbeiten nicht in der gewünschten Qualität ausfallen, Maßnahmenentwicklungen selbst nach Anleitung und Begleitung nicht die gewünschte Professionalität erreichen oder auch Studierende nicht mit den universitären Gepflogenheiten und Ablaufprozessen vertraut sind. Wenn eine Differenz zwischen erwarteter Professionalität, die definiert wird durch Lehrende oder universitäre Standards, sowie den studentisch erarbeiteten Ergebnissen gibt, kann dies auch ein Hinweis auf unterschiedliche Deutungen von Professionalität sein. Je nach angestrebtem Grad der Partizipation könnte diese Differenz auch Gegenstand einer Aushandlung zwischen den Positionen sein.

Aus bisherigen Erfahrungen lässt sich ableiten, dass es hilft, Verständnis für die jeweilige Entwicklungsstufe der Studierenden zu haben. Zum anderen sollte man sich aber auch der Option bewusst sein, dass entfallene Leistungen durch die Lehrkraft selbst kompensiert werden muss oder Terminierungen evtl. nicht eingehalten werden können.

Rollen und Entscheidungszuständigkeiten sollten vorab geklärt sein und eine Zusammenarbeit auf Augenhöhe ermöglicht und gelebt werden ohne Studierende zu überfordern. Es ist eine Gratwanderung, wieviel der/die Hauptverantwortliche unterstützt, zutraut, eingreift etc. Hier lässt sich keine pauschale Empfehlung aussprechen, da dies von der Struktur der Hochschule und Lehrangeboten, der Persönlichkeit der Mitarbeitenden aber auch der involvierten Studierenden abhängt.

Bedacht werden muss die Fluktuation Studierender bzw. deren verhältnismäßig kurze Mitarbeit bei Lehrveranstaltungen oder Forschungsarbeiten. Dennoch sollte die Notwendigkeit einer schnellen und sorgfältigen Einarbeitung nicht außer Acht gelassen werden.

14.4 Fazit und Tipps

Die Verknüpfung von SGM-Projekten mit dem Kerngeschäft von Lehre und Forschung kann ein Gelingensfaktor für partizipative und nachhaltige Gesundheitsförderungsprojekte an Hochschulen darstellen. Sie ermöglicht die für echte Partizipation notwendige Mitbestimmung, hilft der langfristigen und kontinuierlichen Bearbeitung des Projekts und führt dazu, dass sich die Zielgruppe Studierende intensiv mit dem Thema der Gesundheitsförderung beschäftigt. Die Mitarbeit kann die Identifikation mit den Zielen des Projekts verstärken, zu Selbstwirksamkeitserfahrungen beitragen und die Gesundheitskompetenz erweitern. Im individuellen Fall führt dies hierüber gegebenenfalls zur Aufnahme einer gesundheitsbewussten Verhaltensweise.

Wenn Partizipation an SGM-Projekten durch Forschung und Lehre umgesetzt werden soll, muss geklärt sein, wer in Forschung und Lehre tätig ist und Lehrveranstaltungen oder Forschungsprojekte anbieten kann. Ist das SGM z. B. im Hochschulsport angesiedelt, wo Mitarbeitende keine Lehre oder Forschung übernehmen, braucht es eine Kooperation mit Lehrenden bzw. Forschenden. Die Zusammenarbeit mit anderen Fachbereichen fördert eine breite curriculare Durchdringung des Themas Gesundheit innerhalb der Hochschule. Dies kann in der Form erfolgen, dass ein Impuls in deren Lehrveranstaltungen hineingetragen wird bis hin zu konkreten Frage- bzw. Aufgabenstellungen, die umgesetzt werden.

Literatur

Albrecht F, Reitermayer J (2019) Partizipation. In: Die Techniker (Hrsg) SGM – Studentisches Gesundheitsmanagement. Handlungsempfehlungen zu Theorie und Praxis, S 45–48. https://www.tk.de/resource/blob/2066932/0b63ccecb20d775c244d57ed267a322d/handlungsempfehlung-zum-studentischen-gesundheitsmanagement-data.pdf. Zugegriffen am 25.01.2022

Bachert P, Hildebrand C, Erley N, Jekauc D, Wäsche H, Kunkel J, Woll A (2021) Students on stairs: a participatory approach using decisional cues in the form of motivational signs to promote stair use, Journal of American College Health, https://doi.org/10.1080/07448481.2020.1845704

TK – Techniker Krankenkasse (Hrsg) (2020) Gesundheitsförderung an Hochschulen. Hamburg. https://www.tk.de/resource/blob/2096542/1d075e15516172ff8321c34b72d539e2/201103barrierefrei-tk-gfanhs-data.pdf. Zugegriffen am 23.01.2022

TK – Techniker Krankenkasse, LVG & AFS – Landesvereinigung für Gesundheit und Akademie für Sozialmedizin Niedersachsen (Hrsg) (2018) Gesundheitsmanagement für Studierende. duz spezial, Berlin. www.gesundheitsfoerdernde-hochschulen.de/Inhalte/O1_Startseite/duzSpecial_M03TK_23.03.18.pdf. Zugegriffen am 23.01.2022

von Unger H (2012) Partizipative Gesundheitsforschung: Wer partizipiert woran? Forum Qual Soc Res 13(1). www.nbn-resolving.de/urn:nbn:de:0114-fqs120176. Zugegriffen am 13.08.2021

von Unger H (2014) Partizipative Forschung – Einführung in die Forschungspraxis. Springer, Wiesbaden. https://doi.org/10.1007/978-3-658-01290-8

WHO (1986) Ottawa-Charta zur Gesundheitsförderung. www.euro.who.int/__data/assets/pdf_file/0006/129534/Ottawa_Charter_G.pdf. Zugegriffen am 25.01.2022

Wright MT, von Unger H, Block M (2010) Partizipation der Zielgruppe in der Gesundheitsförderung und Prävention. In: Wright MT (Hrsg) Partizipative Qualitätsentwicklung in der Gesundheitsförderung und Prävention. Huber, Bern, S 35–52

Teil V

Kommunikation im Studentischen Gesundheitsmanagement

Professionelles Marketing im Gesundheitsmanagement an Hochschulen – mit 10 Punkten zum Erfolg

15

Sebastian Kirn, Julia Müller und Max Sprenger

Dem Werben für ein Produkt, und damit dem Marketing im Ganzen, haftet generell ein eher schlechter Ruf an. Böswillig betrachtet ist erfolgreiches Marketing ein Hilfsmittel, jemandem etwas schmackhaft zu machen, was sie oder er eigentlich weder haben möchte noch gebrauchen kann. Im Studentischen Gesundheitsmanagement (SGM) ist die Ausgangslage ähnlich. Man ist oft mit der Situation konfrontiert, dass Studierende noch nicht wissen, dass sie das Produkt (Gesundheitsprävention) gebrauchen können, da die Folgen des Mangels meist in der Zukunft liegen. Ihnen ist oft gar nicht bewusst, dass etwas fehlen könnte. Bei der Sensibilisierung zu Gesundheitsthemen oder präventiven Maßnahmen „verkauft" man der Zielgruppe also ein Produkt, das sie in der Regel nicht gezielt sucht. Der entscheidende Unterschied ist die Motivation: Gesundheitsmaximierung statt Gewinnmaximierung. Die Herausforderungen sind allerdings die Gleichen: Wie mache ich mein Angebot sichtbar? Wie erreiche ich die Zielgruppe? Und wie überzeuge und motiviere ich zum Kauf bzw. zur Teilnahme an Maßnahmen oder Umstellung von Gewohnheiten?

Die Art und Weise wie ein SGM dabei ans Ziel kommt, ist natürlich vielfältig. Im besten Fall gelingt es, Angebote für Studierende so interessant zu verpacken, dass man im allgemeinen Dschungel an Werbung, Medien und diversen Ablenkungen zu ihnen durchdringt und überzeugt. Im Folgenden ist beispielhaft ein Weg beschrieben gesundheitsfördernde Angebote zu kommunizieren, der für uns an der TU Kaiserslautern in der Praxis

S. Kirn (✉) · J. Müller · M. Sprenger
Zentrum für Sport, Gesundheit und Wohlbefinden, Rheinland-Pfälzische Technische Universität Kaiserslautern-Landau, Kaiserslautern, Deutschland
e-mail: sebastian.kirn@rptu.de; julia.mueller@rptu.de; max.sprenger@rptu.de

M. Timmann et al. (Hrsg.), *Handbuch Studentisches Gesundheitsmanagement - Perspektiven, Impulse und Praxiseinblicke*, https://doi.org/10.1007/978-3-662-65344-9_15

bisher sehr erfolgreich war. Eine Mischung aus nachhaltiger Markenentwicklung, Kontinuität, Partizipation, Witz, Glaubwürdigkeit, auffälligem Design, Mut zu Fehlern, einer guten Geschichte und einer Spur Blödsinn.

15.1 Sichtbarkeit: Weniger ist mehr und viel hilft viel

Wie kommuniziere ich eine Maßnahme so, dass sie möglichst viele erreicht, am besten aus der gewünschten Zielgruppe und das auch noch überzeugend? Allzu oft lautet die Antwort, alle Daten auf ein Plakat (Flyer, Website, Rundmail, …) zu schreiben, dieses irgendwie unter die Leute zu bringen, und fertig ist das Marketing. Dabei sind die entscheidenden Fragen: Wie werde ich wahrgenommen? Und, werde ich überhaupt wahrgenommen? Die Tatsache, dass eine Information kommuniziert wurde, heißt noch lange nicht, dass sie auch gelesen wurde. Ein Plakat, selbst an der richtigen Stelle und zur richtigen Zeit, überträgt keine Information, wenn es dem Betrachtenden nicht ins Auge fällt. Die erste Frage muss also sein, wie kann das Thema so verarbeitet werden, dass eine relevante oder zumindest interessante Idee sichtbar wird und aus der allgemeinen Informationsflut heraussticht? Oft wird versucht zu viele Informationen auf einmal zu transportieren. Der Trick ist aber den Inhalt so weit zu reduzieren, dass er die Kraft bekommt, die er benötigt, um wahrgenommen zu werden.

Hat man dann eine innovative, interessante und auffallende Form gefunden ein Thema zu kommunizieren (beispielsweise der Flyer für den Bike-Day, Abb. 15.1), geht

CampusPlus
immer mittwochs
BIKE
Day
IMMER MITTWOCHS, AB 8:30 UHR VOR DER MENSA
IMMER
MITTWOCHS
AB 8:30
Free
MIT DEM
FAHRRAD KOMMEN
&
FREIGETRÄNK
ABSTAUBEN!

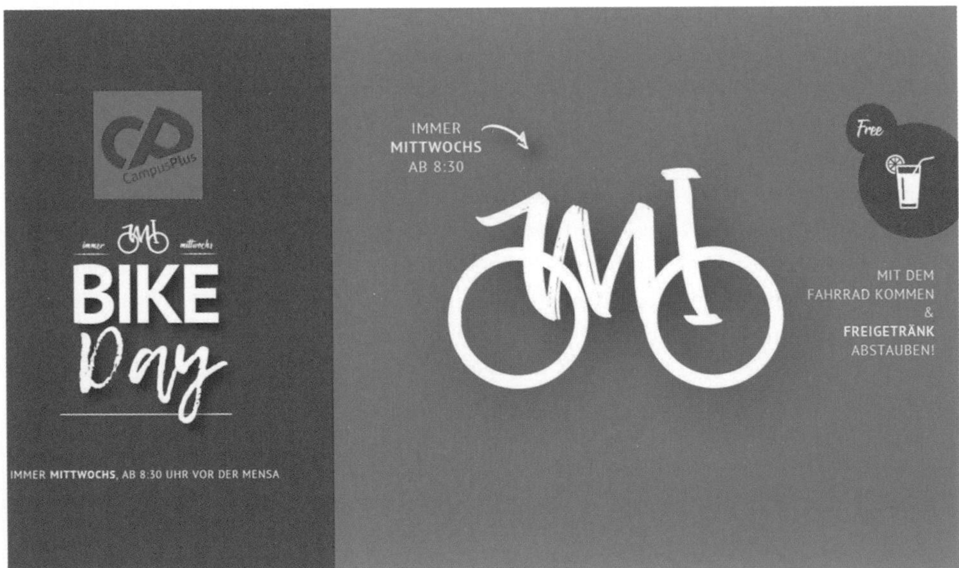

Abb. 15.1 Bike-Day Flyer

es im nächsten Schritt darum diese möglichst breit zu streuen. Während bei der Darstellung der Informationen das Motto heißt „Weniger ist mehr", gilt bei der Auswahl der Kanäle immer noch oft der Spruch „Viel hilft viel". Social Media, Plakate, Flyer, Rundmails, Banner, Kundenstopper: Die Gewohnheiten der Studierenden Informationen aufzunehmen sind genau so vielfältig, wie die Möglichkeiten der Bewerbung. Hat man dann das Ziel erreicht wahrgenommen zu werden, stellt sich natürlich die nächste Frage: Wie werde ich wahrgenommen? Oder, wie möchte ich wahrgenommen werden? „Any publicity is good publicity" ist kein guter Rat, wenn langfristig ein positives Image aufgebaut werden soll. Das heißt: Auffallen um jeden Preis ist keine Lösung. Langfristig muss das Ziel sein, in der Kommunikation auf den ersten Blick als Marke erkannt zu werden, die mit positiven Eigenschaften und relevanten Themen verbunden wird.

15.2 Wiedererkennungswert: Marke aufbauen

Das Wichtigste beim Aufbau einer Marke ist nicht das Schriftbild oder die Farbwelt, noch nicht einmal das Logo oder der Slogan. Das Wichtigste ist Kontinuität und Konsequenz. Hat man sich einmal für ein Logo und ein generelles Auftreten in Optik und Sprache entschieden, ist es essenziell dieses nicht nur langfristig beizubehalten, sondern auch über die gesamte Breite der Kommunikation konsequent durchzuziehen. Erst dann wird es, durch die ständige Wiederholung, auch als Marke wahrgenommen. Man muss bedenken, dass Studierende nie den vollen Umfang der Kommunikation wahrnehmen, sondern meistens nur Bruchteile davon. Will man trotzdem, dass daraus das gewünschte Bild entsteht, welches sich leicht einprägt und wiedererkannt wird, hilft nur konsequentes Umsetzen der eigenen Corporate Identity. Besonders herausfordernd wird das, wenn ein partizipativer Ansatz mit Studierenden verfolgt wird und viele verschiedene Köpfe mit hoher Fluktuation im Projekt arbeiten. Umso wichtiger ist es dann ein möglichst einfaches Corporate Design zu entwickeln, welches sich auf möglichst viele Anforderungen unkompliziert anwenden lässt, ohne seinen Wiedererkennungswert zu verlieren.

Am Ende ist es aber meistens das Logo, das bewusst wiedererkannt und mit der Marke gleichsetzt wird. Der größte Fehler ist, alle Aufgaben der Marke in ein Logo pressen zu wollen. Das muss es nicht und kann es meistens auch nicht. Wichtiger ist, dass es einprägsam und praktisch ist. Man sollte es in verschiedenen Größen und auf hellen und dunklen Hintergründen gut erkennen können, damit es immer angenehm ins Auge fällt. In Kaiserslautern haben wir uns für ein einfaches Logo, eine einzige Farbe, den Namen „CampusPlus" und den Slogan „Der Mensch ist nur da ganz Mensch, wo er spielt." entschieden, Abb. 15.2. Dabei haben wir bewusst auf Gesundheitssymbole verzichtet und ein Image rund um das Wort „Spielen" aufgebaut, welches Attribute wie Spaß, Entspannung, Lebensfreude, Freundschaften, Bewegung und Genuss assoziiert, die im Bereich der Resili-

CampusPlus
„DER MENSCH IST NUR
DA GANZ MENSCH,
WO ER spielt."
Friedrich Schiller

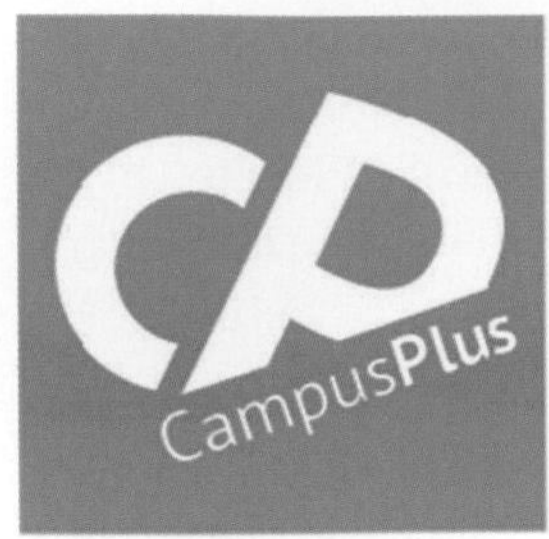

Abb. 15.2 Logo und Slogan von CampusPlus

enz großen Einfluss haben. Dementsprechend haben wir auch in unseren Angeboten oft einen spielerischen Ansatz gewählt und die positiven Eigenschaften in den Vordergrund gehoben.

15.3 Interessantes Image: Story, Wording, Bilderwelt

Es gibt verschiedene Möglichkeiten das eigene Image zu beeinflussen. Das Corporate Design, das Logo und ein eventueller Slogan sind nur einige davon. Hinzu kommen das gesamte Design, die Bilderwelt, mit der man arbeitet und natürlich die Art und Weise wie man Texte formuliert, und damit die Zielgruppe anspricht. Spricht man von oben herab oder auf Augenhöhe, als Gesundheitsfachmann/-frau oder als Kommiliton*in (Vorsicht: siehe Abschn. 15.5: Authentizität). Wir haben uns bei CampusPlus für eine eher flapsige Sprache entschieden, mit dem Risiko auch mal unprofessionell zu wirken. Einige Beispiele sind in Abb. 15.3 aufgeführt. Wir versuchen typisches „Marketing-Sprech" in unserer Werbung zu vermeiden und durch Humor sowie wenig Distanz in der Sprache Nähe und Vertrauen zu schaffen. Aber egal für was man sich entscheidet: Hat man eine Geschichte zu erzählen und verkörpert diese glaubhaft, erhöht man die Chance wahrgenommen zu werden und mit den gewünschten Themen durchzudringen.

Yoga gegen Prüfungsstress
werde LEBENS RETTER!
Typisierungs-Aktion 25.+26. JUNI
DEIN CAMPUS! DEINE IDEEN!
MITDENKEN, MITMACHEN, MITGESTALTEN.
FORUM CAMPUSPLUS
CampusPlus
Forum CampusPlus
Dir ist dein Campus nicht egal?
Dann bring dich mit deinen Ideen ein und hilf uns den Campus und das Campusleben noch attraktiver zu gestalten.
Im FORUM CAMPUSPLUS hast du die Möglichkeit uns zu unseren Angeboten Feedback zu geben, uns Kritik um die Ohren zu hauen, oder eigene Ideen einzubringen.
Komm einfach vorbei und gib uns deinen Senf oder deine Visionen - wir freuen uns!
MITTWOCH
08. MAI
16:30-18 UHR
GEB. 29-116
TECHNISCHE UNIVERSITÄT KAISERSLAUTERN

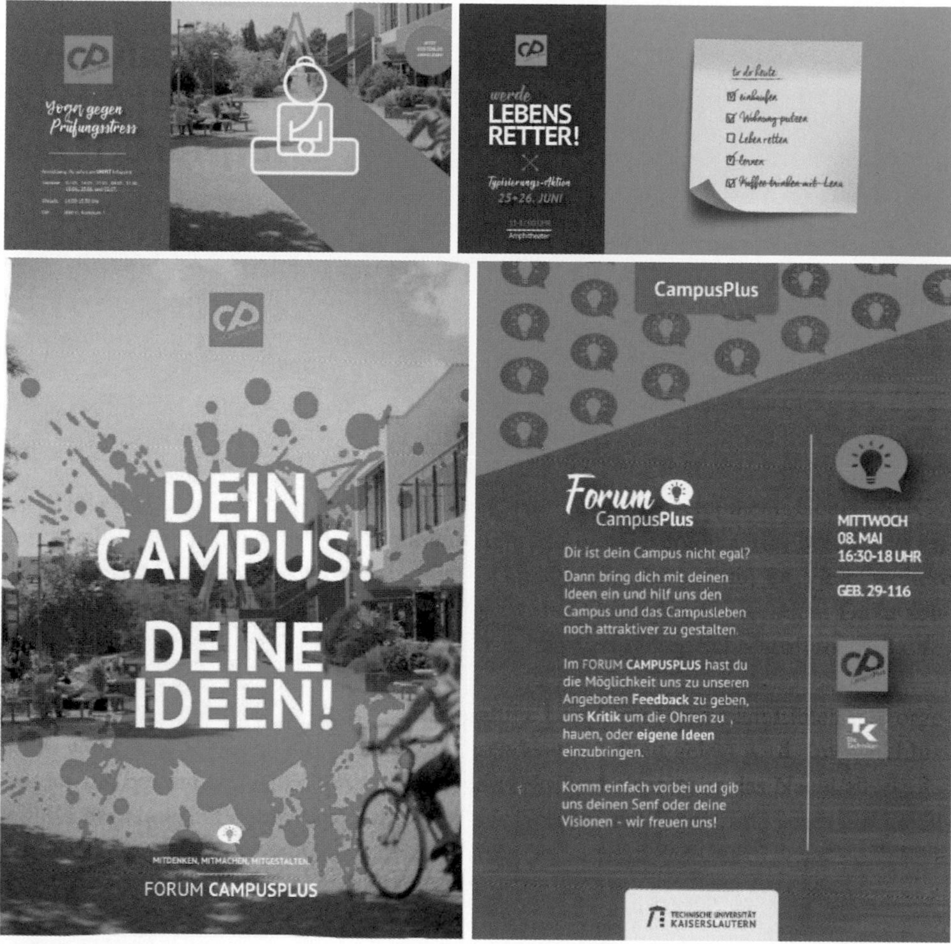

Abb. 15.3 Beispiele Wording (von links nach rechts: Yoga gegen Prüfungsstress, Typisierungsaktion, Vorderseite Forum CampusPlus, Rückseite Forum CampusPlus)

15.4 Gutes Design: einfach, schön, auffallend

Es klingt so einfach und ist doch so schwer. Gutes Design überzeugt meistens durch eines: Reduktion. Weniger Farben, weniger Inhalt, und den abgebildeten Elementen den Raum geben, den sie zum Wirken brauchen. Manchmal steht einem bei diesem Schritt die Fachlichkeit „im Wege". Wenn man es schafft in der eigenen Kommunikation allzu trockene Informationsbroschüren zu vermeiden und stattdessen durch simples, schönes und auffallendes Design zu glänzen, kann man viel mehr erreichen als nur gut auszusehen. Im besten Fall bewirkt das Design, dass Studierende aus eigener Motivation nach dem Flyer (oder der Postkarte) greifen, weil er gefällt, lustig oder interessant ist – so auch die Bewerbung für den Gesundheitstag für Studierende im Jahr 2021 zu dem Thema Schlaf (Abb. 15.4). Wenn sie oder er ihn dann noch Freunden zeigt oder ihn zu Hause an den Kühlschrank hängt, hat man schon sehr viel erreicht. Das ist einfacher gesagt als getan. Oft muss man auf Information verzichten, um Raum für interessantes Design zu schaffen. Man kann sich aber auch durch Bilder und Emotionen auf die Beziehungsebene der Information konzentrieren und die Sachebene in der Hierarchie nachordnen, kleiner darstellen oder weitgehend auf sie verzichten. Manchmal reicht es auch ein Thema anzuschneiden, Interesse zu wecken und für weitere Informationen auf eine Webseite zu verweisen. Schönes, radikal reduziertes Design schlägt zwei Fliegen mit einer Klappe: Es schafft ein positives Image und es fällt auf.

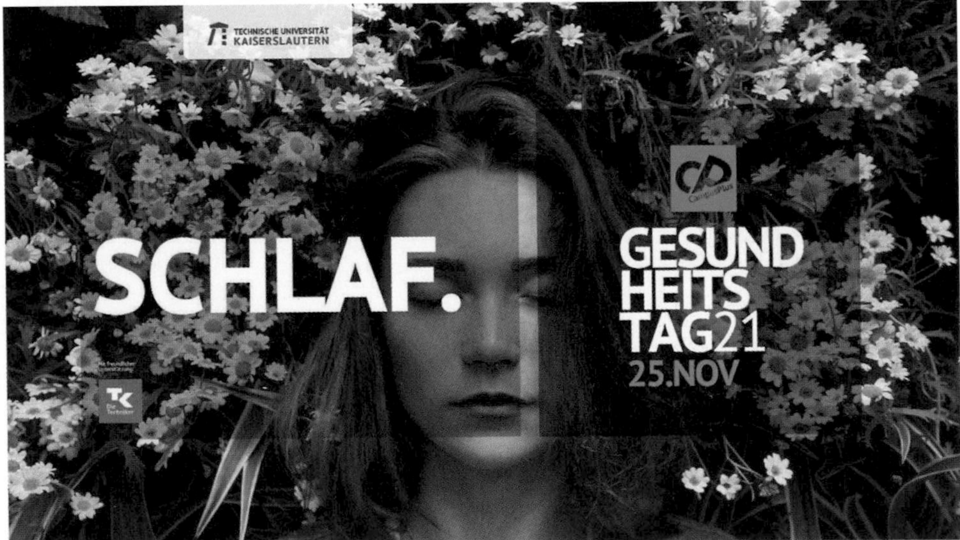

Abb. 15.4 Banner für den Gesundheitstag für Studierenden 2021 zu dem Thema Schlaf

15.5 Glaubwürdigkeit: authentische Kommunikation

Es klingt banal, aber es ist einer der wichtigsten Punkte für erfolgreiche Kommunikation: Authentizität. Alles Werben hilft nichts, wenn einem nicht geglaubt wird. Als hauptamtliche Projektgruppe ist man meistens älter als die Zielgruppe. Die Akteure werden von Jahr zu Jahr älter, aber die Zielgruppe bleibt auf Grund ihrer Fluktuation immer ähnlich alt. Eine Imitation der Sprache der Jüngeren schlägt meistens fehl, da sie nicht glaubhaft ist. Um eine authentische Kommunikation zu schaffen, können Studierende partizipativ das Wording übernehmen oder man selbst bleibt beim Wording bei der eigenen Sprache und bei seinem eigenen Humor. Dann ist es nicht unbedingt die Sprache der Studierenden, aber sie ist authentisch und die Message damit glaubhaft. Auch der Versuch authentisch zu wirken, geht meistens schief. Die beste Lösung: authentisch sein.

15.6 Appell: Stupsen und Inspirieren, anstatt Auffordern

Wie man mit seiner Zielgruppe kommuniziert, hängt entscheidend vom eigenen inneren „Bild" der Zielgruppe ab. Passen diese zwei Dinge in der Werbung nicht zusammen, wird es schnell unangenehm und der Konsumierende wendet sich ab. Betrachtet man Studierende als aufgeklärte, emanzipierte, selbstbewusste Konsumierende beeinflusst das die Art und Weise der Kommunikation. Aus Aufforderungen wie „Iss gesünder!", „Beweg' dich mehr!" werden Anregungen. Man informiert und sensibilisiert über Themen und überlässt den Studierenden letztendlich selbst die Entscheidung wie er oder sie damit umgeht. Diese Wertschätzung wird mit einer höheren Bereitschaft zur Offenheit gegenüber Gesundheitsthemen und einer geringeren Abwehrhaltung belohnt. Auf dem Campus der TU Kaiserslautern wurde der Naschcampus ins Leben gerufen: Viele Obststräucher und -bäume, die von Studierenden oder Beschäftigten gespendet wurden. Von einzelnen gespendet, dürfen sich aber alle bei der Ernte bedienen (Abb. 15.5).

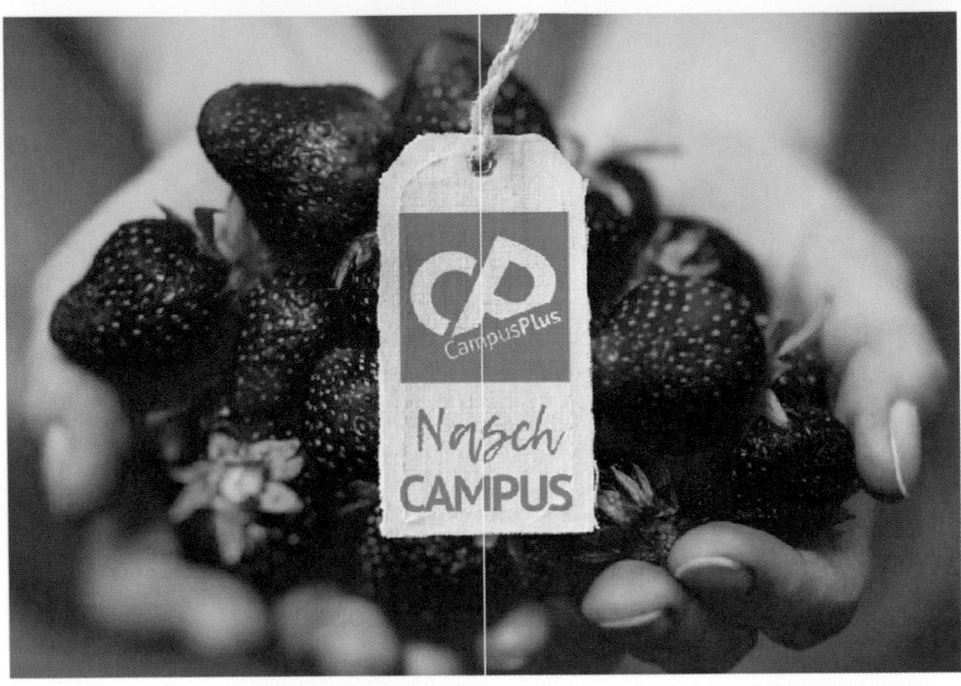

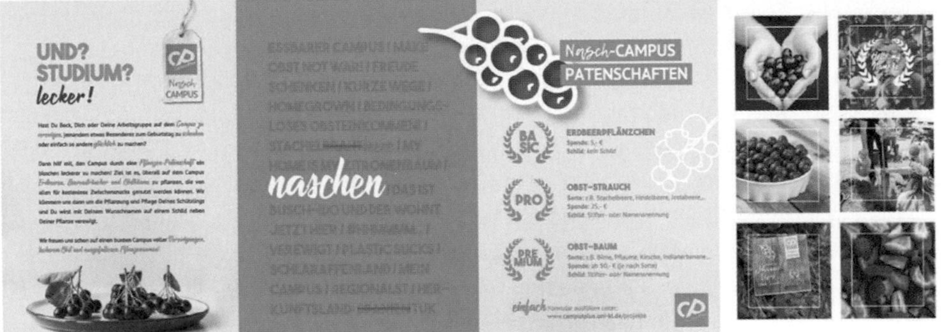

Abb. 15.5 Folder Naschcampus von CampusPlus

15.7 Überzeugen: nachhaltiges Interesse entwickeln

Oft geht es im SGM auch darum antrainierte Verhaltensweisen zu ändern, die langfristig zu Gesundheitsschäden führen können. Wie z. B. eine ungesunde Sitzhaltung, Bewegungsmangel, falscher Umgang mit Stress oder Medikamenten. Hier kann Kommunikation in Form von Werbekampagnen, Poster-Ausstellungen und ähnlichem einen entscheidenden Beitrag leisten. Die Frage ist, wie kann Kommunikation beiläufiges in nachhaltiges Interesse umwandeln? Diese Frage stellt sich nicht nur im SGM, sondern auch in der Werbeindustrie, wenn es z. B. darum geht Stammkunden von der Konkurrenz abzuwerben. Holger Jung und Jean-Remy von Matt (2002) beschreiben das mit dem Satz: „Momentum dreht nicht nur Köpfe, sondern es dreht in den Köpfen etwas" und beschreiben damit den Moment „in dem eine Werbeidee die Aufmerksamkeit in einen didaktischen Erfolg umwandelt". Momentum meint hier den Augenblick, an dem Werbung ihre begeisternde und überzeugende Wirkung entfaltet. Gute Kommunikation kann also nicht nur informieren und Aufmerksamkeit erzeugen, sondern darüber hinaus auch nachhaltig Einstellungen ändern, und das manchmal mit nur wenigen Worten.

15.8 Werbung: das gute alte Wortspiel

Um direkt mit einem Wortspiel einzusteigen: Etwas Merkwürdiges ist merkwürdiger als das Banale und setzt sich so eher ins Bewusstsein fest. In der Werbung ist also nicht nur alles erlaubt, sondern auch sinnvoll Raum für Sinnloses, Quatsch und alberne Wortspiele. Vorausgesetzt, es passt zum eigenen Image. Daher sehr beliebt auf Flyern, Postkarten und Social Media Posts: Wortspiele. Ein Reflex leitet einen dazu eine Zweideutigkeit, mal mehr mal weniger lustig, in die Werbung einzubauen, um es ein wenig interessanter zu gestalten. Von außen betrachtet ist das oft eine gefährliche Gratwanderung zwischen einem spontanen Schmunzeln und unangenehmer Fremdscham. Kommunikation ohne Überraschungseffekt wird allerdings, oft unverarbeitet, schnell wieder vergessen. Schafft man es eine kognitive Dissonanz zu erzeugen, einen Kontrast, etwas das auf den ersten Blick nicht passt, über das man „stolpert", hat man nicht nur die Aufmerksamkeit des Betrachtenden gewonnen, sondern im besten Falle auch noch einen Denkprozess angeregt, wie beispielsweise bei den Postkarten in Abb. 15.6.

Lust auf ne schnelle Nummer im Wald?
MTBVERLEIH

Halt mal kurz
CAMPUSPAUSE

Ich mach's nur einmal die Woche.
Aber dann richtig!
CAMPUSMARKT

Wie trinkst du deinen Kaffee?
Am liebsten mit dir!
CAFÉ TUK-TUK

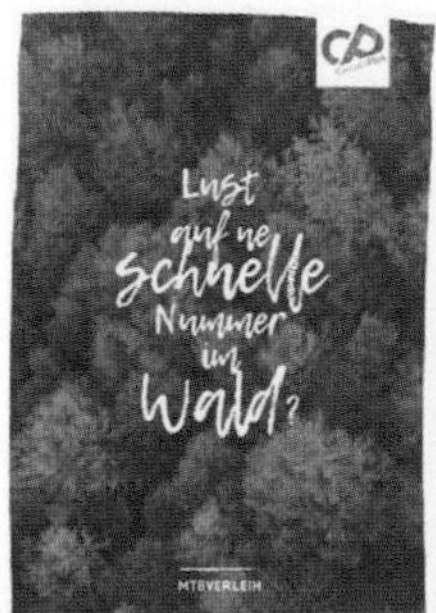

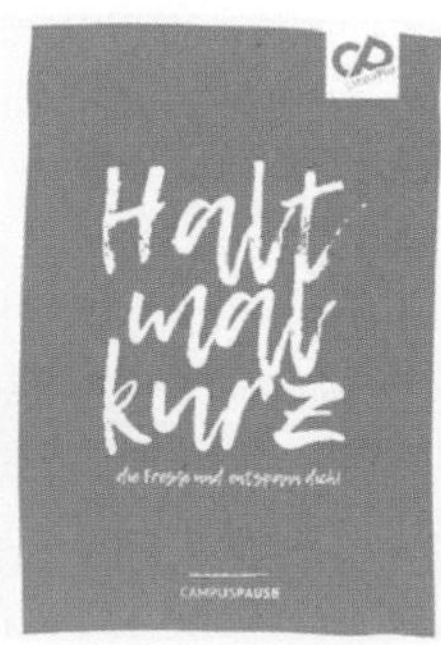

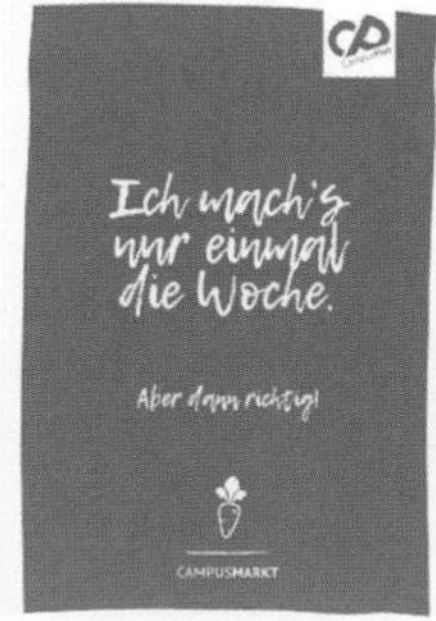

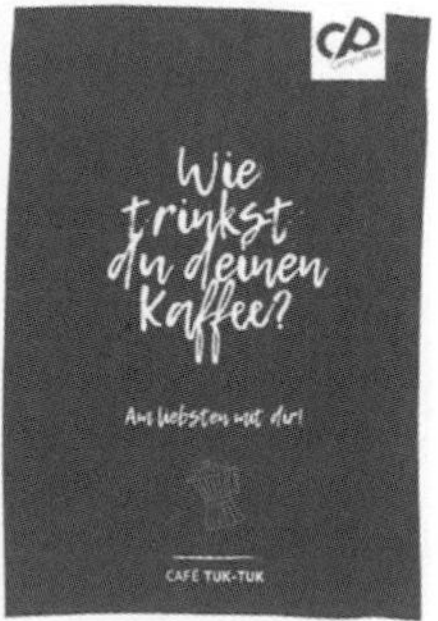

Abb. 15.6 Postkarten von CampusPlus, von links nach rechts: MTB-Verleih, CampusPause, CampusMarkt und Café TUK TUK

15.9 Social Media, Website & Co: Wo erreiche ich welche Zielgruppe?

Es gibt vielfältige Möglichkeiten die Studierenden über die Angebote des eigenen SGM zu informieren, doch meistens findet eine Konzentration auf einzelne Bereiche statt, da sowohl monetäre als auch zeitliche Ressourcen begrenzt sind. Digitale Medien sind sehr beliebt im Marketing, da Informationen divers dargestellt werden können (Bilder, Videos, Text usw.), meistens kostenlos sind und der Lebenswelt der Digital Natives entspricht. Damit die Zielgruppe die Inhalte des SGM regelmäßig wahrnimmt, müssen sie Follower sein. Also selbst aktiv werden, indem sie dem SGM beispielsweise via Instagram folgen, die Website gezielt aufrufen oder sich für einen Newsletter angemeldet haben. Um passive Studierende zu erreichen, ist im digitalen Bereich Cross-Promo wirksam, also das Teilen von Inhalten beispielsweise über den Hochschul-Account, Fachschaften oder AStA, um Studierende auf die eigenen Inhalte/ Marke aufmerksam zu machen. Um mehr passive Studierende zu Followern bzw. aktiven Studierenden zu machen, bieten sich bei einem SGM auch die klassischen Marketingkampagnen wie Banner, Poster, Infostände usw. an, da es einen Ort gibt, an dem ein Großteil der Zielgruppe häufig anzutreffen ist: den Campus.

Da Hochschulen sowohl in ihrer Studierendenschaft als auch in ihrer Campusarchitektur und -kultur sehr heterogen sind, sollten Marketingstrategien für jedes SGM individuell erstellt werden. Individuell angepasst sollte die Werbung auch an das jeweilige Medium sein, beispielsweise quadratische Bilder bei einem Instagram-Post (vgl. Bilderreihe in Abb. 15.7), oder Bilder und Videos im Hochkant-Format in der Instagram-Story. Allgemein sollten alle Informationen, die auf Social Media verbreitet werden, auch frei zugänglich auf der eigenen Website zu finden sein, sodass Studierende ohne Social Media Accounts nicht ausgeschlossen werden. Da viele Studierende Informationen häufig über ihr Smartphone suchen, ist eine gute mobile Bedienbarkeit der eigenen Website von enormer Bedeutung.

DIGITAL DETOX
WAS KÖNNTE MAN MIT
EINER GEWONNEN STUNDE PRO TAG MACHEN?
EINE FREMD-SPRACHE LERNEN
VOULEZ VOUS PARLER AVEC MOI?
DIGITAL DETOX
WORK OUT
WÜRDE MIR EIN SIXPACK STEHEN?
DIGITAL DETOX
EINFACH MAL DEN
MOMENT GENIEßEN
DIGITAL DETOX
EIN INSTRUMENT LERNEN
DAS MAN SCHON IMMER MAL SPIELEN KÖNNEN WOLLTE
DIGITAL DETOX

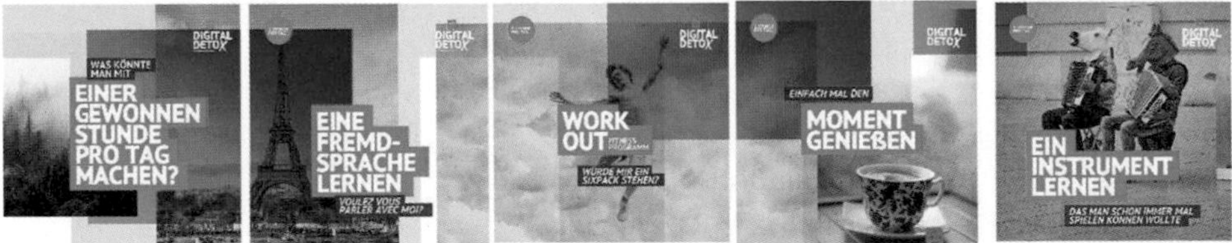

Abb. 15.7 Auszug einer Social-Media-Kampagne zum Thema Digital Detox

15.10 Studentische Partizipation

In Kaiserslautern haben wir gute Erfahrungen damit gemacht, Studierende als Creator ganz eng in das Marketing zu integrieren, um authentisch zu sein (siehe Abschn. 15.5). Studentische Mitarbeiter:innen erstellen Bilder und Videos, die bei Social Media gepostet werden, sie stehen an den Informationsständen und sie schreiben die Texte für unsere Website. In Redaktionssitzungen mit Hauptamtlichen und Hiwis werden die Inhalte besprochen, die positioniert werden sollen. Die Ausgestaltung obliegt jedoch den Studierenden, um eine authentische Kommunikation zu gestalten. Grundsätzlich sollte die Projektgruppe sich mit Studierenden austauschen, welche Informationen sie wahrnehmen, wie sie sich über das Campusleben informieren und welche Social-Media-Kanäle sie privat nutzen, um nicht an der Zielgruppe vorbei zu kommunizieren.

Die hauptamtlichen Mitarbeiter:innen setzen, bildlich gesprochen, die Leitplanken. Wie die Studierenden den Raum dazwischen ausfüllen, ist ihnen überlassen. Es geht manchmal auch etwas schief, deshalb ist es wichtig mitzulesen und Kleinigkeiten direkt zu korrigieren. Dafür entspricht das Wording und die Gestaltung der Lebenswelt der Zielgruppe und führt zu höherer Akzeptanz.

15.11 Fazit

Selbst die perfekt konzeptionierte, daten- und evidenzbasierte Maßnahme zur Verhaltens- und Verhältnisprävention wird ihre Wirkung verfehlen, wenn sie nicht wahr- und angenommen wird.

Daher möchten wir im SGM-Team der TU Kaiserslautern unserer Expertise teilen und können die folgenden *10 Praxisregeln für ein professionelles und zielgruppenadäquates Marketing* aus unserem Vorgehen ableiten:

1) Sichtbarkeit: Weniger ist mehr und viel hilft viel
2) Wiedererkennungswert: Marke aufbauen
3) Interessantes Image: Story, Wording, Bilderwelt
4) Gutes Design: einfach, schön, auffallend
5) Glaubwürdigkeit: authentische Kommunikation
6) Appell: Stupsen und Inspirieren statt Auffordern
7) Überzeugen: nachhaltiges Interesse entwickeln
8) Werbung: das gute alte Wortspiel
9) Social Media, Website und Co.: Wo erreiche ich welche Zielgruppe?
10) Studentische Partizipation

Literatur

Jung H, von Matt J-R (2002) Momentum. Die Kraft, die Werbung heute braucht. Lardon Media, Berlin

Kommunikationsstrategie für studentische Gesundheit in Hochschulen: theoretische Überlegungen und praktische Umsetzungen

16

Jörg Reitermayer und Felix Albrecht

Zur Einbindung relevanter Partner und Akteure beginnt ein Projekt zur Etablierung eines Gesundheitsmanagements für Studierende[1] (SGM) zunächst mit Kommunikation. Sie spielt bereits von der Idee über den Aufbau und der Weiterentwicklung bis hin zur Verstetigung eines SGM eine zentrale Rolle. Grundsätzliche strategische Überlegungen können als Richtschnur für das allgemeine strategische Vorgehen dienen, wenn es etwa um die Gewinnung wichtiger Verbündeter und die Entwicklung schlagkräftiger Argumente beim Einwerben notwendiger Ressourcen für ein solches Vorhaben geht. Forschung und Lehre sind an Hochschulen die zentralen Organisationsziele, die in Abgrenzung zu anderen Kontexten eine wesentliche Besonderheit ausmachen und gewinnbringend als Ressource für gelingende Kommunikation genutzt werden können. Im Folgenden werden hierzu Überlegungen aus organisationssoziologischer, gesundheits- und kommunikationswissenschaftlicher Perspektive zusammengeführt und eine mögliche Umsetzung kurso-

[1] Wir verwenden in diesem Text statt des stark verbreiteten Begriffes „Studentisches Gesundheitsmanagement (SGM)" den Ausdruck „Gesundheitsmanagement für Studierende". Damit soll der Tatsache Rechnung getragen werden, dass das Gesundheitsmanagement zwar gesundes Studieren für Studierende ermöglichen soll, aber nicht fälschlich der Eindruck erweckt wird, dass es ausschließlich von Studierenden selbst umgesetzt wird, auch wenn wir deren Beteiligung in möglichst vielen Prozessen anstreben.

J. Reitermayer (✉)
Diakonisches Werk der Evangelischen Landeskirche in Baden e.V., Karlsruhe, Deutschland
e-mail: jreitermayer@diakonie-baden.de

F. Albrecht
Thünen-Institut, Pfinztal, Deutschland
e-mail: felix.albrecht@thuenen.de

M. Timmann et al. (Hrsg.), *Handbuch Studentisches Gesundheitsmanagement - Perspektiven, Impulse und Praxiseinblicke*,
https://doi.org/10.1007/978-3-662-65344-9_16

risch am Beispiel des Projektes „MyHealth"[2] am Karlsruher Institut für Technologie (KIT) vorgestellt und diskutiert. Die Definition von Rossmann (2020) gibt einen guten Überblick zur Bandbreite einer solchen Gesundheitskommunikation:

> *„Gesundheitskommunikation ist ein Forschungs- und Anwendungsfeld, das sich mit den sozialen Bedingungen, Folgen und Bedeutungen von gesundheitsbezogener und gesundheitsrelevanter, intendierter und nicht-intendierter, intrapersonaler, interpersonaler, medialer öffentlicher Kommunikation beschäftigt."* (Rossmann 2020, S. 8)

Ein Gesundheitsmanagement für Studierende erfordert dementsprechend die systematische Auseinandersetzung mit den oben erwähnten *Bedingungen*, *Folgen* und *Bedeutungen* im Kontext der Gesundheitskommunikation. Eine übergeordnete Kommunikationsstrategie zu entwickeln, kann diesbezüglich als Richtschnur dienen. Gemeinsame Grundzüge verschiedener Modelle eines strategischen Vorgehens sind die aufeinanderfolgenden Schritte (vgl. Nothhaft und Bentele 2015, S. 705):

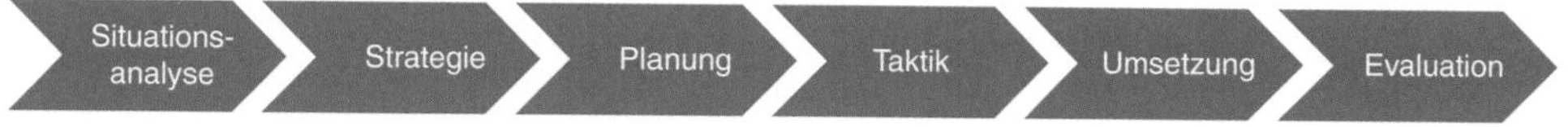

Nothhaft und Bentele (2015) geben einen Überblick über eine Auswahl verschiedener Varianten von Modellen dazu. Anhand der von ihnen beschriebenen Merkmale eignen sie sich unterschiedlich gut für die Entwicklung einer rahmenden Kommunikationsstrategie für ein Gesundheitsmanagement. Im Rahmen des Projekts „MyHealth" zur Entwicklung eines SGM am KIT erschien das nachfolgend erläuterte Strategiepolygon (Bentele und Nothhaft 2007) nach geringen Anpassungen geeignet (Abb. 16.1):

Zunächst konzentriert sich das Polygon ausgehend von den *Imperativen der Hochschulleitung* im Wesentlichen auf die Entwicklung einer übergeordneten Rahmenstrategie. Solche Imperative kann man sich als übergeordnete strategische Ziele/Vorgaben vorstellen, die sich (auch) auf den Bereich der Gesundheit der Studierenden beziehen (beispielsweise gesundes Studieren ermöglichen oder Studierende beteiligen). Diese müssen nicht zwangsläufig von der Hochschulleitung vorgegeben werden, sondern können – abhängig von der institutionellen Verortung des Gesundheitsmanagements – auch auf Projektebene festgelegt werden. Die konkrete differenziertere Ausgestaltung einzelner oder wiederkehrender Kommunikationsanlässe kann effizient ausgelagert und anlassbezogen im Rückgriff auf die übergeordnete Strategie umgesetzt werden. Darüber hinaus ermöglicht es aufgrund seiner Anlage als Spannungsfeld zwischen wesentlichen Positionen die dynamische Gestaltung eines in geeigneter Weise abstrakten Kommunikationskonzeptes (vgl. auch Nothhaft und Bentele 2015), das an (Hochschul-)spezifischen Anforderungen und Rahmenbedingungen orientiert werden kann. Die fünf im Folgenden

[2] Dieses Projekt zur Förderung der Studierendengesundheit am KIT wird mit der Techniker Krankenkasse als Kooperationspartnerin umgesetzt.

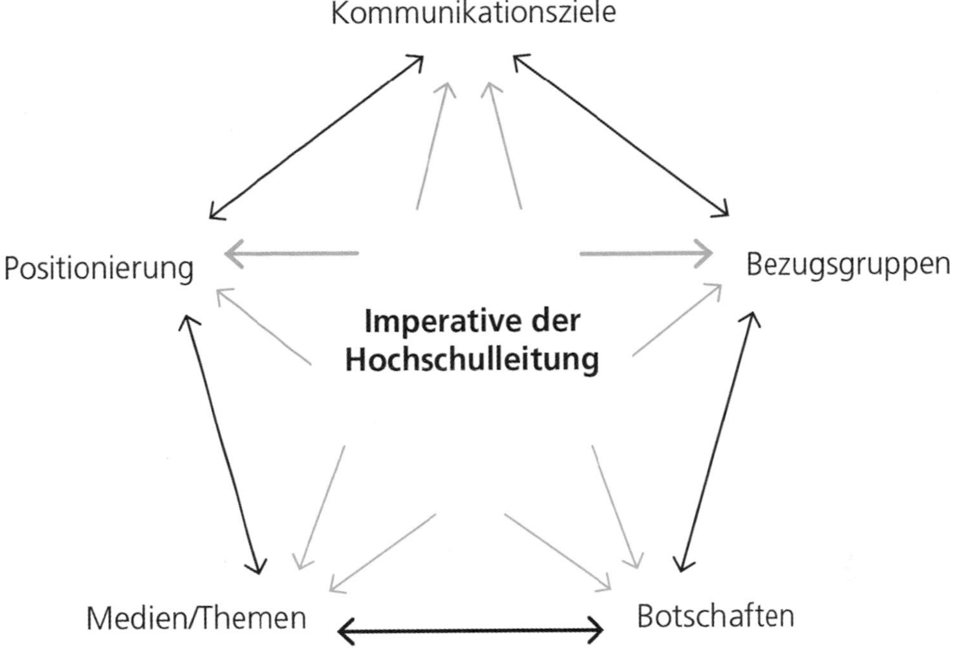

Abb. 16.1 Strategiepolygon für die Entwicklung einer rahmenden Kommunikationsstrategie (mod. nach Bentele und Nothhaft 2007)

erläuterten Positionen spannen diesen Rahmen auf.[3] Ausgangspunkt ist die Fixierung übergeordneter *Ziele bzw. Kommunikationsziele (1)*. Für MyHealth wurde beispielsweise Folgendes formuliert:[4]

Übergeordnete Ziele:

- Pilothafter Aufbau eines umfassenden und lebensweltorientierten SGM am KIT.
- Partizipative Entwicklung verhaltens- und verhältnisorientierter Maßnahmen unter Berücksichtigung der Studierendenheterogenität.[5]

---

[3] Die verwendete Nummerierung der einzelnen Punkte soll dabei keine festgelegte Reihenfolge der Bearbeitung vorgeben. Auch spiegelt der Umfang der einzelnen Ausführungen dazu keine mehr oder weniger ausgeprägte Wichtigkeit. Ausgenommen hiervon ist Punkt (1) zur Zielformulierung. Diese sollte als Grundlage zuerst ausgearbeitet werden. Ihre Ausformulierung und Abstimmung mit den „Imperativen" bestimmt wesentlich die weiteren Aspekte.

[4] Eine eindeutige Auftrennung der Ziele wird hier nur zu vereinfachenden Darstellungszwecken gewählt, in der Regel sind übergeordnete Ziele und Kommunikationsziele mehr oder weniger miteinander verwoben.

[5] Die hier zugrunde liegende Aussage, dass Studierende keine einheitlich zu adressierende Gruppe sind, basiert sowohl auf eigenen Vorarbeiten spezifisch zum KIT als auch auf darüber hinausgehende Forschungsstände: Pfadenhauer, Enderle und Albrecht (2015), Pfaff-Czarnecka (2017).

- Übertragbarkeit auf andere Hochschulen (durch Modularisierung und Ergebnisaufbereitung).

Kommunikationsziele:

- Wir machen das Projekt unter den Studierenden bekannt.
- Wir erhöhen den Bekanntheitsgrad bei den Stakeholdern.
- Wir bieten den Studierenden eine Anlaufstelle, wo sie gebündelt Informationen über das Thema Gesundheit finden.

Die Gesundheitszustände und Vorstellungen von Gesundheit der Studierenden sind ebenso vielfältig wie die verschiedenen Lebenswelten und Fachkulturen der Studierenden selbst (vgl. dazu Kunz & Stanisavljevic in diesem Band; Pfaff-Czarnecka 2017). Um diese Bandbreite anzusprechen, bedarf es eines weiten, ganzheitlichen Gesundheitsbegriffs als Ausgangspunkt, worauf ein Gesundheitsförderungsprojekt für Studierende aufbauen kann. Für MyHealth haben wir uns auf einen in den Gesundheitswissenschaften etablierten, weit gefassten biopsychosozialen Gesundheitsbegriff entschieden, wie er von Franzkowiak und Hurrelmann (2018) als konsensfähige Definition vorgeschlagen wird:

> *„Gesundheit bezeichnet den dynamischen Zustand des Wohlbefindens einer Person, der gegeben ist, wenn diese Person sich psychisch und sozial in Einklang mit den Möglichkeiten und Zielvorstellungen und den jeweils gegebenen äußeren Lebensbedingungen befindet. Gesundheit ist das dynamische Stadium des Gleichgewichts von Risikofaktoren und Schutzfaktoren, das eintritt, wenn einem Menschen eine Bewältigung sowohl der inneren (körperlichen und psychischen) als auch äußeren (sozialen und materiellen) Anforderungen gelingt. Gesundheit ist ein dynamisches Stadium, das einem Menschen Wohlbefinden und Lebensfreude vermittelt.“* (Franzkowiak und Hurrelmann 2018, S. 180)

Diese Definition spiegelt eine salutogenetische Sichtweise (Antonovsky 1997) wider, die sich im Wesentlichen durch einen Fokus auf gesundheitsförderliche Aspekte und die Orientierung an Ressourcen für Gesundheit, die Studierende bereits mitbringen oder hinzugewinnen können, auszeichnet. Diese Perspektive berücksichtigt unter anderem, dass Studierende mit dem Eintritt in den Lebensabschnitt „Studium“ in der Regel erstmals umfassend für die Gestaltung ihres eigenen Alltags zuständig sind. Sie kommen bereits mit Einstellungen, Kompetenzen und Handlungsmustern – u. a. zum Thema Gesundheit – an die Hochschule. Über den allgemeinen hochschulbezogenen Sozialisationsprozess (vgl. Göring und Möllenbeck 2015) prägen sie in Auseinandersetzung mit weiteren Akteuren wie Peers und Dozierenden sowie den organisationalen Rahmenbedingungen der Hochschule gesundheitsrelevante Routinen aus.

Wesentlich ist auch die Identifikation der *Bezugsgruppen (2)*, die angesprochen werden sollen, beispielsweise hier an erster Stelle die Studierenden, die Studierendenvertretungen,[6] aber auch sämtliche Akteure, die am KIT und dessen Umfeld bewusst oder unbewusst einen Bezug zu Studierendengesundheit haben, wie exemplarisch das Studierendenwerk (Angebote wie Mensa, Psychotherapeutische Beratungsstelle), die Bibliothek und das Qualitätsmanagement der Hochschule.

Unter dem Begriff *Positionierung (3)* wird ein Selbstbild oder Standpunkt entwickelt, wie man als Gesundheitsmanagement wahrgenommen werden möchte. Diese gehen oft einher mit der Formulierung von *Botschaften (4)*, die diese Position entsprechend vermitteln. In unserem Fall wird das beispielsweise über einen zusammenfassenden Satz zur Beschreibung von MyHealth als eine Art Claim konkretisiert: „Das Projekt „MyHealth" erforscht, vernetzt und entwickelt partizipativ Maßnahmen und Strukturen zur Förderung der Studierendengesundheit am KIT." Ausdifferenziert und weiterentwickelt wurde diese Positionierung beispielsweise im Projektverlauf im Rahmen einer Projektpräsentation zur Akquise weiterer Finanzmittel in Form nachfolgend aufgeführter Attribute, für die das Projekt „MyHealth" steht:

- Mit Studierenden für Studierende.
- Synergien in Forschung, Lehre und Governance nutzen.
- Beteiligung und Commitment in den Strukturen.
- Interdisziplinär und reflexiv.
- Innovativ und flexibel.
- Systematisch und praxisbezogen.
- Wissenstransfer und Vernetzung.

Mit der Festlegung von *Medien bzw. Themen (5)* vervollständigt sich das Strategiepolygon. Die Auswahl der zu bespielenden Themen komponiert die Inhalte der Kommunikationsstrategie und verleiht ihr damit ein entsprechendes Profil. Im Projekt „MyHealth" wurde die Auswahl der Themen dahingehend definiert, dass stets ein Zusammenhang zu studentischer Gesundheit auf direkte oder indirekte Weise hergestellt werden kann. Für die Auswahl der Medien empfiehlt sich eine Orientierung an bereits von der Hochschulkommunikation etablierten (Social-Media-)Kanälen, die genutzt werden können und bereits über einen Nutzer*innenstamm verfügen. Trotzdem kann es (wie in unserem Fall) zusätzlich notwendig sein, etwa eine über mobile Endgeräte gut darstellbare Internetpräsenz unter der vertrauensbildenden Hochschuldomain „kit.edu" aufzubauen, um eine entsprechend zeitgemäße Plattform zur Verknüpfung der Inhalte zu erstellen und zu etablieren.

Neben gesundheitsbezogenen Inhalten, die sich offensichtlich mit Krankheit, Gesundheit sowie deren determinierenden Faktoren beschäftigen, steht bei der Kommunikation im Rahmen eines Gesundheitsmanagements für Studierende zusätzlich gesundheitsbezo-

[6] Allgemeiner Studierendenausschuss (AStA), Studierendenparlament (StuPa), Fachschaften, Fachschaftenkonferenz (FSK).

gene Kommunikation im Fokus, die auch Handlungen mit *direktem* und *indirektem* Einfluss auf Gesundheitsverhalten (vgl. E. Baumann und Hurrelmann 2014) von Studierenden der Hochschule in den Blick nimmt. Als Beispiel kann hier eine Befragung zum Thema Gesundheit dienen, die vordergründig zur Generierung von Daten konzipiert wurde, aber als Nebeneffekt zur reflektierenden Auseinandersetzung mit den abgefragten Themen anregte.

16.1 Besonderheiten strategischer Kommunikation an Hochschulen

Da insbesondere die *indirekte, mittelbar wirkende Gesundheitskommunikation* auf verschiedenen Ebenen im System Hochschule stattfindet, bedarf es für eine erfolgreiche Umsetzung eines systematischen Vorgehens. Es gilt dabei, den kommunikativen Gepflogenheiten und inhaltlichen Ansprüchen der Hochschule Rechnung zu tragen, indem etwa für die konkrete Umsetzung der *Kommunikation gesundheitsbezogener Inhalte mit direkterem, unmittelbarerem Einfluss auf Gesundheitsverhalten* einschlägige gesundheitswissenschaftliche Theorien und Befunde herangezogen werden, um dem wissenschaftlichen Anspruch im Bezugssystem der Hochschule gerecht zu werden. Dieses Vorgehen zielt darauf ab, die Perspektive und Relevanz studentischer Gesundheit über die anlassbezogene Projektkommunikation hinaus zu etablieren und eine Organisationsentwicklung dahingehend anzustoßen, dass die studentische Gesundheit als selbstverständliches Thema etabliert wird. Die allgemeinen Ziele von Hochschulen in Deutschland sind dabei zunächst, Forschung auf verschiedenen Wissensgebieten zu betreiben sowie Ausbildung in diesen Gebieten durchzuführen.[7] Abhängig von der jeweiligen Landesgesetzgebung, dem Hochschultypus und, vor allem bei älteren Organisationen, von der institutionshistorischen Entwicklung, stehen diese beiden Kernaufgaben der Hochschulen in einem unterschiedlichen Verhältnis zueinander, werden verschieden aufgefasst, ausgestaltet und gewichtet. Diesem Auftrag in der jeweiligen Ausdeutung entsprechend sind auch die Interessen der beteiligten Akteure (sowohl institutioneller Akteure, als auch individueller Personen) ausgerichtet. Wenn also ein ggf. für die Hochschule neues Thema wie Studierendengesundheit als Orientierungsrahmen und Arbeitsfeld der Organisation etabliert werden soll, muss im Sinne eines Rechtfertigungszusammenhangs die Verknüpfung dieses Themas (der studentischen Gesundheit) mit dem gesetzlichen Auftrag der Hochschule (Lehre und Forschung) deutlich werden.

[7] Beispielhaft und mit Bezug zu unserem Anwendungsbeispiel KIT sei an dieser Stelle auf den § 2 des Landeshochschulgesetzes Baden-Württemberg verwiesen: https://www.landesrecht-bw.de/jportal/portal/t/7yr/page/bsbawueprod.psml?pid=Dokumentanzeige&showdoccase=1&js_peid=Trefferliste&documentnumber=2&numberofresults=121&fromdoctodoc=yes&doc.id=jlr-HSchulGBWV28P2&doc.part=S&doc.price=0.0#focuspoint (Zugriff am 30.08.2021).

Organisationsintern gliedern sich die Angehörigen der meisten Hochschulen entlang der sogenannten „Statusgruppen“, die in zwei Kategorien mit je eigenen Zielsetzungen zu untergliedern sind. Erstens die Statusgruppe der ‚Mitarbeiter*innen in Technik und Verwaltung‘, denen der Betrieb der Universität als einer bürokratisch zu verwaltenden Organisation obliegt. Stellen in diesem Bereich werden hauptsächlich als Dauerstellen besetzt, wobei auch hier Projektstellen geschaffen werden mit denen etwa die Organisationsentwicklung betrieben werden soll.[8] Als zweite Kategorie kann der akademische Betrieb gelten, in dem Professor*innen, der akademische Mittelbau und die Studierenden zusammengefasst werden. zunehmend können auch diese Statusgruppen durch die Verweildauer ihrer Mitglieder*innen in der Organisation charakterisiert werden:[9] Professor*innen erhalten in der Regel eine unbefristete Beschäftigung, Beschäftigte im akademischen Mittelbau werden projektbezogen (in der Regel zwischen 2 und 5 Jahren) eingestellt, Studierende sind für 3 (Bachelor) bzw. 2 Jahre (Master) Regelstudienzeit an einer Hochschule eingeschrieben. Diese heterogene Verweildauer stellt eine eigene Herausforderung für die Etablierung sowohl des neuen Themas, als auch stabiler Kommunikationswege dar: Erstens, wenn man die Erreichbarkeit der vergleichsweise volatilen Bezugsgruppen in Rechnung stellt, zweitens indem die kurze Verweildauer in der Organisation zu einer Konzentration auf die jeweiligen Kernaufgaben führt, wobei geringer priorisierte Aufgaben oder Themen rasch außer Acht gelassen werden (müssen). Bei der organisationsinternen Kommunikation ist zu beobachten, dass die Relevanzen der Bezugsgruppen stark mit den oben beschriebenen Rahmenbedingungen verschränkt sind, ohne dass die damit einhergehenden Unterschiede der eigenen zur je anderen Perspektive den Menschen während ihrer alltäglichen Arbeit immer bewusst sind.

Betrachtet man Aufgaben und Gliederung der Hochschule wie hier skizziert, so fällt auf, dass die Kernaufgaben Lehre und Forschung sehr unterschiedlich bearbeitet werden. Einerseits besteht der Aufgabenbereich „Lehre“ zum überwiegenden Teil aus dauerhaften Aufgaben (wie etwa der bürokratischen Verwaltung sowie der Sicherstellung curricular festgeschriebener Lehrveranstaltungen) und dem gegenüber die im weitaus überwiegenden Maße projektförmig (und damit zeitlich begrenzt) angelegte Forschungstätigkeit, de-

[8] Beispiele hierzu finden sich etwa im Rahmen der sog. Exzellenzstrategie des Bundes https://www.bmbf.de/bmbf/de/forschung/das-wissenschaftssystem/die-exzellenzstrategie/die-exzellenzstrategie.html (Zugriff am 05.10.2021); am KIT: https://www.kit.edu/kit/exzellenzuniversitaet.php (Zugegriffen am 05.10.2021).

[9] Vereinfachend verzichten wir an dieser Stelle auf eine differenzierte Darstellung aller Spielarten dieser Statusgruppen wie sie etwa mit Juniorprofessuren, Tenure-Track-Modellen, unterschiedlichen Anstellungs- wie Besoldungsgruppen sowie Abstufungen im akademischen Mittelbau von Doktorand:innen bis zu Privatdozent:innen vorliegen. Die hier angesprochene Charakterisierung orientiert sich eher am allgemeinen Bild und (Selbst-)Verständnis der Statusgruppen. Bedingt durch diverse hochschulpolitische Änderungen der vergangenen Jahre liegt derzeit eine Gemengelage an akademischen Karrierewegen vor, in denen auch die Zugehörigkeit zu den Statusgruppen nicht immer einheitlich verstanden wird – so etwa sind Mitglieder an Graduiertenschulen einerseits immatrikulierte Studierende (zum Teil mit Zugang zum Semesterticket), andererseits jedoch bereits promovierend und damit klassischerweise dem Mittelbau zuzurechnen).

ren Verwaltung eines vergleichsweise geringeren Aufwandes bedarf. Zu beobachten ist ein deutlich wachsender und zunehmender (Deutsche Gesellschaft für Soziologie 27.05.2020; Gassmann 2020) Anteil von befristet in der Lehre tätigen Mitarbeiter*innen. Wenn wir uns nun in Bezug auf eine Strategie für die Kommunikation gesundheitsbezogener Themen an Studierende die Frage stellen, wer sie wo erreicht, lässt sich Folgendes feststellen: Schnittstellen bestehen mit der Hochschulverwaltung anlässlich bürokratischer Verwaltungsakte wie Organisationsein- und austritt und Prüfungsleistungen, mit dem Lehrbetrieb im Ausbildungskontext, mit dem Forschungsbetrieb mindestens ebenfalls in ihrem Ausbildungskontext, da die Verknüpfung von Forschung und Lehre einen Grundsatz der deutschen Hochschullehre darstellt. Sozialisiert werden Studierende durch ihre professionellen Vorbilder, denen sie im Rahmen studiengangsbezogener (Lehr-)Veranstaltungen begegnen sowie durch das System Hochschule, das ihnen vor allem als bürokratische Ordnung begegnet.

Bezugnehmend auf das Gesetz zur Stärkung der Gesundheitsförderung und der Prävention (Deutscher Bundestag 2015), soll Gesundheitsförderung settingbasiert implementiert werden. Dementsprechend empfiehlt sich eine Fokussierung auf die Prävention in *Verhalten* (Stärkung individueller Ressourcen und Kompetenzen) im Kontext der Lehre und somit im Zusammenwirken mit Dozierenden, zudem die Änderung von *Verhältnissen* (Strukturentwicklung), also auf der Ebene der bürokratischen Ordnung der Hochschule (Kilian et al. 2016). Beide Aspekte bieten zwar auf den ersten Blick lediglich einen mittelbaren Zugriff auf die Studierenden, wirken jedoch grundlegend auf deren Bezugssystem (ihre Arbeitsbedingungen und professionellen Vorbilder) ein. Dieser Zuschnitt verdeutlicht die Relevanz des in den Lehrbetrieb eingebundenen Personals einer Hochschule für die Etablierung gesundheitsförderlicher Themen und Strukturen.

Um skizzenhaft das KIT in diese theoretischen Überlegungen einzuordnen, stellen wir im Folgenden kurz die Organisation, sowie exemplarisch ein Teilprojekt aus MyHealth (der Einführung eines mit gesunden Lebensmitteln bestückten Snackautomaten) vor, in dem die Bezugsgruppen des Projektes am Anlass orientiert systematisch adressiert wurden. Das KIT ist eine Volluniversität, die durch ihre institutionelle Vorgeschichte (als TU Karlsruhe) eine starke Ausprägung in den technischen Fächern aufweist. Eine zusätzliche Besonderheit stellt die Integration des sog. Großforschungsbereichs, des ehemaligen Forschungszentrums Karlsruhe, Mitglied der Helmholtz-Gesellschaft, dar (Pfadenhauer et al. 2015). Als eine der Universitäten im „TU9-Verbund" und wiederholt im Rahmen der Exzellenzförderung des Bundes ausgezeichnet ist das KIT im Selbstverständnis eine stark wissenschaftlich geprägte Universität, an der neben Spitzenforschung auch sehr gute Lehre stattfindet, die wiederum bestens ausgebildete Absolvent*innen hervorbringt. Diese häufig und klar kommunizierte Grundhaltung des KIT entspricht dem Selbstverständnis der Organisationsmitglieder. Themen und Argumente für Veränderungen erhalten durch wissenschaftliche Evidenz eine besondere Geltung, der sich die adressierten Akteure selten verschließen.

Für die Kommunikation von Themen der studentischen Gesundheit standen im Projekt „MyHealth“ dementsprechend die kritische Überprüfung der empirischen Grundlage von Aussagen, wie auch der jeweilige Bezug zur Leistungsfähigkeit der Studierenden und ein möglichst direkter Zusammenhang zwischen den organisationalen Bedingungen und den angesprochenen Themen, im Fokus des Interesses.

Für das Teilprojekt „Gesunder Snackautomat“ wurde ein Impuls aus dem durch das Projekt „MyHealth“ initiierten Arbeitskreis (mit offener Beteiligung) aufgenommen. Es bildete sich ein sog. Runder Tisch, an dem interessierte und notwendige Projektteilnehmer*innen in regelmäßigem Turnus ausgegliedert dieses Thema diskutierten und gemeinsam weiterentwickelten. Vor dem Hintergrund der Eckpunkte des Strategiepolygons (Kommunikationsziele, Bezugsgruppen, Positionierung, Medien, Botschaften) wurde dort partizipativ ein kommunikativer Rahmen aufgespannt. Beteiligt waren das Studierendenwerk Karlsruhe (als Auftraggeber für den Servicedienstleister, der die Automaten bestückt, sowie Besitzerin der Automaten), die grün-alternative Hochschulgruppe mit dem Interesse nachhaltige und gesunde Produkte für die Automatenbestückung zu wählen, beratend eine externe Ernährungswissenschaftlerin, eine Studierende, die im Rahmen einer Lehrveranstaltung eine Forschungsarbeit (Bedarfserhebung zur Automatenbestückung) anfertigte, Studierendenvertreter*innen und interessierte Studierende für eine studentische Perspektive sowie die Lehr-/Lernraumentwicklung des KIT, die bei der Standortauswahl des „Pilotautomaten“ involviert war. Mitarbeiter*innen des Projekts „MyHealth“, moderierten die Sitzungen, vernetzten die Umsetzung der Einzelergebnisse innerhalb der beteiligten Akteure und organisierten den Ablauf. Abgewogen wurden sowohl Aspekte der Nahrungsqualität als auch der Preisgestaltung und die Nachhaltigkeit der ausgewählten Produkte. Für den Standort des Automaten wurde ein möglichst hoch frequentierter Bereich gewählt, auch um die Qualität des Angebots möglichst vielen Studierenden zur Verfügung zu stellen. Kommunikativ begleitet wurde das Projekt durch Werbemaßnahmen und die Aufbereitung von empirischen Grundlagen zur Produktauswahl. Insgesamt wurde das alternative Angebot im Automaten durch die Studierenden sehr gut angenommen und auch ein kostendeckender Betrieb konnte gewährleistet werden.

16.2 Kommunikationsanlässe systematisch gestalten

Einführend haben wir das Strategiepolygon (Bentele und Nothhaft 2007) vorgestellt. Für die Ausgestaltung einzelner Kommunikationsanlässe fehlen diesem Kommunikationsrahmen jedoch einzelne Schritte, um konkrete Maßnahmen systematisch in Bezug zu einer einheitlichen Kommunikationsstrategie ausgestalten zu können. Hierzu hat Leipziger (2009) einen Regelkreis entworfen, der mit seinen aufeinanderfolgenden Schritten die reflektierte Entwicklung einzelner Maßnahmen unterstützt (Abb. 16.2).

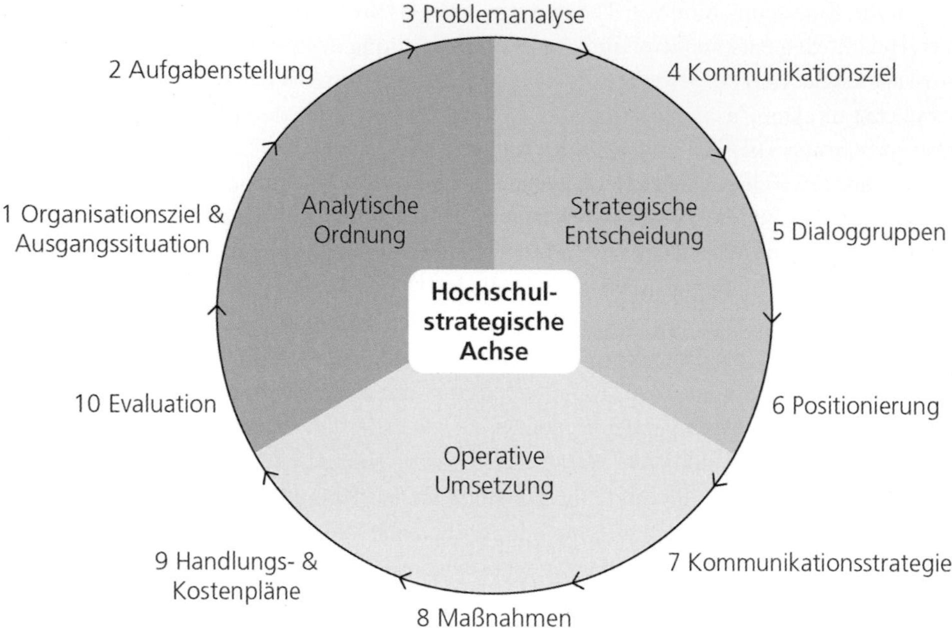

Abb. 16.2 Vereinfachte Darstellung des Regelkreises der Kommunikation (mod. nach Leipziger 2009)

Die einzelnen Kommunikationsmaßnahmen können anhand von impulsgebenden Fragen zu den einzelnen Positionen, systematisch bezogen auf den jeweiligen Kommunikationsanlass, entwickelt werden. Leipziger (2009, S. 20) formuliert dazu folgende Fragen, die beim oben genannten Beispiel „Gesunder Snackautomat" partizipativ mit den Teilnehmer:innen im Rahmen eines Runden Tisches bearbeitet wurden:

1. Wie sieht der kommunikative Kontext vor dem Hintergrund der Organisationsziele aus?
2. Welche kommunikativen Probleme sind zu lösen?
3. Was fördert die Problemlösung, was behindert sie?
4. Was soll mit der Kommunikation erreicht, bewirkt, verändert werden?
5. Wer soll angesprochen, integriert, aktiviert, neutralisiert werden?
6. Welches Meinungsbild soll vermittelt werden?
7. Wie wird generell der Meinungsbildungsprozess gestaltet?
8. Welche Instrumente, Aktivitäten sollen zu welchem Zweck und in welchem Kontext eingesetzt werden?
9. Wo, wann, in welchem Umfang, mit welcher Häufigkeit und zu welchem Preis findet der Mitteleinsatz statt?
10. Wie wird der Erfolg überprüft?

Insbesondere bei der Bearbeitung der Punkte Problemanalyse (3), Kommunikationsstrategie (7) und Maßnahmen (8) bietet sich in der von Forschung geprägten Hochschullandschaft der Einsatz gesundheitswissenschaftlicher Theorien an: Für die Planung und Umsetzung gesundheitsförderlicher Interventionen, wozu auch die Kommunikation gesundheitsbezogener Themen zählt, kann eine Anbindung an Theorien und Modelle zur Erklärung von Gesundheitsverhalten hilfreich sein. Für die Gesundheitskommunikation eignen sich hierbei vor allen Dingen gesundheitspsychologische Theorien und Modelle, da diese einen Ansatzpunkt für beeinflussbare Determinanten bieten. Einen guten, aktuellen Überblick zu Modellen und Theorien effektiver Gesundheitsverhaltensänderung bieten hier Finne und Gohres (2020). Die am häufigsten verwendeten Konzepte für Interventionen (Davis et al. 2015) sind in der Kategorie der statischen Theorien die *des geplanten Verhaltens* (Ajzen 1991) oder die *sozial-kognitive Theorie* (Bandura 2004), die die Struktur der Verhaltensänderung unabhängig vom Prozess der Verhaltensänderung abbilden. Letzteres greift das nach Davis et al. (2015) sehr häufig verwendete *Transtheoretische Modell der Verhaltensänderung* (Prochaska et al. 2015) auf, in dem angenommen wird, dass sich das Gesundheitsverhalten in sechs Stadien ändert, wobei in jedem Stadium von der Absichtslosigkeit bis hin zur Stabilisierung unterschiedliche Mechanismen wirken. Eine Kombination aus beiden Ansätzen bildet der *Health Action Process Approach (HAPA)* oder im deutschen Sprachraum das *sozial-kognitive Prozessmodell des Gesundheitsverhaltens* (Schwarzer 2008) ab, worin sowohl statische als auch prozessorientierte Ansätze vereint sind (Abb. 16.3).

Gemein ist allen Modellen, dass sie Ansatzpunkte für die Wahl der Kommunikationsinstrumente anbieten, die eine Gesundheitsverhaltensänderung gezielt anstoßen können.

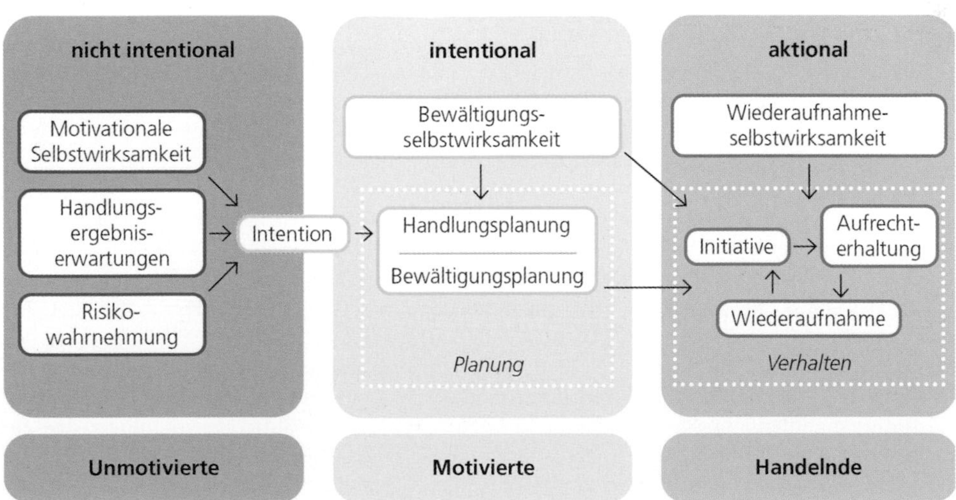

Abb. 16.3 Health Action Process Approach (HAPA) oder das sozial-kognitive Prozessmodell des Gesundheitsverhaltens (mod. nach Schwarzer und Fleig 2014)

In MyHealth verwendeten wir für die Gestaltung der Kommunikation bevorzugt das HAPA-Modell, da es sowohl Aufschluss über den Prozess als auch die dahinterliegenden Strukturen der jeweiligen Stufen der Gesundheitsverhaltensänderung geben kann. So kann mit einem Instrument beispielsweise die Zielgruppe der „Unmotivierten" gezielt über Informationen zur Risikowahrnehmung adressiert werden, beispielsweise zu den Folgen körperlicher Inaktivität. „Motivierte" können beispielsweise über die Bekanntmachung von Lerngruppenangeboten im sozialen Kontext ihre Bewältigungsselbstwirksamkeit bei gemeinsamer Handlungsplanung erleben. Bereits „Handelnde" können beispielsweise bei einer aktiven Pausengestaltung unterstützt werden, indem man ihnen dafür Spiel- und Sportmaterialien auf dem Campus für die Initiative oder Aufrechterhaltung dieses Gesundheitsverhaltens niedrigschwellig zur Verfügung stellt. In der Regel ist davon auszugehen, dass sich in Bezug auf verschiedene Arten des Gesundheitsverhaltens in jeder Phase des Prozesses (unmotivierte, motivierte, handelnde) Studierende finden, sodass diese über unterschiedlich gestaltete Instrumente zielgruppengerecht adressiert werden können.

Weiterführende Impulse für die gewinnbringende Integration solcher Modelle in die Gestaltung von Kommunikationsinstrumenten finden sich beispielsweise bei Baumann, Lampert und Fromm (2020).

Literatur

Ajzen I (1991) The theory of planned behavior. Organ Behav Hum Decis Process 50(2):179–211. https://doi.org/10.1016/0749-5978(91)90020-T

Antonovsky A (1997) Salutogenese. Zur Entmystifizierung der Gesundheit. Forum für Verhaltenstherapie und psychosoziale Praxis, Bd 36. dgvt, Tübingen

Bandura A (2004) Health promotion by social cognitive means. Health Educ Behav 31(2):143–164. https://doi.org/10.1177/1090198104263660

Baumann E, Hurrelmann K (2014) Gesundheitskommunikation: Eine Einführung. In: Baumann E, Hurrelmann K (Hrsg) Handbuch Gesundheitskommunikation. Hans Huber, Programmbereich Gesundheit, 1. Aufl. Hans Huber, Bern, S 8–17

Baumann E, Lampert C, Fromm B (2020) Gesundheitskommunikation. In: Razum O, Kolip P (Hrsg) Handbuch Gesundheitswissenschaften, 7., überarbeitete Aufl. Beltz Juventa, Weinheim, S 465–492

Bentele G, Nothhaft H (2007) Strategien als Kern der Konzeption. In: Piwinger M, Zerfaß A (Hrsg) Handbuch Unternehmenskommunikation, 1. Aufl. Gabler, Wiesbaden, S 371–380

Davis R, Campbell R, Hildon Z, Hobbs L, Michie S (2015) Theories of behaviour and behaviour change across the social and behavioural sciences: a scoping review. Health Psychol Rev 9(3):323–344. https://doi.org/10.1080/17437199.2014.941722

Deutsche Gesellschaft für Soziologie (2020) Stellungnahme der Deutschen Gesellschaft für Soziologie (DGS) zu Beschäftigungsverhältnissen in der Wissenschaft. https://soziologie.de/aktuell/stellungnahmen/news/stellungnahme-der-deutschen-gesellschaft-fuer-soziologie-dgs-zu-beschaeftigungsverhaeltnissen-in-der-wissenschaft-1. Zugegriffen am 16.11.2022

Deutscher Bundestag (2015) Gesetz zur Stärkung der Gesundheitsförderung und der Prävention. Präventionsgesetz – PrävG. Bundesgesetzblatt Teil I Nr 31, S 1368–1379. Zugegriffen am 25.02.2019

Finne E, Gohres H (2020) Psychologische Ansätze in den Gesundheitswissenschaften. In: Razum O, Kolip P (Hrsg) Handbuch Gesundheitswissenschaften, 7., überarbeitete Aufl. Beltz Juventa, Weinheim, S 141–169

Franzkowiak P, Hurrelmann K (2018) Gesundheit. In: Bundeszentrale Für Gesundheitliche Aufklärung (BZgA) (Hrsg) Leitbegriffe der Gesundheitsförderung und Prävention. Glossar zu Konzepten, Strategien und Methoden. BZGA – Federal Centre for Health Education, Köln, S 175–184

Gassmann F (April 2020) Das Wissenschaftszeitvertragsgesetz. Eine erste Evaluation der Novellierung von 2016 (Gewerkschaft Erziehung und Wissenschaft, Hrsg). Frankfurt am Main. https://www.gew.de/fileadmin/media/publikationen/hv/Hochschule_und_Forschung/Broschueren_und_Ratgeber/Evaluation-WissZeitVG-AV-final.pdf. Zugegriffen am 05.10.2021

Göring A, Möllenbeck D (Hrsg) (2015) Bewegungsorientierte Gesundheitsförderung an Hochschulen, Bd 3. Göttingen University Press, Göttingen

Kilian H, Lehmann F, Richter-Kornweitz A, Kaba-Schönstein L, Mielck A (2016) Gesundheitsförderung in den Lebenswelten gemeinsam stärken: Der Kooperationsverbund „Gesundheitliche Chancengleichheit". Bundesgesundheitsbl Gesundheitsforsch Gesundheitsschutz 59(2):266–273. https://doi.org/10.1007/s00103-015-2287-2

Leipziger JW (2009) Konzepte entwickeln. Handfeste Anleitungen für bessere Kommunikation; mit vielen praktischen Beispielen. Frankfurter Allgemeine Buch, Frankfurt am Main

Nothhaft H, Bentele G (2015) Strategie und Konzeption: Die Lehre der strategischen Kommunikation. In: Fröhlich R, Szyszka P, Bentele G (Hrsg) Handbuch der Public Relations. Springer Fachmedien Wiesbaden, Wiesbaden, S 697–713. https://doi.org/10.1007/978-3-531-18917-8_43

Pfadenhauer M, Enderle S, Albrecht F (2015) Cultures of studying under conditions of big science. The case of KIT. In: Langemeyer I, Fischer M, Pfadenhauer M (Hrsg) Epistemic and learning cultures. Wohin sich Universitäten entwickeln. Weinheim, Beltz Juventa, S 61–71

Pfaff-Czarnecka J (Hrsg) (2017) Das soziale Leben der Universität. Studentischer Alltag zwischen Selbstfindung und Fremdbestimmung. Science Studies. transcript, Bielefeld

Prochaska JO, Redding CA, Evers KE (2015) The transtheoretical model and stages of change. In: Health behavior: theory, research, and practice, 5. Aufl. Hoboken, Jossey-Bass/Wiley, S 125–148

Rossmann C (2020) Gesundheitskommunikation: Eine Einführung aus kommunikationswissenschaftlicher Perspektive. In: Rossmann C, Hastall MR (Hrsg) Handbuch der Gesundheitskommunikation. Kommunikationswissenschaftliche Perspektiven. Springer Reference Sozialwissenschaften. Springer Fachmedien Wiesbaden; Springer International Publishing AG, Wiesbaden, S 1–13. https://doi.org/10.1007/978-3-658-10948-6_1-1

Schwarzer R (2008) Modeling health behavior change: how to predict and modify the adoption and maintenance of health behaviors. Appl Psychol 57(1):1–29. https://doi.org/10.1111/j.1464-0597.2007.00325.x

Schwarzer R, Fleig L (2014) Von der Risikowahrnehmung zur Änderung des Gesundheitsverhaltens. Zentralbl Arbeitsmed Arbeitsschutz Ergon 64(5):338–341. https://doi.org/10.1007/s40664-014-0055-z

Teil VI

Digitalisierung in der Gesundheitsförderung an Hochschulen

Digitalisierung der studentischen Gesundheitsförderung als Chance und Herausforderung: kritische Analyse am Beispiel von Sport- und Bewegungsangeboten

17

Arne Göring und Sabrina Rudolph

17.1 Einführung und Problemstellung

Kaum eine andere gesellschaftliche Entwicklung hat die Lebenswelt in westlichen Gesellschaften in den letzten 20 Jahren derart stark beeinflusst wie die Digitalisierung. Digitale Transformationen sind nicht nur im Bereich der Kommunikation, des Konsums oder der Arbeit zu beobachten. Auch Bildungs- und Lernprozesse, Mobilitätsanforderungen und Freizeitangebote sind zunehmend digitalen Einflüssen ausgesetzt – mit weitreichenden Konsequenzen für große Teile der Gesellschaft.

Angetrieben durch die Corona-Pandemie und deren Folgen hat auch die Hochschule als Institution und das Studium als Lebenswelt einen massiven Digitalisierungsschub erfahren. Neben der Onlinelehre als dominierender Vermittlungsform haben sich die Hochschulen der Digitalisierung auf Ebenen der Forschungsorganisation, des Wissenstransfers und der Verwaltung gewidmet und digitale Instrumente, Angebote und Techniken entwickelt, die auch auf die studentische Gesundheitsförderung und das Studentische Gesundheitsmanagement (SGM) Einfluss nehmen. Dies gilt sowohl für die psychosoziale Beratung, den Bereich der Verhältnisförderung z. B. im Kontext digitaler Beteiligungsprozesse als auch im Bereich der klassischen Verhaltensprävention.

A. Göring (✉)
Zentrale Einrichtung Hochschulsport, Universität Göttingen, Göttingen, Deutschland
e-mail: agoering@sport.uni-goettingen.de

S. Rudolph
Georg-August-Universität, Göttingen, Deutschland
e-mail: sabrina.rudolph@med.uni-goettingen.de

M. Timmann et al. (Hrsg.), *Handbuch Studentisches Gesundheitsmanagement - Perspektiven, Impulse und Praxiseinblicke*,
https://doi.org/10.1007/978-3-662-65344-9_17

Der Beitrag greift diese Transformation auf und untersucht, welche Chancen und Herausforderungen mit Prozessen der Digitalisierung im Allgemeinen und an Hochschulen im Speziellen verbunden sind. Der Fokus liegt dabei auf der Digitalisierung der bewegungsorientierten Gesundheitsförderung, einem der derzeit größten Handlungsfelder der studentischen Gesundheitsförderung (Göring und Möllenbeck 2015). Um Digitalisierung als soziales Phänomen begrifflich fassen zu können, erfolgt zunächst eine Konzeptspezifikation in Bezug auf die Digitalisierung der Gesundheitsförderungen und der Digitalisierung der Institution Hochschule. Mit einem Überblick über den Forschungsstand hinsichtlich Struktur, Nutzung und Wirksamkeit von digitalen Interventionen wird die Fragestellung, welche Chancen und Herausforderungen mit der Digitalisierung in der Prävention und Gesundheitsförderung einhergehen, anschließend auf Basis empirischer Erkenntnisse konkretisiert. Der Beitrag schließt mit einem kritischen Ausblick auf die digitalisierte Zukunft der studentischen Gesundheitsförderung und des SGM.

17.2 Digitale Gesundheitsförderung und Digitalisierung an Hochschulen: Konzeptspezifikation

17.2.1 Digitalisierung, Begriffsbestimmung

Digitalisierung als wissenschaftlicher Begriff und gesellschaftliches Konzept erfährt sowohl in alltäglichen Verwendungszusammenhängen als auch im Wissenschaftsbetrieb eine hohe Aufmerksamkeit (u. a. Gadatsch 2017; Faber 2019). Eine eindeutige Begriffsbestimmung liegt dabei weder für Digitalisierung als Alltagskonzept noch für Digitalisierung aus wissenschaftlicher Perspektive vor. Während im engeren, technologischen Sinn Digitalisierung die Überführung analoger Daten in eine digitale Form beschreibt (Fritz 2019; Locher 2020), dominieren insbesondere in den sozialwissenschaftlichen Disziplinen Digitalisierungsdiskurse, die über eine technische Begriffsverwendung hinausgehen (Fend und Hofmann 2020). Aus dieser Perspektive wird Digitalisierung als Zeichen und Treiber gesellschaftlichen Wandels im Sinne einer zunehmenden Verlagerung gesellschaftlicher Kommunikation und Wertschöpfung aus der physischen Welt in eine digitale Welt begriffen. Digitalisierung als sozialwissenschaftliches Konzept bezeichnet demnach eine sozial wirkmächtige Kraft, mit der sich „Verbesserungen in Leistungen und Eigenschaften sowie in Effizienz und Ressourcenschonung von Produkten und Verfahren erzielen lassen" (Neugebauer 2018, S. 2). Insbesondere in soziologischen Diskursen wird diese sog. digitale Transformation mitunter als schöpferischer Prozess begriffen, bei dem die phasenweise vollständige Umwandlung und Veränderung bestehender sozialer Systeme im Sinne einer zerstörerischen Disruption zum Ausdruck kommt und dadurch Raum für neue Systeme schafft (Ternès und Schieke 2018; Drechsler 2018).

Um die Chancen und Herausforderung für die Digitalisierung der studentischen Gesundheitsförderung angemessen zu beschreiben und zu analysieren, wird im Rahmen der vorliegenden Ausarbeitung auf ein weites Digitalisierungsverständnis zurückgegriffen, in dem Digitalisierung als gesellschaftlich wirkmächtiges Dynamisierungsphänomen verstanden wird, das Veränderungen in allen gesellschaftlichen Teilbereichen durch die Anwendung digitaler Technologien bewirken kann.

17.2.2 Digitalisierung im Gesundheitswesen

Das Gesundheitswesen und damit auch die spezifischen Handlungsfelder der Prävention und Gesundheitsförderung stehen – wie fast alle gesellschaftlichen Teilsysteme – in einer engen Digitalisierungsbeziehung. In der Krankenversorgung und Diagnostik wird die Digitalisierung mit dem E-Health-Ansatz zusammengefasst, der einen weitreichenden Transformationsprozess beschreibt und sowohl die Weiterentwicklung diagnostischer Verfahren darstellt als auch telemedizinische Innovationen umfasst. Mit dem Ziel, die Krankenversorgung qualitativ zu verbessern und gleichzeitig Rationalisierungseffekte im Gesundheitswesen zu fördern, wird E-Health dabei auch zu einer politischen Zukunftsstrategie mit weitreichenden, strukturellen Folgen für die medizinische Versorgung in Deutschland (Jorzig und Sarangi 2020).

Im Bereich der Primärprävention und Gesundheitsförderung, die stärker auf individuelle und settingbezogene Interventionen ausgerichtet sind, haben sich demgegenüber vor allem digitale Anwendungen und Programme etabliert, die sich durch eine einfache Integration in den Alltag und einen – mehrheitlich – mobilen Gebrauch auszeichnen (Rossmann und Krömer 2016). Zusammengefasst unter dem Begriff „M-Health“ finden hier vor allem digitale Anwendungen einen Einsatz, die über verschiedene Monitoringfunktionen die Risikofaktoren für die Entstehung von Krankheiten erfassen und gesunde Verhaltensweisen motivational fördern sollen. Beispiele für derartige Anwendungen sind Applikationen auf Smartphones oder auch sensorgesteuerte Wearables, die über spezifische Sensoren zahlreiche Daten erfassen und miteinander verrechnen (Mischak 2017). Insbesondere das Monitoring des Bewegungsverhaltens, aber auch die Erfassung des Stressempfindens oder die Aufnahme von Nährstoffen erfolgt zunehmend über digitale Anwendungen wie Smartphones, Fitnesstracker oder sensorisch aktive Kleidungsstücke (Kolpatzik et al. 2020).

Parallel dazu werden zunehmend auch klassische Interventionen und Maßnahmen zur Gesundheitsförderung digital und mobil offeriert. Dazu gehören neben Apps zur Dokumentation des Ernährungsverhaltens auch Angebote im Bereich der Bewegungsförderung (z. B. Sportangebote) und des Stressmanagements (Nagel et al. 2019). Neben Akteuren wie Kranken- und Unfallkassen sind dabei auch Wirtschaftsunternehmen präsent, die mit gesundheitsbezogenen Angeboten und Lifestyleprodukten auf dem zweiten Gesundheitsmarkt aktiv sind (Kramer et al. 2019). Damit einhergehend führt Digitalisierung im Kontext von Prävention und Gesundheitsförderung zu einer weitreichenden Transformation gesellschaftlicher Handlungsweisen, indem sich Präventionsmaßnahmen mit Lifestyleelemente verbinden und Gesundheit als Distinktions- und Inszenierungsfolie genutzt wird (Schmidt 2021).

17.2.3 Digitalisierung in der Hochschule

Auch die Hochschule als spezifische Bildungs- und Forschungseinrichtung ist von Digitalisierungsphänomenen und -strategien nicht ausgenommen. Wenngleich die Digitalisierung an Hochschulen bis zum Beginn der Corona-Pandemie eher eine untergeordnete Rolle gespielt hat, weist auch das Hochschulsystem sowohl im Bereich der Forschung (E-Science) mit spezifischen Forschungsinformationssystemen und virtuellen Laboren, als auch auf der Ebene der Verwaltung (E-Administration) weitreichende digitale Veränderungsstrategien auf (Von der Heyde et al. 2017). Insbesondere im Bereich des digitalen Lehrens und Lernens (E-Learning) hat die Hochschule seit dem Frühjahr 2020 rasante Entwicklungen vollzogen. Die Umstellung des gesamten Lehrbetriebs auf Onlineangebote im Zuge der Corona-Pandemie hat die Hochschulen als Organisation und das Studium als Lebenswelt maßgeblich verändert. Obgleich Studierende und Lehrende die Umstellung auf digitale Angebotsformate durchaus kritisch betrachten, werden auch Erwartungen an eine nachhaltige Transformation des Hochschulwesens diskutiert (Hafer et al. 2021)

Gemeinhin ist mit der Digitalisierung der Hochschulen die Erwartung verbunden, dass diese den Hochschulen ein Forschen, Lehren und Verwalten auf einem qualitativ höheren und stärker professionalisierten Niveau ermöglicht. Mit Bezug auf die Hochschullehre und das studentische Lernen sind mit den Konzepten des E-Learning und des Blended Learnings vielfältige Hoffnungen verknüpft, dass sich ein „neues Lernen" an Hochschulen etabliert, bei dem die Selbststeuerung des studentischen Lernens, die kooperative Einbindung sowie die Flexibilität von Lernangeboten gefördert werden und damit der Diversität der Studierenden entgegenkommt (Schneider 2017). Digitale Lernarrangements sollen problemorientierte didaktische Methoden unterstützen, indem authentische Materialien eingebunden und Lernprozesse in der (inter-)aktiven Auseinandersetzung mit medial präsentierten Inhalten oder bei der kooperativen Bearbeitung von Projektarbeiten angeregt werden (Einhhorn 2020). In der Folge der Corona-Pandemie wird der hochschulpolitische Diskurs zunehmend mit dem Hinweis auf die Blended University (Friedrich et al. 2021) von Beiträgen dominiert, die digitale Angebote mit Präsenzangeboten kombinieren.

17.3 Digitale Interventionen in der Gesundheitsförderung – empirische Annäherung

Obgleich die Erwartungen an digitale Interventionen in der Prävention und Gesundheitsförderung hoch sind, steckt die empirische Überprüfung der Wirksamkeit von digitalen Interventionen in der Gesundheitsförderung noch in den Kinderschuhen (Fischer 2020). Erste spezifisch ausgerichtete Reviews zeigen bisweilen noch wenig eindeutige Ergebnisse in Bezug auf die Wirksamkeit von gesundheitsfördernden digitalen Anwendungen. In Bezug auf ältere Erwachsene stellen beispielsweise Kampmeijer et al. (2016) fest, dass digitale Interventionen durchaus erfolgreich sein können, allerdings stellen die Autoren auch fest, dass Vergleiche zu analogen Maßnahmen kaum untersucht werden. Howarth et al. (2018) konnten in ihrem Review zur Wirksamkeit von digitalen Interventionen im Bereich der Gesundheitsförderung am Arbeitsplatz nur wenige Hinweise dafür finden, dass rein digitale Maßnahmen positive Auswirkungen auf die gesundheitsbezogenen Ergebnisse am Arbeitsplatz haben. Auch die Überblicksstudien von Hammersley et al. (2016) und Hutchesson (2015), die sich der Wirksamkeit von digitalen Anwendungen im Segment der Adipositas-Prävention gewidmet haben, belegen nur eine geringe Wirksamkeit der Interventionen.

Auch unsere eigenen Studien, die wir an der Universität Göttingen zu den Effekten von digitalen Interventionen im Bereich der bewegungsorientierten Gesundheitsförderung durchgeführt haben, weisen nur moderate Effekte auf. In einem Review zur Wirksamkeit von digitalen Angeboten zur Förderung der körperlichen Aktivität konnte zwar nachgewiesen werden, dass softwaregestützte Interventionen gegenüber Präsenzangeboten Vorteile im Hinblick auf die individualisierte Passung aufweisen. Auch wird durch die Verwendung von z. B. Desktop- und App-Anwendungen die Organisation, Kommunikation und Datenerfassung erleichtert und es werden weniger Ressourcen in der Durchführung benötigt. Gleichzeitig zeigen die untersuchten Einzelstudien aber auch auf, dass das Fehlen von Beziehungsstrukturen zwischen unterschiedlichen Akteuren (z. B. zwischen Trainer*innen und Teilnehmenden) mit Motivationseinbußen und höheren Drop-Out-Quoten einhergehen (Rudolph et al. 2019).

Studien, die sich auf die Veränderungen im Sport- und Bewegungsverhalten während der Corona-Pandemie konzentriert haben, zeigen darüber hinaus, dass die Akzeptanz von digitalen Sport- und Bewegungsangeboten im Zeitraum der Pandemie drastisch angestiegen ist (Hayes 2020; Kehl et al. 2021; Mutz und Gerke 2021). Allerdings konnten wir in einer eigenen Untersuchung zur Wahrnehmung und Bewertung von Onlineangeboten im Rahmen des Hochschulsports während der Pandemie belastbare Hinweise darauf finden, dass Nutzer*innen derartige Angebote schlechter bewerten als Präsenzangebote. Vor allem das soziale und affektive Erleben wird bei digitalen Angeboten signifikant schlechter bewertet als bei Präsenzangeboten (Jetzke et al. 2022).

17.4 Digitalisierung der studentischen Gesundheitsförderung – Chancen und Herausforderung

Digitale Interventionen im Anwendungsfeld der Hochschule eröffnen für die studentische Gesundheitsförderung und das SGM grundsätzlich neue Möglichkeiten. Insbesondere die Erhöhung von Zeit- und Raumflexibiltät, die durch den Einsatz digitaler Anwendungen ermöglicht wird, kann die Reichweite gesundheitsfördernder Interventionen voraussichtlich deutlich vergrößern. Die Diversität von Studierenden, die sich beispielsweise im Hinblick auf unterschiedliche Fachkulturen, Wohnorte, Studienorganisationen, soziale Einbindungen oder Interessen beschreiben lässt, wird sich durch digitale Interventionen vermutlich deutlich besser berücksichtigen lassen. Die individuelle Passung von Intervention und Person wird – auch dies ist anzunehmen – durch digitale Anwendungen steigen. In der digital affinen Bevölkerungsgruppe der Studierenden werden digitale Interventionen zudem auf eine hohe Akzeptanz treffen. Auch wird die gezielte Steuerung von Interventionen durch den Einsatz von digital operierenden Sensoriksystemen in Handlungsfeldern der Bewegungs-, Stress- und Ernährungsprävention zu einer deutlichen Effektivitätssteigerung im Bereich der Gesundheitsförderung beitragen können.

Positive Effekte durch den Einsatz digitaler Instrumente werden aber nicht nur in der Verhaltensprävention zu finden sein. Auch die Verhältnisprävention wird durch die Verwendung digitaler Anwendungen, z. B. im Rahmen digitaler Beteiligungsprozesse, effektiver und wirksamer gestaltet werden können. Chancen sind auch in der Beratung und im Coaching von Studierenden zu erwarten, die durch den Einsatz digitaler Methoden zielgerichteter, effektiver und flexibler angeboten werden können.

Allerdings gilt es, diese Digitalisierungsphänomene in der Gesundheitsförderung an Hochschulen auch kritisch zu beobachten und zu begleiten. Dazu wird es gehören, die Digitalisierung in ihrer engen Verbindung zu Prozessen der Selbstoptimierung zu beobachten, die z. B. durch die gezielte Verwendung von Monitoringdaten und der Anpassung an normierten Leitbildern erfolgt (Nieland 2016). Da gesundheitsbezogene Lebensstile vermehrt über individuelle Handlungsdispositionen wie dem Ernährungsverhalten, aber auch dem Sport- und Bewegungsverhalten mit ästhetischen Aussagen über Körperbilder verbunden werden, wird es eine Herausforderung für die studentische Gesundheitsförderung werden, sich von solchen digitalen Anwendungen und Maßnahmen zu distanzieren, die vor allem zu Zwecken der Leistungssteigerung oder der Orientierung an vermeintlichen Schönheitsidealen eingesetzt werden. Dies gilt sowohl für Interventionen im Bereich der Bewegungsförderung, aber auch im Kontext der Ernährungsprävention, die in der Gesundheitsförderung und Selbstoptimierung durchaus große Überschneidungen aufweisen.

Darüber hinaus stellt die mit der Digitalisierung einhergehende Entpersonalisierung der Gesundheitsförderung (u. a. Manhart und Wendt 2019), die mit dem Einsatz von M-Health Anwendungen eng verknüpft ist, einen fundamentalen Wandel der traditionellen Grundstruktur gesundheitsbezogener Interventionen dar. Während in analogen Szenarien soziale Interaktion und Unmittelbarkeit als Handlungsdispositionen dominieren, gewannen in digitalen Umgebungen Unabhängigkeit und Subjektivierung maßgeblich an Bedeutung. Auch wenn nur wenige empirische Befunde zur Relevanz von sozialen Beziehungsstrukturen für die Wirksamkeit von gesundheitsfördernden Interventionen vorliegen, weisen die vorliegenden Studien zu den Effekten des Gesundheitssports von Woll (2004) und Brehm (2006) auf die Bedeutung einer festen Trainingsgruppe und empathischer Beziehungsstrukturen zwischen Trainer*innen und Teilnehmenden hin.

Die kritische Auseinandersetzung über digitale Interventionsformen im Kontext der studentischen Gesundheitsförderung kann den Akteuren an den Hochschulen dabei einen spannenden Erkenntnisprozess eröffnen, der zu den Wurzeln der studentischen Gesundheitsförderung zurück führt und nach den eigenen Zielen, dem hochschulspezifischen Gesundheitsbegriff und dem zugrunde liegenden Menschenbild in der Hochschule fragt. Die Digitalisierung bietet damit eine über die eigentlichen Anwendungen und Methoden hinausgehende Chance, die im Prozess der Auseinandersetzung selbst liegt.

Den Akteuren der studentischen Gesundheitsförderung sei in den nächsten Jahren eine (selbst-)kritische Auseinandersetzung über die Potenziale, aber auch über die Risiken der Digitalisierung zu wünschen, um ihren eigenen Weg in der Institution Hochschule zu festigen und den Einsatz digitaler Interventionen in der Gesundheitsförderung zu schärfen. Leitplanken und Orientierungen auf diesem Weg bietet neben dem Diskurs über die Digitalisierung der Hochschullehre und den Formaten des Blended Learnings sicherlich auch das Segment der Gamification und der Serious Games (Tolks et al. 2020), in dem erste Hochschulen bereits positive Erfahrungen sammeln konnten.

Literatur

Brehm W (2006) Gesundheitssport – Kernziele, Programme, Evidenzen. In: Kirch W, Badura B (Hrsg) Prävention. Springer, Berlin/Heidelberg

Drechsler D (2018) Digitale Sorglosigkeit – Risiken im Zeitalter der digitalen Transformation. In: Breyer-Mayländer T (Hrsg) Das Streben nach Autonomie. Reflektionen zum digitalen Wandel. Nomos Verlagsgesellschaft mbH & Co. KG, Baden-Baden, S 31–66

Einhhorn M (2020) Digital Literacy, Fluency und Scholarship: Ein Entwicklungsmodell digitaler Kompetenzen von Hochschullehrenden. In: In: Merkt, M. et al (Hrsg) (Hrgs.): Hochschuldidaktik als professionelle Verbindung von Forschung, Politik und Praxis. DGHG, Bielefeld, S 81–94

Faber O (2019) Digitalisierung – ein Megatrend: Treiber & Technologische Grundlagen. In: Erner M (Hrsg) Management 4.0 – Unternehmensführung im digitalen Zeitalter. Springer Berlin Heidelberg, Berlin/Heidelberg, S 3–40

Fend L, Hofmann J (Hrsg) (2020) Digitalisierung in Industrie-, Handels- und Dienstleistungsunternehmen. Konzepte – Lösungen – Beispiele, 2., aktualisierte und überarbeitete Aufl. Springer Fachmedien, Wiesbaden

Fischer F (2020) Digitale Interventionen in Prävention und Gesundheitsförderung: Welche Form der Evidenz haben wir und welche wird benötigt? Bundesgesundheitsblatt 63:674–680

Friedrich J-D, Neubert P, Sames J (2021) 9 Mythen des digitalen Wandels in der Hochschulbildung. Diskussionspapier Nr. 13. Hochschulforum Digitalisierung, Berlin

Fritz M (2019) Gute frühe Bildung in einer digital geprägten Welt. In: Heider-Lang J, Merkert A (Hrsg) Digitale Transformation in der Bildungslandschaft – den analogen Stecker ziehen? Managementkonzepte, Bd 39, 1. Aufl. Rainer Hampp Verlag, München, S 70–95

Gadatsch A (2017) Einfluss der Digitalisierung auf die Zukunft der Arbeit. In: Gadatsch A, Krupp A, Wiesehahn A (Hrsg) Controlling und Leadership. Konzepte – Erfahrungen – Entwicklungen. Gabler, Wiesbaden, S 193–214

Göring A, Möllenbeck D (Hrsg) (2015) Bewegungsorientierte Gesundheitsförderung an Hochschulen. Theorie – Empirie – Praxis. Universitätsverlag, Göttingen

Hafer J, Kostädt P, Lucke U (2021) Das Corona-Virus als Treiber der Digitalisierung? In: Dittler U, Kreidl C (Hrsg) Wie Corona die Hochschullehre verändert. Springer Gabler, Wiesbaden

Hammersley ML, Jones RA, Okely AD (2016) Parent-focused childhood and adolescent overweight and obesity ehealth interventions: a systematic review and meta-analysis. J Med Internet Res 18(7):e203

Hayes M (2020) Social media and inspiring physical activity during COVID-19 and beyond. Manag Sport Leis. https://doi.org/10.1080/23750472.2020.1794939

Howarth A, Quesada J, Silva J, Judycki S, Mills PR (2018) The impact of digital health interventions on health-related outcomes in the workplace: a systematic review. Digit Health 4:2055207618770861

Hutchesson MJ, Rollo ME, Krukowski R (2015) eHealth interventions for the prevention and treatment of overweight and obesity in adults: a systematic review with meta-analysis. Obes Rev 16(5):376–392

Jetzke M, Göring A, Mutz M (2022) Just a stopgap for ‚real' sports? consumer experiences with digital sport and exercise activities during the COVID-19 Pandemic. Managing Sport and Leisure (im Reviewprozess)

Jorzig A, Sarangi F (2020) E-Health-Gesetz. In: Digitalisierung im Gesundheitswesen. Springer, Berlin/Heidelberg

Kampmeijer R, Pavlova M, Tambor M, Golinowska S, Groot W (2016) The use of e-health and m-health tools in health promotion and primary prevention among older adults: a systematic literature review. BMC Health Serv Res 5(Suppl):290

Kehl M, Strobl H, Tittlbach S, Loss J (2021) „Der Mensch, der Handball spielt, braucht den Ball, den Kontakt und die Gemeinschaft" – Veränderungen im Sportangebot durch die COVID-19 Pandemie und deren Bedeutung für Sportvereine. Gesundheitswesen 83:159–165

Kolpatzik K, Mohrmann M, Zeeb H (Hrsg) (2020) Digitale Gesundheitskompetenz in Deutschland. KomPart, Berlin

Kramer U, Borges U, Fischer F, Hoffmann W, Pobiruchin M, Vollmar HC (2019) DNVF-Memorandum – Gesundheits- und Medizin-Apps (GuMAs). Gesundheitswesen 81(10):e154–e170

Locher C (2020) Digitale Transformation. In: Fend L, Hofmann J (Hrsg) Digitalisierung in Industrie-, Handels- und Dienstleistungsunternehmen. Konzepte – Lösungen – Beispiele, 2., aktualisierte und überarbeitete Aufl. Springer Fachmedien, S 185–205

Manhart S, Wendt T (2019) Delokalisierung, Entzeitlichung und Entpersonalisierung organisierter Pädagogik. Zur digitalen Transformation organisationaler Raumzeit und ihres Subjekts. ZfW 42:235–248

Mischak R (2017) Wearables als Herausforderung im Gesundheitswesen – Revolutionieren Wearables das Gesundheitswesen im 21. Jahrhundert? In: Pfannstiel M, Da-Cruz P, Mehlich H (Hrsg) Digitale Transformation von Dienstleistungen im Gesundheitswesen I. Springer Gabler, Wiesbaden

Mutz M, Gerke M (2021) Sport and exercise in times of self-quarantine: how Germans changed their behaviour at the beginning of the Covid-19 pandemic. Int Rev Sociol Sport 56(3):305–316

Nagel A, John D, Scheder A (2019) Klassisches oder digitales Stressmanagement im Setting Hochschule? Präv Gesundheitsf 14:138–145

Neugebauer R (2018) Digitale Information – der „genetische Code" moderner Technik. In: Neugebauer R (Hrsg) Digitalisierung. Schlüsseltechnologien für Wirtschaft und Gesellschaft. Fraunhofer-Forschungsfokus, 1. Aufl. Springer Vieweg, Berlin

Nieland JU (2016) Optimierung als neues Leitbild – Anmerkungen zur Berichterstattung über die „Quantified Self-Bewegung". In: Beinsteiner A, Kohn T (Hrsg) Körperphantasien. Technisierung – Optimierung – Transhumanismus. Innsbruck University Press, Innsbruck

Rossmann C, Krömer N (2016) mHealth in der medizinischen Versorgung, Prävention und Gesundheitsförderung. In: Fischer F, Krämer A (Hrsg) eHealth in Deutschland. Springer Vieweg, Berlin/Heidelberg

Rudolph S, Göring A, Padrok D (2019) Körperliche Aktivität im Kontext der betrieblichen Gesundheitsförderung – ein systematisches Review zur Effektivität software- gegenüber personalgestützter Interventionen. Gesundheitsw 81(11):866–880

Schmidt B (2021) Gesundheit als Instrument zur Sicherstellung sozialer Ordnung. In: Schmidt-Semisch H, Schorb F (Hrsg) Public Health. Sozialwissenschaftliche Gesundheitsforschung. Springer VS, Wiesbaden

Schneider A (2017) Hochschule 4.0 – Herausforderungen und Perspektiven der Digitalisierung von Bildungsdienstleistungen. In: Bruhn M, Hadwich K (Hrsg) Dienstleistungen 4.0. Springer Gabler, Wiesbaden

Ternès A, Schieke S (2018) Mittelstand 4.0. Wie mittelständische Unternehmen bei der Digitalisierung den Anschluss nicht verpassen (Essentials). Springer Gabler, Wiesbaden

Tolks D, Lampert C, Dadaczynski K (2020) Spielerische Ansätze in Prävention und Gesundheitsförderung: Serious Games und Gamification. Bundesgesundheitsblatt 63:698–707

Von der Heyde M, Hartmann A, Auth G (2017) Zur disruptiven Digitalisierung von Hochschulforschung. Informatik-Spektrum 41:1757–1772

Woll A (2004) Wirkungen von Gesundheitssport. Bewegungsther Gesundheitssport 20:97–106

Bedeutung des digitalen Wandels für gesundheitsfördernde Hochschulen

18

Eike Quilling, Christian Funk, Rüdiger Hoßfeld, Christina Josupeit, Jan Josupeit, Janna Leimann und Sven Dieterich

18.1 Einleitung

Der digitale Wandel bzw. die digitale Transformation bezeichnet allgemein die gesellschaftlichen Veränderungen, die mit der Integration digitaler Technologien in Unternehmen und Arbeitszusammenhängen einhergehen. Hochschulen sind sowohl in ihrer gesellschaftlichen Verantwortung als auch als Bildungsinstitutionen gefordert, solche Veränderungsprozesse voranzutreiben und zu gestalten (HFD 2016; KMK 2019).

In diesem Beitrag werden die Veränderungen durch den digitalen Wandel in ihrer Bedeutung für die Gesundheit von Studierenden und die Anforderungen an ein Studentisches Gesundheitsmanagement (SGM) thematisiert. Aufbauend auf eine Skizzierung des Ausmaßes digitaler Transformation an der Hochschule für Gesundheit als Beispiel werden die Perspektiven Studierender im digitalen Wandel auf der Grundlage von Ergebnissen aus verschiedenen Befragungen aufgezeigt. Abschließend werden hieraus Handlungsempfehlungen für die Integration in ein SGM abgeleitet.

E. Quilling (✉) · C. Funk · R. Hoßfeld · C. Josupeit · J. Josupeit · J. Leimann · S. Dieterich
Hochschule für Gesundheit, Bochum, Deutschland
e-mail: eike.quilling@hs-gesundheit.de; christian.funk@hs-gesundheit.de; ruediger.hossfeld@hs-gesundheit.de; christina.josupeit@hs-gesundheit.de; jan.josupeit@hs-gesundheit.de; janna.leimann@hs-gesundheit.de; sven.dieterich@hs-gesundheit.de

M. Timmann et al. (Hrsg.), *Handbuch Studentisches Gesundheitsmanagement - Perspektiven, Impulse und Praxiseinblicke*,
https://doi.org/10.1007/978-3-662-65344-9_18

18.2 Digitale Transformation an Hochschulen

Die digitale Transformation an Hochschulen bezeichnet weit mehr als die Etablierung und Weiterentwicklung von E-Learning. Damit wird vielmehr auf den Perspektivwechsel hingewiesen, der sich vollzieht, wenn nicht mehr nur die Nutzung von digitalen Medien im Kontext von Lehr- und Lernprozessen betrachtet wird, sondern die gesamte Hochschule als Bildungsinstitution in den Blick genommen wird (Getto und Kerres 2018). Hochschulen verändern sich in dieser digitalen Transformation durch die Reorganisation und Etablierung neuer Formen von Lehr- und Lernangeboten, durch die Zusammenarbeit und Kommunikation der Beteiligten sowie die didaktische Gestaltung von Lernumgebungen. Bereits hier zeigt sich, dass sich die Folgen des digitalen Wandels im Hinblick auf ihre Relevanz für die Gesundheit auf die gesamte Hochschule als gesundheitsförderliches Setting beziehen müssen und nicht auf die Betrachtung von isolierten Phänomenen, wie beispielsweise den Zusammenhang von Bewegungsmangel und Lernen im Homeoffice, reduziert werden kann.

> *Digitalisierung* bezeichnet „die Nutzung und Verbreitung digitaler Technologien und deren Vernetzung sowie damit verbundene neue Funktionen und Aktivitäten" (Hirsch-Kreinsen 2020, S. 13). *Digitale Transformation* meint in der Folge den sozialen und organisationalen Wandel dieses Prozesses.

Vordergründig sind insbesondere die digitale Infrastruktur und die neuen Technologien Treiber einer digitalen Innovation. Der technische Ausbau der Digitalisierung an einer Hochschule, wie etwa die Ausstattung mit WLAN, PC-Pools, Lernmanagementsystemen etc., bestimmt, was Studierende und Lehrende nutzen können. Mediendidaktische Neuerungen sind abhängig von der Ausgestaltung der Infrastruktur: So verlaufen Ideen für innovative didaktische Szenarien im Sande, wenn etwa die dafür benötigte Software nicht bereitgestellt wird. In der Umsetzung ist die Abstimmung der zentralen und dezentralen Organisationseinheiten dabei oftmals eine Herausforderung (vgl. Hirsch-Kreinsen 2020). Dies ist auch im Rahmen des hochschulinternen Austauschs bei der Peer-to-Peer-Strategieberatung (P2P) an der Hochschule für Gesundheit (HS Gesundheit)[1] deutlich geworden. Eine gelungene Weiterentwicklung ist daher nicht nur Ergebnis vermeintlich konkurrierender Zugriffsmöglichkeiten, sondern besteht vor allem in dem Aushandlungsprozess und verbindlichen Absprachen über die Zuständigkeiten sowie den damit verbundenen sozialen Interaktionen.

Die konzeptionelle und curriculare Verankerung von Kompetenzen (man spricht auch von Future Skills wie beispielsweise Lern- oder Ambiguitätskompetenzen, vgl. Ehlers 2020) im Kontext der Digitalisierung in den Curricula der Studiengänge ist für eine nach-

[1] Die Beratung (vgl. HFD 2021) fand im Winter 2020 an der HS Gesundheit statt (HFD 2020).

haltige strukturelle Verankerung zentral. Beim hohen Tempo der Digitalisierung ist diese konzeptionelle Verankerung oftmals eine Herausforderung. An der HS Gesundheit wurde von den externen Gutachtern festgestellt, dass Bedarf für eine noch stärkere Einbindung von Versorgungsaspekten aus dem Gesundheitsberufskontext wichtig ist, wie z. B. im Bereich der Teletherapie. Auch wenn hier über die Anbindung an Forschungsprojekte bereits viele gesundheitliche Versorgungsszenarien Bestandteil des Studiums sind, ist für die optimale Vorbereitung auf die Berufspraxis die curricular verankerte Vermittlung von Future Skills erforderlich, die nicht nur den Umgang mit aktuellen, sondern auch das eigenständige Aneignen zukünftiger digitaler Verfahren umfasst. Wenn Studierende in diesem Sinne befähigt werden, den eigenen zukünftigen Kompetenzerwerb zu steuern, sind sie auch vorbereitet, nicht nur mit den gesundheitlichen Folgen der Digitalisierung umzugehen, sondern diese auch im Sinne der Gesundheitsförderung zu nutzen.

Entwicklungen in der Digitalisierung sind dann erfolgreich, wenn sie für die Individuen spürbar bessere Lehr- und Lernprozesse und bessere Lernergebnisse ermöglichen. Dann leisten sie nicht nur einen Beitrag zur Qualität in Studium und Lehre, sondern haben darüber hinaus auch das Potenzial, die Selbstwirksamkeit und das Wohlbefinden der Studierenden zu steigern.

Es ist daher wichtig, dass der digitale Wandel (z. B. in der Lehrevaluation) im Rahmen des Qualitätsmanagements erfasst wird und gleichzeitig der Gesundheitszustand und das Gesundheitsverhalten sowie das Wohlbefinden der Studierenden im Rahmen eines Gesundheitsmonitorings erhoben wird. Langfristig kann die Hochschule nur eine Gesundheitsförderungskultur etablieren, wenn auch Lehrende und andere Mitarbeitende vom Gesundheitsmonitoring miterfasst und in ein systematisches Gesundheitsmanagement integriert werden (Josupeit et al. in Vorbereitung).

Mit der Digitalisierung ändern sich auch Formen der Zusammenarbeit und Kommunikationswege im Lehrbetrieb. Das ist insbesondere in der Pandemie deutlich geworden. Oftmals steht noch die Bereitstellung von Informationen im Vordergrund, z. B. in Form von Lehrmaterialien in einer Lernplattform. Entscheidend für den Erfolg des digitalen Wandels scheint jedoch die Entwicklung der interaktiven Nutzungsmöglichkeiten zu sein, z. B. in Form von digitalen Feedbacks zum Lernfortschritt oder der kooperativen Arbeit an Texten. Die Beteiligten müssen ein gemeinsames Verständnis davon entwickeln, wie digital gestützte Verfahren in den Lernprozess eingebunden werden sollen. Der kollegiale Austausch und die Etablierung von Qualifizierungsmöglichkeiten für Lehrende und Studierende sind Voraussetzungen, um dies umzusetzen. Die P2P-Beratung hat für die HS Gesundheit in diesem Kontext angeregt, Digitalisierung zur weiteren Etablierung einer „Kultur des Miteinanders" zu nutzen. Dies wird im Prozess der weiteren Strategieentwicklung berücksichtigt. Bei der systematischen Einführung des Studentischen Gesundheitsmanagements (SGM) werden daher auch die Möglichkeiten der digitalen Kommunikation und innovativer Intervention mitgedacht.

Voraussetzung für das Gelingen der digitalen Transformation ist die „kollektive Veränderungsbereitschaft“ der relevanten Akteur*innen (Graf-Schlattmann et al. 2020). Insbesondere Studierende sollten diese mitgestalten dürfen. Diese Form der Partizipation und des Empowerments entspricht auch Grundprinzipien der settingorientierten Gesundheitsförderung. Die digitale Transformation kann, bei entsprechenden Gestaltungsspielräumen und der erforderlichen Unterstützung der Akteur*innen, selbst ein Baustein in der gesundheitsförderlichen Gestaltung des Studiums werden. Seit Juni 2021 wird an der HS Gesundheit mit Unterstützung und in Kooperation mit der Techniker Krankenkasse auch unter dieser Perspektive ein systematisches Gesundheitsmanagement implementiert.

18.3 Perspektiven Studierender auf digitale Transformation

Verschiedene Untersuchungen zeigten bereits in den vergangenen Jahren, dass Studierende gesundheitswissenschaftlicher oder medizinischer Fächer eine hohe Belastung durch das Studium erleben (McConville et al. 2017). Der Beginn der Covid-19-Pandemie im Frühjahr 2020 brachte für die Studierenden eine Vielzahl zusätzlicher, bisher nie dagewesener Umstände für ihr Studium mit sich: Kontaktbeschränkungen in allen Bereichen und eine teilweise vollständige Umstellung auf digitale Lehrangebote. Studentische Befragungen an der HS Gesundheit zeigen, dass fast jede*r Studierende ein Laptop, Notebook oder Smartphone besitzt, mit welchem er*sie Zugang zur digitalen Lernwelt bekommt. Zwei Drittel der Studierenden gaben an, mit den verwendeten digitalen Lehr- und Lernformen während der Covid-19-Pandemie gut zurechtzukommen. Nur bei einer negativen Grundhaltung gegenüber digitaler Lehre wurde ein signifikant schlechteres Ergebnis erzielt (Dieterich et al. 2021). Allerdings werden von Studierenden *gestiegene Anforderungen und höherer Zeitaufwand* im Kontext der veränderten Lehr-/Lernsituation als besonders herausfordernd empfunden. Insbesondere die selbstständige Erarbeitung von Inhalten stellt einen wesentlichen Grund für die gestiegenen Studienanforderungen dar. Die Ergebnisse deuten an, dass eine gute Selbstorganisation für die Studierenden ein zentraler Faktor für Lernerfolg während der Homelearning-Zeit ist. Die Umstellung auf Distanzlernen hat dazu beigetragen, dass die Heterogenität der Studierenden hinsichtlich der individuellen Voraussetzungen und Lebensbedingungen eine größere Bedeutung erlangt hat. Der pandemiebedingte Wegfall von Vor-Ort-Angeboten wurde deshalb zur Herausforderung, da den Studierenden ein ungestörter Arbeitsplatz sowie der Austausch und die Zusammenarbeit mit Kommiliton*innen und Lehrenden fehlte oder erschwert wurde (ebd.).

Der Vergleich von Erhebungen zur Gesundheit der Studierenden an der HS Gesundheit aus den Jahren 2020 und 2021 zeigt einen signifikant schlechter bewerteten Gesundheitszustand im Frühjahr 2021. Zusätzlich gibt es bei rund 70 % der Befragten Hinweise auf eine Depression. Im Jahr 2020 war dies bei rund 40 % der Studierenden der Fall (Bonner und Giesselbach 2021).

> *„Also der Austausch auf jeden Fall, also persönlicher Kontakt, ich finde gerade so nach dem offiziellen Teil, wenn man nochmal ins Gespräch kommt sei es jetzt mit dem Dozenten oder mit den Kommilitonen über irgendwie n kleinen Stichpunkt oder auch während der Vorlesung […] das hat schon auf jeden Fall noch gefehlt […]"* (Bonner und Giesselbach 2021, S. 114)

Ergänzend zu den quantitativen Erhebungen wurden sowohl an der Hochschule für Gesundheit Bochum[2], als auch an der Hochschule Düsseldorf (Vomberg 2021) Interviews mit Studierenden geführt. Wenngleich einige Studierende dankbar darüber sind, dass ihnen die Onlinelehre das Fortführen ihres Studiums unter Einhaltung der notwendigen Schutzmaßnahmen überhaupt ermöglichte, wird durch die Antworten der sehr herausfordernde Charakter der Situation deutlich. Die fehlende Kommunikation mit Kommiliton*innen über private oder hochschulische Themen, aber auch der zum Teil reduzierte oder fehlende Austausch mit Lehrenden werden von den Befragten als überaus belastend beschrieben und häufig mit dem Empfinden von Stress in Verbindung gebracht. Einige Studierende berichten von der Verschlimmerung psychischer Vorerkrankungen oder dem erstmaligen Auftreten psychischer Symptome sowie negativer Gefühle wie Zukunfts- und Existenzängste, Grübeln, Traurigkeit oder Melancholie. Zum Teil führen die Studierenden auch den Wegfall vorheriger Ausgleichmöglichkeiten wie Sport oder das Pflegen sozialer Kontakte als vermutete Ursachen dafür an. Die veränderte Studiensituation, die vor allem mit einem Wechsel des Arbeitsplatzes ins häusliche Umfeld und einem deutlichen Anstieg der Bildschirmzeit einhergeht, äußert sich bei einigen befragten Studierenden auch in körperlichen Beschwerden: Oft wird von einer Zunahme migräneartiger Symptome und einer Überanstrengung der Augen berichtet. Der Bewegungsmangel sowie die Zunahme der Sitzzeiten gehe häufig mit Rücken- und Nackenschmerzen sowie häufig auch mit Gewichtszunahme einher. Die eingesparten Fahrtzeiten zur Hochschule wurden von einigen Studierenden für Sport genutzt oder ermöglichten ihnen eine bewusstere Ernährung. Der Zeitgewinn wurde somit als positiv für ihre Gesundheit erlebt. Auch ermöglichte dieser einen flexibleren Zugang zu einmaligen, aber auch regelmäßigen (Gesundheits-)Behandlungen. Studierende, die ungeübt in der Nutzung der digitalen Medien waren, empfanden eher eine zeitliche Mehrbelastung. Vereinzelt wurde von Studierenden angemerkt, durch die Zeit während der Pandemie bewusster mit der eigenen Gesundheit umzugehen und viel über sich gelernt zu haben.

Einige Studierende gaben an, im häuslichen Umfeld konzentrierter und motivierter studieren zu können als an der Hochschule, andere Studierende erlebten dies gegenteilig. Von einigen Studierenden wurden die Termine im Rahmen des Studiums als angenehm strukturgebend im eher unstrukturierten Alltag der Pandemie erlebt, was wiederum als stabilisierend (für die Psyche) empfunden wurde. Auch im Bereich der Barrierefreiheit wurde die digitale Lehre vereinzelt als vorteilhaft erlebt. So sei die Tonqualität digitaler Formate deutlich besser als die Akustik in großen Räumen wie den Hörsälen bei Vorlesungen vor Ort. Von Studierenden mit Hörhilfen wurde dies als erleichternd erfahren.

[2] Dank an Carolin Bonner und Lisa Giesselbach, die uns die Daten ihrer Abschlussarbeit zur Verfügung gestellt haben.

Die vorliegenden Ergebnisse deuten an, dass die digitale Transformation an Hochschulen auch aus gesundheitlicher Sicht positive und negative Effekte mit sich bringen kann. Insbesondere unter den Pandemiebedingungen sind die möglichen negativen Auswirkungen deutlich geworden, da sich die verbrachte Zeit am Rechner und anderen Medien insgesamt deutlich erhöht hat.

Auch andere Studien zeigen einen Zusammenhang zwischen häufiger Nutzung digitaler Medien und geringerem Ausmaß an körperlicher Aktivität (Manz et al. 2014), dem Auftreten von multiplen psychosomatischen Beschwerden (Bernath et al. 2020), gesundheitlichem Risikoverhalten (Richter et al. 2021), dem Auftreten von schlafbezogenen Beschwerden (Klar et al. 2019) oder auch neuronalen Veränderungen ähnlich derer bei substanzgebundenen Süchten (Paschke et al. 2020).

18.4 Fazit und Handlungsempfehlungen

Die Hochschule sollte als Ort verstanden werden, der allen Akteur*innen im Sinne einer Gesundheitsförderungskultur (Josupeit et al. in Vorbereitung) einen gesundheitsförderlichen Lebensstil ermöglicht. Die digitale Transformation kann unter Berücksichtigung der Gesundheit der Studierenden einen Beitrag dazu leisten. Aus den benannten Aspekten sowie den identifizierten Herausforderungen, die im Zusammenhang mit der Digitalisierung an Hochschulen (z. T. unter Einfluss der Pandemie) von den Studierenden erlebt wurden, lassen sich konkrete Handlungsempfehlungen ableiten, deren Berücksichtigung zum Gelingen einer gesundheitsförderlichen digitalen Transformation an Hochschulen beitragen kann. Dabei müssen die unterschiedlichen sozialen Determinanten von Gesundheit (Whitehead und Dahlgren 2007) genauso in den Blick genommen werden wie die Kommunikation über Veränderung mit allen Beteiligten. Das Zusammenspiel der nachfolgend aufgeführten Handlungsempfehlungen für gesundheitsförderliche Veränderungen muss für die Schaffung einer Gesundheitsförderungskultur daher im Zusammenhang gesehen werden. Das kommunikative Verstehen von Veränderung sollte vom erfolgsorientierten Handeln partiell entkoppelt werden (Habermas 1995). Die isolierte Anpassung nur eines einzelnen Bereiches führt nicht notwendig zu erfolgreichen und nachhaltigen Änderungen im Sinne der Gesundheitsförderung. Die Entwicklung eines gesundheitsförderlichen Hochschulsettings zeichnet sich vor dem Hintergrund des digitalen Wandels dadurch aus, dass eine wesentliche Gelingensbedingung in der sinnvollen Verschränkung der strukturellen Rahmenbedingungen, der kulturellen Ausprägung und der strategischen Ausrichtung besteht (Abb. 18.1). Folgt man Habermas (1995) stellt die Kultur einen wesentlichen Teil der Lebenswelt dar, die neben der individuellen Persönlichkeit auch durch die Gemeinschaft geprägt wird. Das unterstreicht die Notwendigkeit auf verschiedenen Ebenen zu handeln und die zentrale Bedeutung von Partizipation und Empowerment als wesentliche Bestandteile eines digitalen Transformationsprozesses im Kontext der gesundheitsförderlichen Hochschule. Das bedeutet der digitale Wandel an Hochschulen kann vor allem dann gelingen, wenn wesentliche Prinzipien der Gesundheitsförderung berücksichtigt werden.

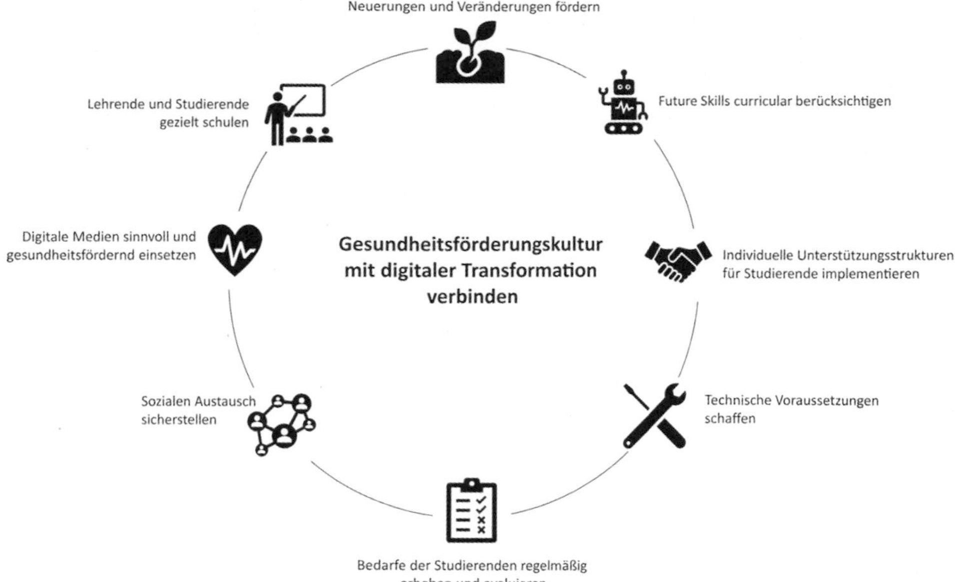

Abb. 18.1 Schaubild Handlungsempfehlungen

Umgekehrt bietet die Digitalisierung an Hochschulen Chancen für die Gesundheitsförderung durch ihr Potenzial in der Individualisierung, den Kooperationsmöglichkeiten, der Flexibilisierung des Lernens und der Selbststeuerung beim Lernen.

Partizipation fördern – Veränderungen ermöglichen

Die Bereitschaft der eingebundenen Akteur*innen, alte Strukturen zu verändern und neue, bisher unbekannte Wege zu gehen ist für den Prozess der digitalen Transformation ebenso unerlässlich wie der offene Umgang mit und vor allem das Verständnis für individuelle Bedingungen und Bedürfnisse. Um den Prozess der digitalen Transformation im Sinne einer aktiven Begleitung stetig anpassen und verbessern zu können, sollten regelmäßig Evaluationen und Fokusgruppengespräche durchgeführt werden, die alle beschriebenen Ebenen berücksichtigen. Die entsprechenden Ergebnisse sollten partizipativ mit allen Akteur*innen diskutiert, Änderungsbedarfe und Maßnahmen gemeinsam definiert und umgesetzt werden.

Beteiligte empowern – digitale Kompetenzen im Curriculum berücksichtigen

Future Skills sollten in den Curricula und den hochschulischen Unterstützungsangeboten berücksichtigt werden. Damit sind verschiedene Kompetenzen gemeint, „die es Individuen erlauben in hoch emergenten Handlungskontexten selbstorganisiert komplexe Probleme zu lösen und (erfolgreich) handlungsfähig zu sein“ (Ehlers 2020, S. 57), wozu nicht nur Digitalkompetenzen, sondern auch Innovations- oder Ambiguitätskompetenz zählen. Dies kann ein Beitrag dazu sein, das Selbstwirksamkeitserleben bei der Gestaltung individueller Lernwege und der Vorbereitung auf das Berufsleben zu erhöhen.

Individuelle Förderbedarfe erkennen und berücksichtigen
Neben curricular verankerten Schulungsangeboten zur Förderung digitaler Kompetenz sollten auch entsprechende Beratungsangebote mitgedacht werden, die individuell entsprechend der jeweiligen Bedarfe von den Akteur*innen z. B. im Hinblick auf didaktische Weiterbildung oder Medienkompetenz genutzt werden können. Hier sind Angebote zum selbstorganisierten Lernen ebenso denkbar und hilfreich wie Unterstützungsangebote, die Tipps für die gesundheitsförderliche Gestaltung des Studiums (mit digitalen Lehr- und Lernangeboten) geben.

Lernumgebung gestalten – technische Voraussetzungen schaffen
Für eine reibungslose und frustfreie Umsetzung gewählter Formate und Tools sollten die technisch notwendigen Voraussetzungen rechtzeitig überprüft, kommuniziert und entsprechend geschaffen werden. Damit ist die Überprüfung notwendiger Datenübertragungsraten ebenso gemeint wie z. B. die Kalkulation benötigter Hardware (z. B. iPads für die Verwendung an der Hochschule, aber auch entsprechende Leihgeräte für die Benutzung zu Hause). Eine enge Zusammenarbeit zwischen Lehrenden und der IT ist dabei unerlässlich.

Unterstützungsbedarfe erheben – Ressourcen planen
Neben der Abfrage von Bedarfen auf technischer Ebene müssen auch notwendige Schulungsbedarfe für den Umgang mit neuer Ausstattung und neuen Medien unter den Akteur*innen systematisch erhoben und entsprechend angeboten werden. Sowohl für die Anschaffung von Hardware als auch für das Angebot entsprechender Schulungsangebote sollten finanzielle Ressourcen mitgeplant und ermöglicht werden.

Digital-analoge Balance schaffen – sozialen Austausch sicherstellen
Im Kontext der Pandemie ist durch die hohe physische Distanz (Social Distancing) die Bedeutung des sozialen Austauschs sowohl für gelingende Lernprozesse als auch als gesundheitsförderliche Ressource deutlich geworden. Zu der Gestaltung einer gesundheitsförderlichen Lebenswelt gehören die Sicherstellung von Austauschformaten in Präsenz, ergänzt durch digitale Austauschmöglichkeiten. Sie sind eine wesentliche Voraussetzung für eine digital-analoge Balance und damit für gelingende digitale Transformation in der Hochschule.

Tools und Formate bewusst auswählen und Onlinelehre didaktisch und gesundheitsförderlich gestalten
Die didaktisch sinnvoll begründete und vor allem einheitliche Regelung zur Auswahl von Lernformaten und (Online-)Tools beugt einem unübersichtlichen Überangebot und so auch der Überforderung auf Seiten der Studierenden vor und sollte idealerweise z. B. in einem Strategiepapier verbindlich festgehalten werden. So könnten beispielsweise Lehr- und Lerninhalte ausschließlich über Moodle geteilt werden, wohingegen Tools wie Zoom nur für Plenumsbesprechungen, Beratungen oder Sprechstunden verwendet werden. Eine digital-analoge Balance soll dabei Berücksichtigung finden, daher sollten digitale und

analoge Inhalte in einem ausgewogenen Verhältnis zueinanderstehen. Zudem sollte bei der Onlinelehre bereits bei der Stundenplanung u. a. auf ausreichende Pausen zur Bewegung oder zum informellen Austausch unter Kommiliton*innen geachtet werden sowie ausreichend Zeit für die Heimfahrt beim Wechsel von Präsenz- zu Onlineterminen eingeplant werden. Für den Austausch unter den Studierenden sollten digitale (Pausen-)Räume eingerichtet werden, die einen leicht zugänglichen, aber dennoch geschützten Rahmen bieten.

Gesunde Lebenswelt gestalten – Gesundheit bei der digitalen Transformation mitdenken
Die strategische Ausrichtung dessen, was hochschulintern als gemeinsames Verständnis der Digitalisierung von Studium und Lehre gelten kann, sollte auf die potenziellen gesundheitlichen Auswirkungen hin geprüft werden und im Einklang mit den strategischen Bemühungen um eine gesundheitsförderliche Hochschulentwicklung sein. Hier sollten insbesondere auch die Möglichkeiten der digitalen Medien im Sinne der Schaffung einer gesundheitsförderlichen Lebenswelt geprüft und zielgerichtet genutzt werden.

Literatur

Bernath J, Suter L, Waller G, Willemse I, Külling C, Süss D (2020) JAMESfocus – Mediennutzung und Gesundheit. Zürcher Hochschule für Angewandte Wissenschaften, Zürich

Bonner C, Giesselbach L (2021) Einfluss der COVID-19-Pandemie auf den psychischen Gesundheitszustand Studierender und ihr Erleben des Online-Studiums am Beispiel der Hochschule für Gesundheit Bochum. unveröffentlichte Master-Thesis, Hochschule für Gesundheit Bochum

Dieterich S, Hoßfeld R, Felchner M, Sommer S, Wessels MF, Gudrun, Zimmermann M, Holle D (2021) Entwicklungsbericht für den Bereich Studium und Lehre der Hochschule für Gesundheit. https://www.hs-gesundheit.de/fileadmin/user_upload/hochschule/Praesidium/Stabsstellen/Qualitaet_Studium_Lehre/Entwicklungsbericht_fu__r_den_Bereich_Studium_und_Lehre__final__01-2021.pdf. Zugegriffen am 19.07.2021

Ehlers U-D (2020) Future Skills. Lernen der Zukunft – Hochschule der Zukunft. Springer, Wiesbaden

Getto B, Kerres M (2018) Digitalisierung von Studium und Lehre: Wer, warum und wie. Flexibles Lernen mit digitalen Medien ermöglichen. Strategische Verankerung und Erprobungsfelder guter Praxis an der Universität Duisburg-Essen, S 17–34

Graf-Schlattmann M, Meister DM, Oevel G, Wilde M (2020) Kollektive Veränderungsbereitschaft als zentraler Erfolgsfaktor von Digitalisierungsprozessen an Hochschulen, in: Zeitschrift für Hochschulentwicklung, Jg.15/Nr. 1 (März 2020), 2020, pp. 19–39

Habermas J (1995) Theorie des kommunikativen Handelns Bd. 2, Theorie des Kommunikativen Handelns. Suhrkamp, Frankfurt am Main

Hirsch-Kreinsen H (2020) Digitale Transformation von Arbeit. Entwicklungstrends und Gestaltungsansätze. Kohlhammer, Stuttgart

Hochschulforum Digitalisierung (HFD) (2016) The Digital Turn – Hochschulbildung im digitalen Zeitalter. Arbeitspapier Nr. 27. Hochschulforum Digitalisierung, Berlin

Hochschulforum Digitalisierung (HFD) (2020) Empfehlungsbericht für die Hochschule für Gesundheit. Peer-to-Peer-Strategieberatung des Hochschulforums Digitalisierung. Hochschulforum Digitalisierung. Unveröffentlicht, Berlin

Hochschulforum Digitalisierung (HFD) (2021) Peer-to-Peer-Strategieberatung des Hochschulforums Digitalisierung. Hochschulforum Digitalisierung, Berlin. https://hochschulforumdigitalisierung.de/sites/default/files/dateien/P2P_Allgemeiner_Leitfaden.pdf. Zugegriffen am 05.08.2021

Josupeit J, Quilling E, Schäfer P, Tollmann P, Leimann J, Kaczmarczyk D & Kausemann C (in Vorb.). Gesundheitsförderung mit Kindern und Jugendlichen: Der Ansatz der Gesundheitsförderungskultur. Prävention und Gesundheitsförderung

Klar J, Parzer P, Koenig J, Fischer-Waldschmidt G, Brunner R, Resch F, Kaess M (2019) Zusammenhänge von (pathologischer) Internetnutzung mit Schlafproblemen im Längsschnitt. Prax Kinderpsychol Kinderpsychiatr 68(2):146–159. https://doi.org/10.13109/prkk.2019.68.2.146

Kultusministerkonferenz (KMK) (2019) Empfehlungen zur Digitalisierung in der Hochschullehre. Beschluss der Kultusministerkonferenz vom 14.03.2019. Berlin. https://www.kmk.org/fileadmin/veroeffentlichungen_beschluesse/2019/2019_03_14-Digitalisierung-Hochschullehre.pdf. Zugegriffen am 19.09.2021

Manz K, Schlack R, Poethko-Müller C, Mensink G, Finger J, Lampert T, KiGGS Study Group (2014) Körperlich-sportliche Aktivität und Nutzung elektronischer Medien im Kindes-und Jugendalter. Bundesgesundheitsblatt-Gesundheitsforschung-Gesundheitsschutz 57(7):840–848. https://doi.org/10.1007/s00103-014-1986-4

McConville J, McAleer R, Hahne A (2017) Mindfulness training for health profession students – the effect of mindfulness training on psychological well-being, learning and clinical performance of health professional students: a systematic review of randomized and non-randomized controlled trials. Explore 13(1):26–45

Paschke K, Holtmann M, Melchers P, Klein M, Schimansky G, Krömer T, Thomasius R (2020) Medienbezogene Störungen im Kindes- und Jugendalter: Evidenzpapier der Gemeinsamen Suchtkommission der kinder- und jugendpsychiatrischen und psychotherapeutischen Fachgesellschaft und Verbände (DGKJP, BAG, BKJPP). Z Kinder Jugendpsychiatr Psychother 48(4):303–317. https://doi.org/10.1024/1422-4917/a000735

Richter M, Heilmann K, Moor I (2021) The Good, the Bad and the Ugly: Die Beziehung zwischen sozialer Mediennutzung, subjektiver Gesundheit und Risikoverhalten im Kindes-und Jugendalter. Gesundheitswes 83(03):198–207. https://doi.org/10.1055/a-1075-2224

Vomberg E (Hrsg) (2021) Studieren in Zeiten von Corona. Studierendenbefragung im Wintersemester 2020/21: Eine Folgebefragung. https://hs-duesseldorf.de/Documents/2021-04-13_Studieren-in-Zeiten-von-Corona_Folgebefragung-WiSe20-21_Bericht.pdf. Zugegriffen am 15.09.2021

Whitehead M, Dahlgren G (2007) Concenpts and principles for tackling social inequities in health. WHO, Regional Office for Europe, Copenhagen

Gesundheitsförderliche Führung in der digitalen Transformation in Hochschulen

19

Sabine König und Brigitte Steinke

Der Digitalisierungsprozess hat umfassende Veränderungen angestoßen. Viele Hochschulen haben daher hochschulübergreifende oder internationale Studien zum gesundheitlichen Befinden ihrer Beschäftigten und Studierenden in diesem Zusammenhang durchgeführt (u. a. Stock und Helmer 2020). Auf dieser Grundlage gilt es für Hochschulen nun, sich den Herausforderungen und Handlungsnotwendigkeiten zu stellen, die mit der digitalen Transformation einhergehen. Es geht darum, das Gesamtprofil der Hochschulen zu verändern und zu schärfen. Aufgrund der vielen Veränderungsprozesse liegt darin auch für die Gesundheitsförderung eine große Chance, welche neben der Digitalisierung ebenfalls als Querschnittsthema auf die Agenda der strategischen Weiterentwicklung von Hochschulen gehört. Hierzu bedarf es einer Verknüpfung zwischen Führungsprozessen und -verhalten und dem Thema Gesundheit. Digitalisierung ist eben nicht nur ein technisch formaler Prozess, sondern sie greift in die Kultur, in die Zusammenarbeit und die Gestaltung der Arbeitsprozesse ein. Diese Veränderungsprozesse sollten von Beginn an gesundheitsförderlich mitgedacht und gestaltet werden. Demnach ist es von großer Bedeutung, Personen in leitenden Positionen zu begleiten und zu qualifizieren, damit sie ihre sich verändernde Rolle bewusst einsetzen können.

S. König
Unternehmenszentrale, Techniker Krankenkasse, Hamburg, Deutschland
e-mail: sabine.koenig-1@tk.de

B. Steinke (✉)
freiberufliche Beraterin, Ludwigslust, Deutschland
e-mail: Dr.Brigitte.Steinke-1@tk.de

M. Timmann et al. (Hrsg.), *Handbuch Studentisches Gesundheitsmanagement - Perspektiven, Impulse und Praxiseinblicke*,
https://doi.org/10.1007/978-3-662-65344-9_19

19.1 Anspruch an Hochschulleitungen

Bereits 2017 hat die Bertelsmann Stiftung (Schmid et al. 2017) eine repräsentative Studie zum Stand des digitalisierten Lernens in Hochschulen herausgegeben. Interessant ist, dass sich Hochschulexpert*innen weitgehend einig sind: Entscheidende Veränderungsimpulse für digitales Lernen müssten von Hochschulleitungen ausgehen. Es läge in ihrer Verantwortung, den Rahmen für eine umsetzbare Digitalisierungsstrategie zu schaffen (Schmid et al. 2017). Ihr Handeln solle weit über den Anstoß technischer Veränderungen hinausgehen und zugleich Pädagogik, Didaktik, Organisationsentwicklungsprozesse und auch Gesundheit integrieren. Nachhaltig funktioniert ein solcher Wandel jedoch nur, wenn Interessen und Ziele von Hochschulleitungen, Verwaltungsmitarbeitenden und Lehrenden strategisch zusammengeführt werden.

> *„Aus Sicht der Hochschulleitungen und Verwaltungsmitarbeiter*innen wird das digitale Lernen an ihren Hochschulen vor allem von den Lehrenden (87 Prozent) vorangetrieben und erst an zweiter Stelle von den Studierenden (55 Prozent). Ihre eigene Rolle in diesem Prozess schätzen die befragten Hochschulleitungen und Verwaltungsmitarbeiter*innen geringer ein: Nur 48 Prozent beschreiben sich selbst als „wesentliche Treiber“* (Schmid et al. 2017, S. 34).

Um die Initiativen einzelner Lehrender aufzugreifen und das Thema sichtbarer zu machen, ist die Verankerung der Digitalisierung als Aufgabe der Hochschulleitung ein strategisch wichtiger Schritt.

Inzwischen ist es durch die Covid-19-Pandemie zu einem wahren Digitalisierungsschub gekommen. Gleichzeitig wurde damit Gesundheit zum Mittelpunkt gesellschaftlicher Diskussionen. Dies hat auch weitere Transformationsprozesse in Gang gesetzt. Nicht zuletzt dank des Engagements von Gesundheitsexpert*innen in den Hochschulen hat sich in diesem Zusammenhang das Bewusstsein zu einem verstärkten ganzheitlichen Verständnis von Gesundheit weiterentwickelt. Das hat auch dazu geführt, dass Gesundheit als Querschnittsthema und Treiber für Nachhaltigkeit aufgefasst wird.

19.2 Strategische Einbindung von Gesundheit auf Leitungsebene

Entscheidend für eine gesunde Organisation Hochschule sind Personen, die dafür Verantwortung tragen und übernehmen. Dementsprechend geht es vor allem um die persönliche Haltung derjenigen, die Führung zu verantworten haben. Eine Voraussetzung dafür ist eine Kultur, in der einzelnen Personen klar kommuniziert wird, welche Führungsrolle sie innehaben und was von ihnen im Rahmen von Führung erwartet wird.

Dies gilt für die Umsetzung der Digitalisierung in den Hochschulen ebenso wie für die Gesundheitsförderung und betrifft nicht nur Präsident*innen, Kanzler*innen oder Dekan*innen, sondern auch Projektleiter*innen, Stabsstellenverantwortliche und Führungskräfte im Mittelbau einer Hochschule. Ansatzpunkte für die strategische, gesundheitsfördernde Ausrichtung sind z. B. Handlungsoptionen in der Leitbildentwicklung, Perspektivplanung oder Schwerpunktsetzung in der Personalentwicklung und den Stellenausschreibungen. Übergreifend ist Änderungsbedarf in der Förderlinie der Exzellenzinitiative des Bundes und der Länder zur Förderung von Wissenschaft und Forschung an deutschen Hochschulen zu identifizieren. Gerade jetzt ist ein guter Zeitpunkt, um die Qualität der Gesundheitsförderung und die entsprechenden Strukturen als Förderkriterium für Exzellenz aufzunehmen.

Auf der konkreten Handlungsebene von Hochschulen geht es um verbindliche kontinuierliche Angebote und Führungskräfteschulungen auch für Professor*innen zum Zusammenhang von Führung und Gesundheit. Durch diese Maßnahmen können gesundheitsförderliche Potenziale bewusst gemacht werden, genauso wie der eigene Einfluss auf die Gesundheit zugeordneter Mitarbeiter*innen oder anvertrauter Studierender. In einem weiteren Schritt geht es darum, diese Potenziale in den Strukturen der Verwaltung, Forschung und Lehre gleichermaßen umzusetzen. Es bedarf einer klaren Hochschulpolitik, die sowohl Führungskräfte als auch Entscheider*innen für Gesundheitsförderung selbstverständlich in die Pflicht nimmt, denn sie wirken als Vorbilder und Multiplikator*innen. Sie haben es in der Hand, Rahmenbedingungen zu schaffen, die eine entsprechende Lehre und das Leben auf dem Campus, in der Verwaltung und den technischen Bereichen gesundheitsförderlich möglich macht. Die Herausforderungen der Covid-19-Pandemie waren diesbezüglich insgesamt für die beschriebenen Veränderungsprozesse sogar förderlich, weil übergreifend gedacht, vernetzt und gehandelt werden musste.

19.3 Blick in die Praxis: Führungskräfte nehmen das Thema Gesundheit noch nicht ernst genug

Im Rahmen einer Masterarbeit von Anna-Lena Sting von der Hochschule Hannover (Betreuung: Prof. Dr. Mathias Bonse-Rohmann) wurde eine Befragung von 125 Absolvent*innen aus Studiengängen für Gesundheits- und Pflegeberufe nach Berufseintritt durchgeführt. Die Auswertungen ergaben, dass die Befragten ihren Führungskräften eine hohe bis sehr hohe Verantwortung zur Gesunderhaltung ihrer Mitarbeiter*innen (90,4 %) zuschreiben. In der Realität aber übernimmt die Führungskraft nur bei der Hälfte der Befragten (51,4 %) eine hohe bis sehr hohe Verantwortung (Abb. 19.1). Jede*r vierte Absolvent*in (25,7 %) gibt nach subjektiver Einschätzung an, dass die fehlende Unterstützung der Führungsperson ein Hindernis für eine gelingende Umsetzung von BGM- bzw. BGF-Maßnahmen ist (Sting 2020). Die Ergebnisse unterstreichen das Potenzial gesundheitsförderlicher Führungsqualitäten auf allen Entscheidungsebenen und machen deutlich, dass betroffene Führungskräfte mehr Verantwortung übernehmen sollten sowie umfassender qualifiziert werden müssen.

Doch worauf kommt es an? Arbeitspsychologisch betrachtet legen die Zusammenhänge von Führung und Gesundheit nahe, dass ein ehrlich gezeigtes Interesse am Wohlergehen der Mitarbeitenden eine der wichtigsten Voraussetzungen für die Arbeitsmotivation und damit für das Wohlbefinden am Arbeitsplatz darstellt. Das bedeutet, dass die Interak-

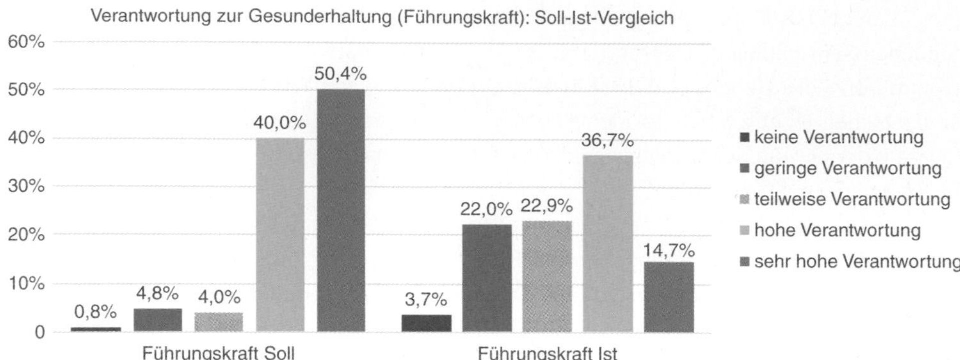

Abb. 19.1 Soll-Ist-Vergleich der Verantwortung zur beruflichen Gesunderhaltung der Mitarbeiter*innen seitens der Führungskraft. (Sting 2020, S. 41)

tion von Führungskraft zu Mitarbeitenden aufrichtig sein und nicht allein auf einem rein formalen Interaktionsverhalten beruhen sollte (Sauer et al. 2011, S. 344). Eine gelungene Kommunikation über digitale Medien bringt allerdings verschiedene Schwierigkeiten und Herausforderungen mit sich. Beispielsweise das Herstellen einer authentischen Beziehung, das Aufrechterhalten des sozialen Miteinanders und einer Vertrauenssituation, die emotionale Hinwendung zu den Teamkolleg*innen sowie das Erleben von Resonanz.

19.4 Weitere Forschung, Evaluationen und reflektierte Erfahrung notwendig

Unsere Erfahrungen zeigen, dass es einer vertiefenden Stärkung des Rollenverständnisses von Führung mit Blick auf die Gesundheitsförderung in Hochschulen bedarf. Immer mehr Hochschulen erkennen, wie wichtig die Einbindung des Gedankens gesundheitsförderlicher Lebensweisen und entsprechender Strukturen in die Gesamtstrategie der Hochschule ist. Insbesondere Führungskräfte stellen hier die entscheidenden Schnittstellen zwischen Digitalisierungsprozessen und gesundheitsförderlichen Aspekten dar und sind auch für deren Umsetzung größtenteils verantwortlich.

Es gibt bereits viele gute Beispiele für gelebte Gesundheitsförderung an Hochschulen. Um das Thema auch bei Digitalisierungsprozessen mitzudenken und eine nachhaltige Verstetigung zu bewirken, sollte eine strukturierte und systematische Herangehensweise verfolgt werden.

Eine Möglichkeit besteht darin, Gesundheitsförderung als (Zusatz-)Kompetenz u. a. bei der Berufung neuer Professor*innen und künftig auch bei der Auswahl von Exzellenzclustern zu berücksichtigen. Festzuhalten bleibt, dass die COVID-19-Pandemie und die damit einhergehende Digitalisierung in der Lebens- und Arbeitswelt einen Wandel in der Kommunikations- und Institutionskultur bewirkt. Umfassende Digitalisierungsstrategien, die Gesichtspunkte wie digitale Gesundheitsförderung, mobiles Arbeiten und Lehre 2.0

(E-Learning und E-Teaching) einschließen, sind dringend notwendig. Zusätzlich bedarf es der Evaluation neuer, digitaler Strategien und Methoden in der Hochschullehre, die Aufschluss darüber geben, wie digital unterstützte Lehre technisch, didaktisch und gesundheitsorientiert möglich ist.

Viele Hochschulen sind bereits auf einem guten Weg, haben die Zusammenhänge und Relevanz erkannt und bereits wichtige Schritte ergriffen. Die Techniker Krankenkasse begleitet Hochschulen seit über zwei Jahrzehnten in diesen Entwicklungsprozessen. Die Berater*innen in den Regionen legen in ihrer systemisch angelegten Präventionsberatung einen großen Wert auf eine strukturelle Verankerung der Gesundheitsförderung von Betrieblichen Gesundheitsmanagement, über Studentisches Gesundheitsmanagement hin bis zum Universitären bzw. Hochschulischen Gesundheitsmanagement (HGM, Kap. 9). Dies schließt die Unterstützung von Führungskräften in ihrem eigenen gesundheitsförderlichen Handeln und Verhalten unbedingt mit ein.

Literatur

Sauer S, Andert K, Kohls N, Müller GF (2011) Mindful Leadership: Sind achtsame Führungskräfte leistungsfähigere Führungskräfte? Gr Organ 42:339–349. https://doi.org/10.1007/s11612-011-0164-5. Zugegriffen am 09.01.2022

Schmid U, Goertz L, Radomski S, Thom S, Behrens J (2017) Monitor Digitale Bildung. Die Hochschulen im digitalen Zeitalter. Bertelsmann Stiftung, Gütersloh. https://www.bertelsmann-stiftung.de/fileadmin/files/BSt/Publikationen/GrauePublikationen/DigiMonitor_Hochschulen_final.pdf. Zugegriffen am 09.01.2022

Sting A (2020) Berufliche Perspektiven von AbsolventInnen aus Studiengängen für Gesundheits- und Pflegeberufe in Bereichen des betrieblichen Gesundheitsmanagements. Masterarbeit, Hochschule Hannover

Stock C, Helmer S (2020) International COVID-19 Student Wellbeing Study. Erste deutsche Ergebnisse. https://igpw.charite.de/forschung/health_education/internationale_covid_19_studie_zum_wohlbefinden_von_studierenden/. Zugegriffen am 09.01.2022

Digitale Gesundheitskompetenz – ein Zukunftsthema?! 20

Arne Göring

20.1 Einleitung

Gesundheitskompetenz, verstanden als Fähigkeit, selbstverantwortlich mit der eigenen Gesundheit umgehen zu können, gilt als ein wichtiger Ansatzpunkt für unterschiedlichste Strategien der individualisierten Gesundheitsförderung (WHO 1998). Personen mit einer niedrigen Gesundheitskompetenz gelten beispielsweise als risikobehafteter in Bezug auf die Entwicklung von Krankheiten sowie hinsichtlich der Wahrnehmung und Verarbeitung von Stresssituationen (Soellner et al. 2009). Gerade für das Hochschulwesen gewinnt die Gesundheitskompetenz zunehmend an Bedeutung, da sie angesichts der zunehmenden psychosozialen Belastungssituation von Studierenden eine doppelte Relevanz erfährt. Einerseits ist eine Förderung der Gesundheitskompetenz(en) von Studierenden auf eine spätere Arbeitssituation bezogen, gleichzeitig kann die Gesundheitskompetenzentwicklung an Hochschulen auch gewinnbringend für die individuelle Studiensituation genutzt werden und die individuelle Gesundheit von Studierenden während der Ausbildung an Hochschulen fördern (Göring 2015). Angesichts der radikalen digitalen Transformation der studentischen Lebenswelt (Schneider 2017), erscheint die Diskussion um die Zukunft der Gesundheitskompetenzen von Studierenden dringend um Aspekte der Digitalisierung ergänzt werden zu müssen. Der vorliegende Beitrag führt in den aktuellen, ambivalenten Diskurs um digitale Gesundheitskompetenzen ein und diskutiert, welche strategischen und operativen Anforderungen an Programme und Angebote zur Gesundheitsförderung an Hochschulen gestellt werden sollten.

A. Göring (✉)
Zentrale Einrichtung Hochschulsport, Universität Göttingen, Göttingen, Deutschland
e-mail: agoering@sport.uni-goettingen.de

M. Timmann et al. (Hrsg.), *Handbuch Studentisches Gesundheitsmanagement - Perspektiven, Impulse und Praxiseinblicke*,
https://doi.org/10.1007/978-3-662-65344-9_20

20.2 Theoretischer Hintergrund

20.2.1 Gesundheitskompetenz

Obgleich der Begriff der Gesundheitskompetenz in den letzten Jahren eine deutliche Bedeutungsaufwertung bekommen hat, erscheint er weiterhin konzeptionell noch unzureichend fundiert. Die noch junge Gesundheitskompetenzforschung rekurriert mehrheitlich auf das Konzept der Health Literacy (Tones 2002), welches insbesondere im angloamerikanischen Forschungsraum Antworten auf die Frage sucht, warum manche Menschen besser als andere mit der eigenen Gesundheit umgehen können. Während Health Literacy zunächst als „Gesundheitsalphabetisierung“ (Wulfhorst 2006) verstanden wurde, wird sie gegenwärtig als Begriff für unterschiedliche Fähigkeiten und Fertigkeiten für eine gesunde Lebensführung und Alltagskompetenzen betrachtet.

Der Überblick über den Forschungsstand offenbart bis heute sehr unterschiedliche Modellvorstellungen: Besonders prominente Modelle der Gesundheitskompetenz stammen von Nutbeam (2000), Kriegesmann et al. (2005) und Soellner (2009). Sie beschreiben – mit unterschiedlichen Schwerpunkten – einzelne Bestandteile der Gesundheitskompetenz, die grundlegende Fertigkeiten (Lesen, Schreiben, Rechnen), Handlungskompetenzen, Wissen über Gesundheitszusammenhänge und motivationale Komponenten (v. a. die Bereitschaft zur Verantwortungsübernahme) beschreiben. Zusammenfassend lassen sich – bei aller Unterschiedlichkeit der vorgestellten Modelle – drei übereinstimmende Kernelemente der Gesundheitskompetenz identifizieren: Die Gesundheitskompetenz inkludiert demnach (1) den kritischen und reflektierten Umgang mit gesundheitsrelevanten Informationen, (2) eine auf diese Informationsbewertung aufbauende Entscheidungssituation, die in konkrete gesundheitsbewusste Handlungen mündet und die soziale Kompetenz über Gesundheitszusammenhänge kommunizieren zu können, sowie (3) sich die eigene Rolle in Interaktionsprozessen bezüglich der Gesundheit von Anderen bewusst zu machen (Lenartz 2012).

20.2.2 Digitale Gesundheitskompetenzen

Vor dem Hintergrund der zunehmenden Digitalisierung von (jugendlichen) Lebenswelten und der Dominanz digitaler Konsum- und Mediennutzung hat sich der Diskurs um digitale Gesundheitskompetenzen als neuer Nukleus einer individualisierten und lebensweltlich ausgerichteten Gesundheitsförderung zunehmend mit Erkenntnissen aus der Medienpädagogik verbunden. Damit wurde ein Forschungfsfeld erschlossen, in dem Gesundheits- und Medienkompetenzen ambivalent diskutiert werden. Ausgehend von der These, dass mit Prozessen der Digitalisierung ein historisch gesehen neuer Optionsraum für die gesundheitsbezogene Informationssuche und -verarbeitung eintritt, wird angenommen, dass spezielle Kompetenzen zur Förderung, Aufrechterhaltung und Wiederherstellung von Gesundheit sowie zur Vermeidung von oder zum Umgang mit Krankheit erforderlich werden

(Bittlingmayer et al. 2020). Waren vormals die Informationsknappheit und die Informationsbereitstellung für die Gesundheitsförderung immanente Kriterien, werden heute neue Kompetenzen zur Informationsverarbeitung und -selektion benötigt, um gesundheitlich relevante Informationsinhalte aus der Flut an möglichen Angeboten angemessen bewerten zu können. Als historisches Novum wird vor allem die Notwendigkeit beschrieben, dass sich individuelle Gesundheitskompetenzen und (kritische) Medienkompetenzen zunehmend miteinander verschränken, „[...] um die Fähigkeiten, (digitale) Medien entsprechend der eigenen Bedürfnisse zu nutzen und mit diesen verantwortungsvoll umzugehen, eine unverzichtbare Voraussetzung darstellt, um deren gesundheitsbezogenen Inhalte kritisch-reflexiv erschließen und für die eigene Gesundheit nutzen zu können“ (Bittlingmayer et al. 2020, S. 177). Die gegenwärtige diskursbestimmende Definition von Norman und Skinner (2006) beschreibt die digitale Gesundheitskompetenz als die Fähigkeit zum Suchen, Finden, Verstehen und Bewerten von Gesundheitsinformationen auf der Grundlage digitaler Quellen. Aufbauend auf die Definition beschreiben Kolpatzik et al. (2020) digitale Gesundheitskompetenz als dynamisches Konzept, das eng mit dem Ansatz des lebenslangen Lernens und des Empowerments verbunden ist. Digitale Gesundheitskompetenz umfasst demnach Dimensionen wie Computer Literacy (computerbezogene Kompetenz), Data Literacy (Datenkompetenz), Privacy Literacy (Datenschutzkompetenz), Traditional Literacy (Lese- und Schreibkompetenz), Media Literacy (medienbezogene Kompetenz), Navigation Literacy (Such- und Findekompetenz), Information Literacy (Informationskompetenz) sowie Health Literacy (allgemeine Gesundheitskompetenz).

20.2.3 Empirische Hinweise

Es liegen zahlreiche, meist internationale Studien vor, die eine höhere digitale Gesundheitskompetenz mit unterschiedlichen gesundheitsbezogenen Vorteilen assoziieren. Dazu gehören ein besserer, subjektiver Gesundheitszustand, ein effektiverer Kontakt mit medizinischem Personal, ein besseres Verständnis des individuellen Gesundheitszustands sowie eine höhere Inanspruchnahme von Früherkennungsuntersuchungen (im Überblick Bittlingmayer et al. 2020). Für Deutschland weist die Untersuchung von Kolpatzik et al. (2020) auf die Bedeutung der digitalen Gesundheitskompetenz hin und zeigt große Unterschiede in den Kompetenzniveaus der deutschen Bevölkerung auf. Mehr als ein Drittel der Befragten besucht demzufolge regelmäßig Webseiten mit Gesundheitsinformationen. Ein Viertel gibt an, digitale Unterstützungstools wie Fitness-Tracker zu nutzen. Frauen sowie Personen mit höherem Einkommen und höherer Bildung zeigen tendenziell eine höhere digitale Gesundheitskompetenz. Jüngere Menschen weisen ebenfalls eine etwas höhere digitale Gesundheitskompetenz als ältere Personen auf. In Bezug auf die Zielgruppe der Studierenden zeigt die aktuelle Studie zur digitalen Gesundheitskompetenz von Studierenden in Deutschland während der Corona-Pandemie, dass Studierende mit einer hohen digitalen Gesundheitskompetenz auch ein höheres psychisches Wohlbefinden aufweisen (Dadaczynski et al. 2020). Die Studie zeigt darüber hinaus, dass Studierende am häufigsten über Schwierigkeiten bei der Beurteilung der Zuverlässigkeit von Online-Gesundheitsinformationen sowie bei der Bewertung möglicher kommerzieller Interessen der recherchierten Informationen berichten.

20.3 Schlussbetrachtung: Digitale Gesundheitskompetenz als Gegenstand des Studentischen Gesundheitsmanagements

Die hohe Alltagsdurchdringung digitaler Medien in der Lebenswelt von Studierenden verändert nicht nur den allgemeinen Bildungsauftrag des dritten Bildungssektors. Die Digitalisierung stellt auch neue Anforderungen an eine kompetenzorientierte Gesundheitsförderung von Studierenden. Den wissenschaftlichen Diskurs zur digitalen Gesundheitskompetenz berücksichtigend, ist davon auszugehen, dass die Digitalisierung der Hochschulen (Von der Heyde et al. 2017) und des Gesundheitswesens (Fischer und Krämer 2016) mit Fähigkeitsanforderungen einhergeht, gesundheitsrelevante Informationen selektiv auszuwählen und deren Relevanz zu bewerten. Dazu wird nicht nur ein technisches und methodisches Fertigkeitsniveau (Computer Literacy) benötigt. Vielmehr rücken analytisch-reflexive Fähigkeiten in den Mittelpunkt, die es Studierenden erlauben sollen, selbstbestimmt, aktiv und kritisch an der digitalen Mediengesellschaft teilzunehmen. Wenn Studierende im Rahmen ihres Studiums zu kompetenten ‚Gesundheitsmanager ihrer selbst' (Kriegesmann et al. 2005) – auch im Sinne einer erweiterten Employability (Göring 2015) – weitergebildet werden sollen, dann stellt die digitale Gesundheitskompetenz zweifelsfrei eine der zentralen Zukunftskategorien dar. Die Hochschule bietet dabei mit der curricularen Ausrichtung auf die Vermittlung von Schlüsselkompetenzen (Weinert 2001) auch einen geeigneten Rahmen, um die Verknüpfung von Medien- und Gesundheitskompetenz als übergreifende Kompetenzdimension zu fördern und im Rahmen eines weiterentwickelten Kompetenzrahmens weiterzuentwickeln. Zwar fehlen an Hochschulen derzeit noch derartige systematische Interventionen, die Ansätze der Gesundheitskompetenzentwicklung mit Konzepten der Medienbildung verbinden. Die Chance auf der Basis bestehender hochschuldidaktischer Annäherungen an die Gesundheitskompetenzentwicklung von Studierenden (Göring und Möllenbeck 2012) eine Weiterentwicklung von etablierten Konzepten voranzutreiben, ist aber groß. Dazu sollten die bereits bestehenden Netzwerke zwischen hochschulischer Gesundheitsförderung, Schlüsselkompetenzzentren und Mediendidaktik intensiviert werden.

Dabei gilt es aber auch die Effekte und Nebenwirkungen einer zunehmend digitalisierten Gesellschaft zu beobachten. Wenn insbesondere Kinder- und Jugendliche den Hauptteil ihrer Freizeit digital gestalten, dann sollten diese Verhaltensänderungen und deren Auswirkungen auf die Gesundheit auch im Studentischen Gesundheitsmanagement eine Berücksichtigung finden. Eine konzeptionelle Berücksichtigung von Ansätzen zur Gesundheitskompetenzförderung würde dann die Digitalisierung selbst zum Gegenstand erheben und kritisch-reflexiv begleiten. Programme wie die zahlreichen „Digital-Detox" Angebote an Hochschulen bieten dafür erste Ansatzpunkte.

Literatur

Bittlingmayer UH, Dadaczynski K, Sahrai D, van den Broucke S, Okan O (2020) Digitale Gesundheitskompetenz – Konzeptionelle Verortung, Erfassung und Förderung mit Fokus auf Kinder und Jugendliche. Bundesgesundheitsblatt 2:176–184

Dadaczynski K, Okan O, Messer M, Rathmann K (2020) Digitale Gesundheitskompetenz von Studierenden in Deutschland. Ergebnisse einer bundesweiten Online-Befragung. Verfügbar unter: https://fuldok.hs-fulda.de/opus4/843

Fischer F, Krämer A (Hrsg) (2016) eHealth in Deutschland. Springer Vieweg, Berlin/Heidelberg

Göring A (2015) Gesundheit als Schlüsselkompetenz? Theoretische Grundlegungen und konzeptionelle Anregungen zur Gesundheit als Bildungsinhalt an Hochschulen. In: Göring A, Möllenbeck D (Hrsg) Bewegungsorientierte Gesundheitsförderung an Hochschulen. Theorie – Empirie – Praxis. Universitätsverlag, Göttingen, S 305–320

Göring A, Möllenbeck D (2012) Gesundheitskompetenz im Kontext des Bologna Prozesses. Herausforderungen für eine nachhaltige Gesundheitsförderung und Prävention in Hochschulen. In: Kirch W, Hoffmann T (Hrsg) Prävention und Versorgung 2012 für die Gesundheit 2030. Thieme, Stuttgart

Kolpatzik K, Mohrmann M, Zeeb H (Hrsg) (2020) Digitale Gesundheitskompetenz in Deutschland. KomPart, Berlin

Kriegesmann B, Kottmann M, Masurek L, Nowak U (2005) Kompetenz für eine nachhaltige Beschäftigungsfähigkeit. Schriftenreihe der Bundesanstalt für Arbeitsschutz und Arbeitsmedizin. Wirtschaftsverlag NW, Bremerhaven

Lenartz N (2012) Gesundheitskompetenz und Selbstregulation. V&R unipress GmbH, Göttingen

Norman CD, Skinner HA (2006) ehealth literacy: essential skills for consumer health in a networked world. JMedInternetRes 8(2):e9

Nutbeam D (2000) Health literacy as a public health goal: a challenge for contemporary health education and communication strategies into the 21st century. Health Promot Int 15:259–267

Schneider A (2017) Hochschule 4.0 – Herausforderungen und Perspektiven der Digitalisierung von Bildungsdienstleistungen. In: Bruhn M, Hadwich K (Hrsg) Dienstleistungen 4.0. Springer Gabler, Wiesbaden

Soellner R, Huber S, Lenartz N, Rudinger G (2009) Gesundheitskompetenz – ein vielschichtiger Begriff. Z Gesundheitspsychol 17:105–113

Tones K (2002) Health literacy: new wine in old bottles? Health Educ Res 17:287–290

Von der Heyde M, Hartmann A, Auth G (2017) Zur disruptiven Digitalisierung von Hochschulforschung. Informatik-Spektrum 41:1757–1772

Weinert FE (2001) Concept of competence: a conceptual clarification. In: Rychen DS, Salganik LH (Hrsg) Defining and selecting key competencies. Hogrefe, Göttingen, S 45–65

WHO (1998) Glossar Gesundheitsförderung. WHO, Genf

Wulfhorst B (2006) Gesundheitserziehung und Patientenschulung. In: Hurrelmann K, Laaser U (Hrsg) Handbuch Gesundheitswissenschaften. Juventa, Weinheim, S 819–844

Teil VII

Berührungspunkte zu den Sustainable Development Goals (SDGs)

21 Gender und gesundheitsfördernde Hochschule

Nadine Pieck

Die Entwicklung und Umsetzung eines eigenständigen, umfassenden, hochschulspezifischen und gendersensiblen Gesundheitsmanagements an Hochschulen stehen noch am Anfang. Die Integration von Gender – im Sinne einer an gesundheitlicher Chancengleichheit ausgerichteten Strategie – ist aber dennoch in Ansätzen erkennbar. Die verschiedenen Fäden z. B. aus der betrieblichen Gesundheitsförderung und Geschlechterforschung müssen noch zusammengeführt werden.

Mit einem solch umfangreichen Ansatz sind insbesondere folgende Anforderungen verbunden (vgl. Pieck 2020):

- Gender als soziale Kategorie zu konzeptualisieren und die systematisch unterschiedliche Verteilung von Belastungen und Ressourcen zu erfassen,
- die Kernprozesse der Hochschule und ihre Regeln und Strukturen in den Blick zu nehmen,
- einen partizipativen Lernprozess der Organisation zu gestalten.

Geschlechtsbezogene gesundheitliche Chancengleichheit lässt sich nur in einem Settingansatz verfolgen, der Prozesse der Herstellung sozialer Ungleichheit erfassen und bearbeiten kann – und will. Dies setzt voraus, sich der sozialen Aspekte gesundheitlicher Ungleichheit bewusst zu sein und die dahinter liegenden Mechanismen mit der

N. Pieck (✉)
Institut für interdisziplinäre Arbeitswissenschaft, Leibniz Universität Hannover, Hannover, Deutschland
e-mail: nadine.pieck@wa.uni-hannover.de

M. Timmann et al. (Hrsg.), *Handbuch Studentisches Gesundheitsmanagement - Perspektiven, Impulse und Praxiseinblicke*,
https://doi.org/10.1007/978-3-662-65344-9_21

Gesundheitsförderung bzw. einem umfassenden Hochschulischen Gesundheitsmanagement auch zu adressieren.

21.1 Gesundheitliche Chancengleichheit und Diskriminierungsmechanismen

Bei der Integration von Gender in Ansätze der Gesundheitsförderung, geht es somit um die Förderung von Chancengleichheit und Gleichstellung und gleichzeitig auch um die Vermeidung von Diskriminierung. Beides hat die soziale (im Unterschied zur individuellen) Ungleichheit als Bezugspunkt. Dimensionen sozialer Ungleichheit, die auch für gesundheitliche Ungleichheit relevant sind, sind u. a. Bildung, Aufstieg, Entlohnung, Wohnraum und Gesundheit selbst.

Chancengleichheit zielt auf einen gerechten Zugang zu gesellschaftlich wertvollen Gütern und eine gerechte Verteilung von Ressourcen und Lasten (Belastungen). Soziale Ungleichheit liegt vor, wenn gesellschaftlich wertvolle Güter systematisch und regelmäßig ungleich zwischen Gruppen verteilt sind. Diskriminierend ist dies, wenn diese Verteilung auf illegitime Weise zustande kommt. Eine unmittelbare Diskriminierung liegt etwa vor, wenn Frauen aus Berufen ausgeschlossen werden. Um mittelbare Diskriminierung handelt es sich hingegen, wenn scheinbar neutrale Vorschriften, Kriterien oder Verfahren zu einer Benachteiligung von Personen(-gruppen) führen (§ 3 (2) AGG) können, z. B. durch den Ausschluss von Teilzeitkräften aus der betrieblichen Zusatzversicherung/Betriebsrente oder durch die Verwendung unterschiedlicher Bewertungskriterien in Tarifverträgen für typische Frauen-/Männerarbeitsplätze -tätigkeiten. Gender bzw. Geschlecht spielen bei der Verteilung von Lasten und Ressourcen eine zentrale Rolle. Sowohl Gender als auch Geschlecht sind soziale Kategorien.[1] Beide basieren auf Unterscheidungen, die in einer Gesellschaft getroffen werden.

- Über die Zuordnung zum Geschlecht wird gesellschaftlich notwendige (erforderliche) Arbeit verteilt. Die geschlechtstypisierende Arbeitsteilung in Beruf und Familie und widersprüchliche Strukturierung der Erwerbs- und Privatsphäre führen zu unterschiedlichen Belastungs- und Ressourcenkonstellationen für Frauen und Männer. Dies stellt einen zentralen Ansatzpunkt für die Herstellung gesundheitlicher Chancengleichheit dar. Die Arbeitsteilung nach Geschlecht wird insbesondere in Organisationen durch alltägliche Gendering-Prozesse und Routinen reproduziert (Acker 1990; 2013). Damit einher gehen unterschiedliche Belastungen und Ressourcen, die einen erheblichen Einfluss auf die Gesundheitschancen der Geschlechter haben.

[1] Mit Geschlecht wird auf die eher biologische Zuordnung verwiesen, auf die sex category. Gender hingegen verweist auf die Darstellung (und Anerkennung) des eigenen Geschlechts in der Interaktion mit anderen (doing gender).

- Unterschiedliche Bewertungen von Frauen und Männern/weiblich und männlich führen zu unterschiedlichen Maßstäben, an denen Frauen und Männer gemessen werden, kurz zu einem Gender Bias (Eichler 2002) und einer Unterbewertung von „Frauenarbeit", was mit weniger Ressourcen für Frauen verknüpft ist.
- Frauen sind stärker von Belästigung, abwertendem Verhalten und sexualisierter Gewalt betroffen – auch an Hochschulen (Kron et al. 2019).
- Hegemoniale Männlichkeit (Wedgwood und Connell 2010; Meuser 2006) führt zu Abwertung von und Abgrenzung (Hofbauer 2006) gegenüber Frauen und Männern, die eine andere Männlichkeit verkörpern, zum Ausschluss von Frauen, Gewalt gegen Frauen und schwule Männer, zur Hierarchisierung unter Männern, Dominanzansprüchen gegenüber Frauen und Männern sowie zu einer Wettbewerbsorientierung bei Männern. Letztere fördert riskantes Verhalten von Männern. Fehler und Schwächen werden von Männern eher verdrängt als offen thematisiert und bearbeitet (Nielbock und Gümbel 2012, 183).
- Wahrnehmungs-, Deutungs- und Bewertungsmuster, die Geschlechterdifferenzen reproduzieren, tragen zur Naturalisierung[2] der Ergebnisse sozialer Prozesse bei. Dies trägt zur Legitimation des Geschlechterverhältnisses bei. Frauen werden als Andere konstruiert, androzentrische Perspektiven erscheinen als neutral (z. B. „geschlechtsneutraler Arbeitsschutz" statt „geschlechtsunsensibler Arbeitsschutz") und setzen die Norm. Frauen erscheinen aus dieser Perspektive heraus als defizitär.
- Insbesondere Phänomene der mittelbaren Diskriminierung sowie allgemeine Wahrnehmungs- und Deutungsmuster sind im Alltag selbstverständlich und in der Regel für die Akteur*innen und Betroffene unsichtbar. Dies ist für eine Bearbeitung von Diskriminierungen und für Aushandlungsprozesse hinderlich.

Diese Mechanismen und Zusammenhänge gilt es zu beachten, wenn gesundheitliche Chancengleichheit von Frauen und Männern gefördert werden soll. Neben der Frage, wie sich diese Aspekte auf die Gesundheit auswirken und wie hier interveniert werden kann, geht es auch darum, Diskriminierungen in anderen Dimensionen zu vermeiden.

21.2 Statusgruppen im Blick

Es ist also erforderlich, die jeweiligen Mechanismen, die zu einer unterschiedlichen Verteilung von Belastungen und Ressourcen in Studium, Beruf und Familie führen, im Gesundheitsmanagement zu untersuchen.

Exemplarisch lässt sich für die verschiedenen Statusgruppen im Folgenden eine ungleiche Verteilung von Belastungen und Ressourcen beschreiben (vgl. Pieck 2020, 44 ff.):

[2] Naturalisierung beschreibt eine falsche Ursachenzuschreibung. Die Benachteiligung von Frauen z. B. wird als Ergebnis ihrer biologischen Eigenschaften und nicht als Resultat gesellschaftlicher Normen, Ausschlüssen etc. wahrgenommen.

Verwaltung: Die typischerweise von Frauen verrichteten Tätigkeiten z. B. in Sekretariaten und Bibliotheken sind unterbewertet. Es mangelt an Anerkennung und Gratifikation für diese Tätigkeiten.

Wissenschaft: Die Wissenschaftskultur selbst erschwert durch ihr Selbstbildnis des voll und ganz der Wissenschaft verschriebenen (körper- und bedürfnislosen) Forschers die Bearbeitung von Gesundheitsthemen im eigenen Arbeitsleben. Professorinnen werden trotz gleicher Leistungen und Forderungen in Berufungsverhandlungen deutlich weniger Ressourcen (wissenschaftliches Personal, Sekretariate und finanzielle Ausstattung) zugesprochen. Die Arbeitsteilung in der Familie besteht fort – die Vereinbarkeit von Beruf und Familie sowie die zu erbringende Fürsorgearbeit wird nach wie vor von Frauen verlangt. Dies führt zu Mehrfachbelastungen von Frauen. In den meisten Fachkulturen herrscht noch immer eine asymmetrische Geschlechterkultur vor. Diese ist gekennzeichnet durch eine offene oder subtile Abwertung von Frauen und blockierte Identifikationsprozesse für Frauen.

Studierende: Die asymmetrische Geschlechterkultur trifft auch Studierende, die sich selbst in Studienfächern mit hohem Frauenanteil einer Mehrheit von Professoren gegenübersehen. Womit Identifikationsprozesse erschwert werden, geringere Entfaltungsspielräume einhergehen und Studentinnen seltener als studentische Mitarbeiterinnen eingestellt werden. Gleichzeitig antizipieren Studentinnen den Strukturkonflikt zwischen Erwerbs- und Fürsorgearbeit in der Familie. Es ist zu vermuten, dass Studentinnen die Ressource „Qualifikationspotenzial" (Gusy et al. 2016) nicht gleichermaßen für sich verbuchen können. Zudem sind Studentinnen häufiger von sexueller Belästigung betroffen. Sexuelle Belästigung und Gewalterfahrungen treffen aber auch Männer, wobei insbesondere jene Männer betroffen sind, die nicht der heterosexuellen Norm entsprechen.

Für die Gesundheitsförderung an Hochschulen ist es notwendig, die Besonderheiten des Settings Hochschule sowie die verschiedenen Statusgruppen mit ihren spezifischen Anforderungen in den Blick zu nehmen. Dies erfordert es, typische Arbeitssituationen und Kontexte zu analysieren und in den verschiedenen Tätigkeitsfeldern der Hochschule, aber auch innerhalb z. B. von Forschung und Lehre u. a. die unterschiedlichen Fachkulturen, Projektteams und Ausgestaltung von Studiengängen zu beachten. Für eine gesundheitsförderliche Gestaltung von Arbeiten und Lernen an der Hochschule gilt es zudem, die tatsächlich ausgeübten Tätigkeiten zu erfassen mit den für sie wesentlichen bzw. typischen Belastungen.

▶ Für eine geschlechtergerechte Analyse ist darauf zu achten, dass die Instrumente (z. B. Fragebögen zur Belastungserhebung), geeignet sind, das Wesen der Tätigkeit zu erfassen sowie die jeweils spezifischen Rahmenbedingungen und Ressourcenausstattung zu beachten.

21.3 Organisationsentwicklung als Herausforderung

Gleichzeitig stellt die Realisierung eines Settingansatzes an Hochschulen eine eigenständige Herausforderung dar (im Folgenden Pieck 2020, 42 f):

- Bisher dominieren Ansätze, die Aspekte auf der verhaltenspräventiven Ebene wie Ernährung, Bewegung, Gesundheitskompetenzentwicklung, Entspannung, Stressbewältigung fokussieren.
- Unterrepräsentiert hingegen sind Ansätze, die sich auf die Systemebene konzentrieren und vor allem die Entwicklung sozialer und situativer Ressourcen oder von Belastungs- und Ressourcenkonstellationen und Dynamiken durch hochschulpolitische Veränderungen in den Blick nehmen. Dies gilt auch für die Analyse sozialer Systeme und deren Wirkung auf Studierende, Lehrende, Verwaltungs- und technisches Personal bzw. deren Gesundheit.
- Es bestehen Defizite im Sinne der Organisationsentwicklung und einer systematischen und fachlich fundierten Vorgehensweise (Michel et al. 2018).
- Eine systematische und fachlich fundierte Implementierung von Gender fehlt, wenngleich es gelungen ist, einzelne Themen der Gleichstellung als Handlungsfelder in das Hochschulgesundheitsmanagement aufzunehmen.

21.4 Nächste Schritte

Ein möglicher erster Schritt hin zu einer geschlechtergerechten und gesundheitsfördernden Hochschule besteht in der Weiterentwicklung des systematischen Vorgehens, welches zunächst eine gemeinsame Zielentwicklung vorsieht, die explizit auch gleichstellungsbezogene Ziele definiert.

Die konsequente partizipative Gestaltung der gesundheitsbezogenen Veränderungsprozesse an der Hochschule ist ein weiteres Mittel, Chancengleichheit zu fördern: Frauen und Männer sind systematisch mit angemessener Repräsentation über den gesamten Prozess hinweg zu beteiligen – in den Statusgruppen, Entscheidungsgremien, bei der Festlegung von Zielen und Kriterien, in der Analyse und Identifikation von Handlungsbedarfen, der Entwicklung und Umsetzung von Interventionen sowie bei der Beurteilung der Wirksamkeit.

Im Zentrum sollte die Reflexion der Hochschulpraxis stehen. Das heißt, Gesundheitsthemen sollten an den Kernprozessen der Hochschule ansetzen. Hierfür sind Aushandlungs- und Lernräume (moderierte Gruppenverfahren) zu installieren, methodisch im Sinne der Organisationsentwicklung gestaltet. Ziel ist es, gemeinsam neue Praktiken zu entwickeln in Lehre, Forschung und Verwaltung.

Literatur

Acker M (1990) Hierarchies, Jobs, Bodies: A Theory of Gendered Organizations. Gender & Society 2:139–158

Eichler M (2002) Zu mehr Gleichberechtigung zwischen den Geschlechtern. BZPH, Berlin

Gusy B, Wörfel F, Lohmann K (2016) Erschöpfung und Engagement im Studium. Zeitschrift für Gesundheitspsychologie 24:41–53

Heiden M, Jürgens K (2013) Kräftemessen. Betriebe und Beschäftigte im Reproduktionskonflikt. edition sigma, Berlin

Hofbauer J (2006) Konkurrentinnen außer Konkurrenz? Österreichische Zeitschrift für Soziologie 31:23–44

Kron T, Engelhardt H, Verneuer LM (2019) Gewalt an der Universität. Forschung & Lehre 26:1096–1098

Meuser M (2006) Hegemoniale Männlichkeit – Überlegungen zur Leitkategorie der Men's Studies. In: Frauen Männer Geschlechterforschung. Westfälisches Dampfboot, Münster, S 160–174

Michel S, Sonntag U, Hungerland E, Nasched M, Schluck S, Sado F, Bergmüller A (2018) Gesundheitsförderung an deutschen Hochschulen: Ergebnisse einer empirischen Untersuchung. Verlag für Gesundheitsförderung, Grafling

Nielbock S, Gümbel M (2012) Die Last der Stereotype. Edition der Hans Böckler Stiftung, Düsseldorf

Pieck N (2020) Expertise zum Thema Gender und Gesundheitsfördernde Hochschule. DHBW, Stuttgart

Wedgwood N, Connell RW (2010) Männlichkeitsforschung: Männer und Männlichkeiten im internationalen Forschungskontext. In: Becker R, Kortendiek B (Hrsg) Handbuch der Frauen- und Geschlechterforschung. VS Verlag für Sozialwissenschaften, Wiesbaden, S 116–125

22 Verzahnung von Gesundheit und Nachhaltigkeit am Beispiel des Hochschulsports

Irmhild Brüggen und Mira Pape

Die UN-Nachhaltigkeitsentwicklungsziele (Sustainable Development Goals, SDGs) beschreiben im Ziel 3, dass das Wohlbefinden und die Gesundheit von Menschen ein Kernaspekt der Nachhaltigkeit darstellen. Unabhängig davon gibt es viele weitere Schnittmengen, die die Themen Nachhaltigkeit und Gesundheit verbinden. Dazu zählen beispielsweise Aspekte des Klimaschutzes, ein geringerer Schadstoffausstoß oder sauberes Wasser.

In diesem Artikel wird zunächst die nachhaltige Leuphana Universität Lüneburg vorgestellt, wobei der Schwerpunkt auf die Studierendengesundheit gelegt wird. Im Anschluss werden die besonderen Anknüpfungspunkte des Hochschulsports an das Nachhaltigkeitsleitbild der Universität aufgezeigt sowie dessen Schritte zur Umsetzung eines umfassenden Nachhaltigkeitskonzeptes.

I. Brüggen (✉)
Beauftragte für Nachhaltigkeit, Leuphana Universität Lüneburg, Lüneburg, Deutschland
e-mail: irmhild.brueggen@leuphana.de

M. Pape
Studentische Nachhaltigkeitsbeauftragte im Hochschulsport, Leuphana Universität Lüneburg, Lüneburg, Deutschland
e-mail: Mira.J.Pape@stud.leuphana.de

M. Timmann et al. (Hrsg.), *Handbuch Studentisches Gesundheitsmanagement - Perspektiven, Impulse und Praxiseinblicke*,
https://doi.org/10.1007/978-3-662-65344-9_22

22.1 Nachhaltige Leuphana Universität Lüneburg

An der Leuphana Universität Lüneburg ist Nachhaltigkeit bereits seit Ende der 90er-Jahre ein wichtiges Thema. Dies wurde durch die Verabschiedung der Nachhaltigkeitsleitlinien im Jahr 2000 und die Aufnahme in das Leitbild der Leuphana deutlich. Von Anfang an waren Gesundheitsschutz, -förderung und -prävention in den Nachhaltigkeitsleitlinien integriert. Seit dem Jahr 2004 gibt es die betriebliche Gesundheitsförderung. So können Beschäftigte z. B. wöchentlich eine Stunde während ihrer Arbeitszeit an einem Kurs Gesundheitssport teilnehmen.

„Die Leuphana Universität Lüneburg fördert die Gesundheit und das Wohlbefinden ihrer Mitglieder und führt Maßnahmen für gesunde Arbeits- und Studienbedingungen durch. Dies wird insbesondere unterstützt durch den Aufbau und Erhalt einer familienfreundlichen Arbeitskultur sowie durch ausreichende Bewegungs- und Sportangebote im Studien- und Berufsalltag."

Die Universität lebt Nachhaltigkeit als Querschnittsthema in ihren Wirkungsfeldern Forschung, Bildung, Gesellschaft und Campusbetrieb. Dabei sind die Bereiche miteinander verzahnt und ergänzen sich gegenseitig. So untersuchen beispielsweise Forscher*innen Fragestellungen der Nachhaltigkeit an ihrer eigenen Universität und binden die Themen in die Lehre ein. Die Verwaltung ist Kooperationspartnerin und setzt die Forschungsergebnisse entsprechend um. Auf diese Weise kann die Hochschule von ihren eigenen Forschungen profitieren. Dadurch konnte beispielsweise die Klimaneutralität der Leuphana im Jahr 2014 erreicht werden. Zur Verstetigung der nachhaltigen Entwicklung ist die Leuphana seit dem Jahr 2000 nach EMAS (Environmental Management and Audit Scheme) validiert und schreibt jährlich ihre Ziele fort (Abb. 22.1).

Förderung des Radverkehrs: Zentraler Baustein im Mobilitätskonzept für Klimaschutz und Gesundheit. www.leuphana.de/nachhaltig

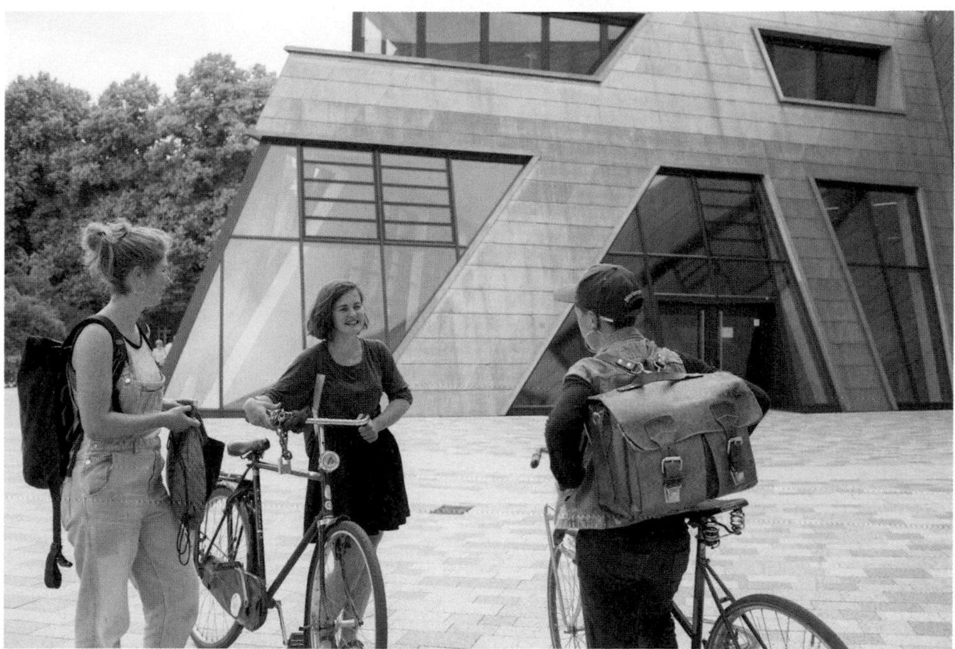

Abb. 22.1 Studentinnen mit Fahrrädern. 51 Prozent der Studierenden kommen mit dem Rad zur Universität

Lebenswelt Campus – nachhaltig und gesundheitsfördernd gestalten

Die Universität ist ein Ort, an dem die Studierenden und Beschäftigten viel Zeit verbringen. Alle gestalten und prägen diesen Ort als Lebenswelt und erfahren, wie Handeln im Sinne von Nachhaltigkeit konkret aussehen kann. Der Campus lädt ein zum Wohlfühlen, zu sozialem Miteinander, fördert Gespräche und Kreativität.

In dem Projekt „Lebenswelt Campus“ beteiligen sich alle Hochschulmitglieder und -angehörigen an nachhaltigen Initiativen zu Mobilität, Barrierefreiheit, Gesundheit, Biodiversität und Außen-Lernorten und erleben, wie diese miteinander verzahnt sind und sich gegenseitig befruchten. Daraus haben sich viele neue Ideen und Kooperationen entwickelt. So werden auf dem Campus Räume der Begegnung gestaltet, um freiwilliges Engagement, Erholung oder Miteinander zu fördern. Beispiele sind die grünen Seminarräume, der nachhaltige Wochenmarkt oder der Biotopgarten, der zum Entspannen und Gärtnern einlädt und über heimische Arten informiert. Zudem werden auf dem Campus niederschwellige Bewegungsangebote gemacht und mit den sozialen Orten vernetzt. Eine solche Förderung des informellen Lernens ist ein wichtiger Bestandteil der Bildung für eine nachhaltige Entwicklung (Abb. 22.2).

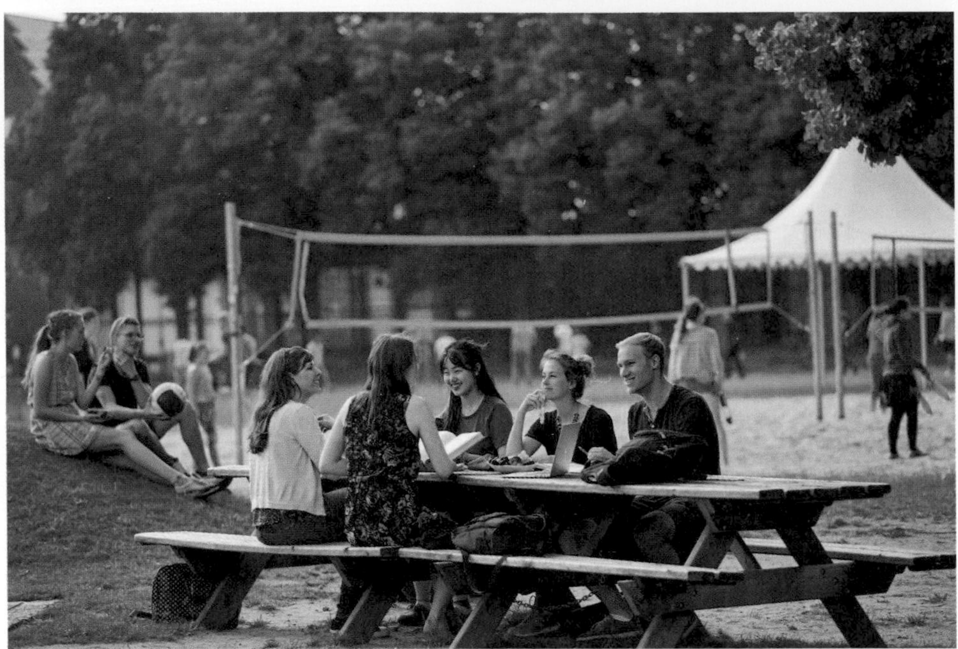

Abb. 22.2 Gruppenarbeit_im_Sommer. Alle Hochschulmitglieder gestalten den Campus gemeinsam als Lebenswelt

Ein weiterer Aspekt der nachhaltigen Entwicklung ist es, die Studierenden darin zu unterstützen, das theoretisch Erlernte in die Praxis umzusetzen und sich auszuprobieren. Während ihres ersten Semesters beschäftigen sich alle Studierenden mit Nachhaltigkeitsthemen und können dies auch fortsetzen: Mit dem besonderen Studienmodell bietet die Universität dafür den Erwerb interdisziplinärer Kompetenzen an. So ergeben sich aus der Lehre viele neue Konzepte und Ideen, die praktisch vor Ort umgesetzt werden können. Dies zeigt auch die große Anzahl von rund 80 ehrenamtlichen studentischen Initiativen, wie „Essbarer Campus“, OASE für ein stressreduziertes und achtsames Campusleben, die Foodcoop „KornKonnection“ oder „Nachhaltigkeit und Psychologie“. So gestalten die Studierenden die Kultur der Universität mit und bringen den Gedanken des „Handelns im Sinne der Nachhaltigkeit“ aus dem theoretischen Denkraum auch über die Campusgrenzen hinweg ein.

Ein nächster Schritt wird an der Leuphana die weitere Umsetzung des Konzepts „Lebenswelt Campus“ sein, das sich aus dem partizipativen Prozess entwickelt hat. Das beinhaltet unter anderem die Entsiegelung von Straßen, noch mehr Fahrradverkehr, die kontinuierliche Erhöhung der Biodiversität, mehr Orte der Erholung und des sozialen Miteinanders, Bau eines Kletterfelsens, Einrichtung weiterer Wasserzapfstellen und Herstellung eines Waldgartens.

22.2 Gestaltung eines nachhaltigen Hochschulsports

Der Hochschulsport schafft einen Ort der Begegnung, der Gesundheitsförderung, des Ausprobierens und der Gemeinschaft. Ausgehend vom Leitbild der Leuphana hat der Hochschulsport ein eigenes Nachhaltigkeitskonzept entwickelt, um Nachhaltigkeit erlebbar zu machen und den Mitgliedern des Universitätsportzentrums Orientierung und Unterstützung zu geben.

Das Nachhaltigkeitskonzept wurde von 2019 bis 2020 in einem partizipativen Prozess entwickelt. Dafür wurde eine Projektgruppe aus der Hochschulsportleitung, der Nachhaltigkeitsbeauftragten, der studentischen Nachhaltigkeitsbeauftragten des Hochschulsports sowie den beiden Freiwilligen im ökologischen Jahr (FöJ) gebildet. In den Projektphasen wurden die Teams, die das Sportprogramm, die Events, die Geschäftsstelle und die Kommunikation organisieren, durch Workshops eingebunden.

Gemeinsam wurden folgende fünf Handlungsfelder bestimmt:

- Sportaktivitäten
- Sportevents
- Sportstätten
- Team & Verwaltung
- Stakeholder

Gemeinsam legten die Beteiligten Ziele und Maßnahmen innerhalb der Handlungsfelder für die Nachhaltigkeitsfelder Mobilität, Beschaffung, Klimaauswirkung, Kommunikation, Menschen und strukturelle Integration fest. Diese sechs Nachhaltigkeitsfelder wurden anhand folgender Fragestellungen ausgewählt:

1. Auf welche Nachhaltigkeitsaspekte haben wir den größten Einfluss?
2. Welche Nachhaltigkeitsherausforderungen haben auf uns den größten Einfluss?

Anschließend ordnete das Projektteam die Nachhaltigkeitsfelder den globalen UN-Nachhaltigkeitsentwicklungszielen (Sustainable Development Goals, SDGs) zu. Für jedes Nachhaltigkeitsfeld wurde ein Leitsatz entwickelt, welcher Mitarbeitenden und Sporttreibenden Orientierung gibt.

Die Umsetzung der Nachhaltigkeitsaktivitäten lag und liegt bei den einzelnen Teams mit Unterstützung der Freiwilligendienstleistenden (Abb. 22.3).

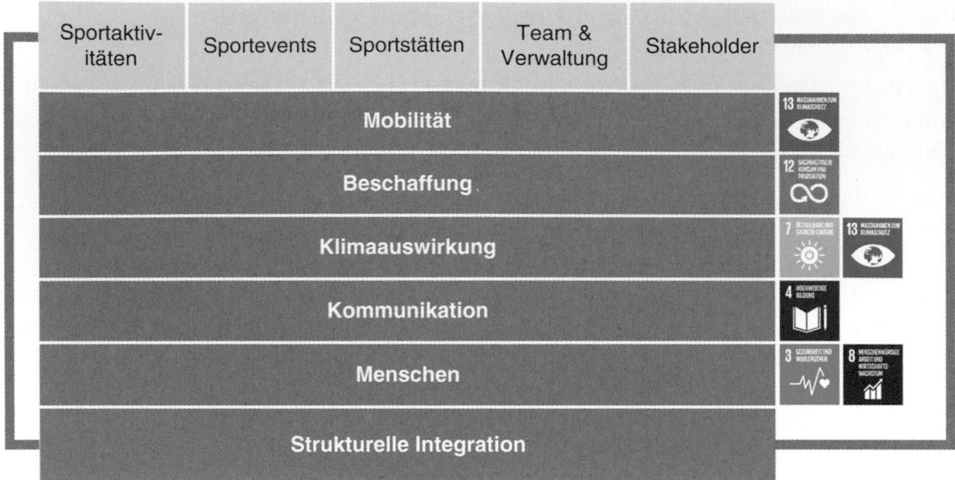

Abb. 22.3 Handlungs- und Nachhaltigkeitsfelder im Hochschulsport

22.2.1 „Strukturelle Integration" und „Menschen" – Ansatzpunkte für die Umsetzung im Hochschulsport

Exemplarisch werden die zwei Nachhaltigkeitsfelder „Strukturelle Integration" und „Menschen" vorgestellt.

Nachhaltigkeitsfeld „Strukturelle Integration"

Um das Nachhaltigkeitsengagement zu verstetigen, wurden zunächst tragfähige Strukturen für die Koordinierung und Umsetzung implementiert. Im Hochschulsport wurde eine Stelle für eine studentische Nachhaltigkeitsbeauftragte geschaffen, außerdem wurde der Hochschulsport als Einsatzstelle für das Freiwillige ökologische Jahr (FöJ) im Sport anerkannt. Durch das hohe studentische Engagement im Universitätssportzentrum (25 studentische Mitarbeitende und etwa 150 meist studentische Übungsleitende und Trainer*innen) ist ein ständiger Wechsel unvermeidbar. Daher ist es besonders wichtig die Nachhaltigkeitsaktivitäten transparent und nachvollziehbar zu dokumentieren. Außerdem wurden strukturelle Vorgaben, wie Verantwortlichkeiten, Richtlinien und Verfahrensabläufe, entwickelt, um die Umsetzung für alle Teams des Hochschulsports möglichst einfach und einheitlich zu gestalten.

Nachhaltigkeitsfeld „Menschen"

Das Hochschulsportteam lebt von den vielfältigen Perspektiven der studentischen Mitarbeitenden aus unterschiedlichen Fachrichtungen und gesellschaftlichen Hintergründen. Der Hochschulsport positioniert sich klar gegen Diskriminierung innerhalb seiner Strukturen und im Sportgeschehen. Durch ein abwechslungsreiches Bewegungs- und Sportangebot trägt er zu einer aktiven Alltagsgestaltung der Universitätsmitglieder bei. Der Leitsatz lautet hier: „Wir leben eine Kultur des Miteinanders und der Wertschätzung in einem vielfältigen Team und leisten einen aktiven Beitrag zur Gesundheitsförderung der Hochschulgemeinschaft."

22.2.2 Konkrete Projekte und Aktivitäten

Im Folgenden werden Projekte vorgestellt, die sich aus dem Nachhaltigkeitskonzept des Hochschulsports ergeben haben.

Taktgeber – Biorhythmus in Bewegung
Für viele junge Menschen bedeutet das Studium einen Umbruch von klaren Strukturen und Zeitvorgaben in der Schule und im Elternhaus hin zu einer selbstbestimmten Zeiteinteilung. Die neue Zeitautonomie bedeutet nicht nur Freiheit, sondern auch die Last, seine Zeit sinnvoll und befriedigend zu organisieren. Dies fällt nicht allen Studierenden leicht. Deshalb unterstützt das Projekt „Taktgeber – Biorhythmus in Bewegung" Studierende dabei, auch auf ihre „innere Uhr" zu hören und Aktivitäten daran auszurichten. So erwerben sie neue Kompetenzen in verschiedenen Bereichen des Biorhythmus, wie beispielsweise Bewegung, Entspannung, Essen und Schlafen, um diese mit dem Studienalltag in Einklang zu bringen.

„Taktgeber – Biorhythmus in Bewegung" besteht aus drei Säulen:

- „Kleingruppen": regelmäßige Interventionen für eine feste Gruppe von Studierenden über mehrere Monate im Tandem-Modell,
- „Angebot für Alle": Workshops, Vorträge und Impulse für alle Studierenden,
- „Lebenswelt Campus": Schaffung von Bewegungs- und Entspannungsinseln auf dem Campus.

Das Kooperationsprojekt mit der Techniker Krankenkasse (TK) und dem Allgemeinen Deutschen Hochschulsportverband (adh) wird von einer Steuerungsgruppe bestehend aus der Hochschulsportleitung, einem Mitglied des Allgemeinen Studierendenausschusses (AStA), einem Präventionsberater der TK und zwei studentischen Mitarbeiterinnen koordiniert. Es läuft über 3 Jahre. Zusätzlich werden die Studierenden aktiv in die Gestaltung des Projekts eingebunden, damit für die Zielgruppe bestmöglich angepasste Maßnahmen entwickelt und umgesetzt werden.

Ein Fall für Zwei: Bewegt studieren – studieren bewegt
„Ein Fall für Zwei" ist ein Angebot für wenig bewegungs- und gesundheitsaffine Studierende sowie für Studierende, die ihre Leidenschaft Sport gerne mit anderen teilen möch-

ten. Es bringt beide Personengruppen als Tandems zusammen und unterstützt sie mit einem Programm für Bewegung, Ernährung und Stressbewältigung. So werden Studierende animiert, Bewegung in den Studienalltag einzubinden.

„Ein Fall für Zwei" war das Vorgängerprojekt von „Taktgeber" und wurde 2018 und 2019 in Kooperation mit der TK und dem adh durchgeführt.

Mobilization Break (MoBe) – Fit durch das Studium und den Arbeitsalltag
Dozierende und Studierende können für ihre Veranstaltung die bewegte Pause „Mobilization Break" (MoBe) buchen, sodass die Studierenden nach einer kurzweiligen Bewegungseinheit wieder wach und aufnahmebereit sind. Hier kommen Trainer*innen für eine angeleitete „Bewegungspause" direkt an den Studienplatz, ins Seminar oder in den Hörsaal.

Aufgrund der Corona-Pandemie können diese Aktivierungsangebote auch Online oder mit vorproduzierten Videos durchgeführt werden. Auch die Beschäftigten können Mobilisierungsangebote während ihrer Arbeit nutzen.

Laufstrecken
Die Umgebung des Campus der Leuphana bietet viele Möglichkeiten zur Naherholung. Um den Studierenden Anreize zu geben, diese zu entdecken und sich gleichzeitig körperlich zu betätigen, werden in Kooperation mit der Stadt Lüneburg fünf Laufstrecken zwischen drei und 10 km mit unterschiedlichen Schwierigkeitsgraden ausgewiesen. Diese Laufstrecken können auch von Schüler*innen und Bürger*innen genutzt werden. Ergänzend dazu gibt es eine Campusrunde, die für Spendenläufe, als Spazierweg zwischen Veranstaltungen oder während Konferenzen genutzt werden kann.

Verbesserung der Luftqualität im Fitnessbereich
Sporttreiben führt zu vermehrter Atemaktivität und damit leider auch zur Aufnahme von Schadstoffen und Feinstaub, die sich in der Luft befinden. Der Hochschulsport hat sich daher das Ziel gesetzt, die Raumluft im Fitnessbereich zu verbessern. So wurden Schadstoff- und Feinstaubquellen identifiziert und reduziert. Zur Messung von flüchtigen organischen Verbindungen (VOC), die bei der Ausdünstung von Möbeln und Fußböden oder bei der Reinigung entstehen, wurde eine Ampel installiert.

Zur Verbesserung der Raumluft wurden u. a. luftreinigende Pflanzen aufgestellt, die die Schadstoffe nicht nur über die Blätter binden, sondern auch mittels eines speziellen Topfsystems in den Wurzeln.

Das Nachhaltigkeitskonzept des Hochschulsports kann angefordert werden: hss-nachhaltig@leuphana.de

Das Nachhaltigkeitskonzept des Hochschulsports zeigt, dass mit dem universitären Leitbild der Nachhaltigkeit das Wohlbefinden und die Gesundheit von Studierenden und Beschäftigten umfassend gefördert werden kann.

Dabei ist es wichtig, die SDGs und die Arbeitsbereiche der Universität, wie Forschung, Lehre, Kooperationen und Campusbetrieb und damit auch die verschiedenen Hochschulmitglieder und die externen Akteure zu verzahnen und zu vernetzen. So kann das große Potenzial an Kreativität und Innovation an der eigenen Universität gefördert werden, beispielsweise über die gezielte Einbindung der Inhalte in die Lehre, durch Aufnahme ökologischer Themen oder über die Einbindung des studentischen Engagements.

Nachhaltigkeit und Gesundheit an der Hochschule

23

Angela Häußler und Katja Schneider

> *„Der Klimawandel stellt eine zentrale Bedrohung der Menschheit dar. Er ist die größte Herausforderung für die öffentliche Gesundheit des 21. Jahrhunderts und ein medizinischer Notfall. Zugleich ist er aber auch eine große* ***Chance*** *für die globale Gesundheit, da viele Klimaschutzmaßnahmen mit erheblichen gesundheitlichen Vorteilen (****Co-Benefits****) einhergehen"* (KLUG online o. J.)

„Gesundheit" und „Nachhaltigkeit" – beides für sich sehr vielschichtige Begriffe und Themenfelder mit komplexen Bezügen in alle gesellschaftlichen Bereiche. Unstrittig ist, dass es sich bei dem Ansinnen Gesundheit und Nachhaltigkeit zu fördern um zentrale Schlüsselprobleme (Klafki 1991) der globalen und gesellschaftlichen Entwicklung handelt. Daher sind sowohl Gesundheit als auch Nachhaltigkeit an Hochschulen in Lehre, Forschung und betrieblichen Abläufen als Leitbild jeweils durchaus verankert. Beide Felder werden als Querschnittsthemen wahrgenommen, sind aber im Hochschulkontext bisher wenig miteinander verbunden. Es gibt aber durchaus gute Gründe, beides stärker miteinander zu vernetzen und Synergieeffekte zu nutzen.

► **Status Quo: Gesundheit und Nachhaltigkeit sind an Hochschulen umfassend verankert, aber selten miteinander vernetzt**

A. Häußler (✉) · K. Schneider
Pädagogische Hochschule Heidelberg, Heidelberg, Deutschland
e-mail: a.haeussler@ph-heidelberg.de; k.schneider@ph-heidelberg.de

M. Timmann et al. (Hrsg.), *Handbuch Studentisches Gesundheitsmanagement - Perspektiven, Impulse und Praxiseinblicke*,
https://doi.org/10.1007/978-3-662-65344-9_23

Disziplinäre Verortung in Forschung und Lehre
Gesundheitsthemen sind in der Tradition der universitären Disziplinen eng an medizinische Fächer gekoppelt. Hier stehen die Gesundheit des Menschen, die (patho-) physiologischen Prozesse und therapeutische Fragen stark im Vordergrund. Gegen Ende des 20. Jahrhunderts bildeten sich zunehmend Fächer und Studiengänge heraus, die Gesundheit in einen gesellschaftlichen Zusammenhang stellen, wie z. B. Public Health, Gesundheitssoziologie oder Gesundheitsmanagement (Müller et al. 2018; Gerlinger 2016; Bormann 2012). Die Suchmaschine für Studiengänge *studieren.de* verzeichnet unter dem Schlagwort Medizin und Gesundheitswesen etwa 600 Studiengänge in den Bereichen Management im Gesundheitswesen, Medizin/ Pharmazie, Pflegewissenschaften und Gesundheitsförderung (studieren.de o. J.).

Die disziplinäre Verortung des Themenfeldes Nachhaltigkeit ist in der akademischen Entwicklung eng mit den Umweltwissenschaften verbunden, die sich seit den 1980er- und 1990er-Jahren an deutschen Hochschulen vor allem in naturwissenschaftlichen Fächern wie Biologie, Chemie und Physik oder der Geografie entwickelt haben; meist angestoßen durch Initiativen aus der Umweltbewegung. Der Begriff der Nachhaltigkeit oder der nachhaltigen Entwicklung steht spätestens seit dem Bericht „Our common future" der Brundtlandkommission 1987 für die Herausforderungen der globalen Entwicklung auf ökologischer, sozialer und ökonomischer Ebene. Das Portal *studieren.de* verzeichnet derzeit knapp 500 Studiengänge mit Nachhaltigkeitsbezug, die nach wie vor überwiegend in naturwissenschaftlichen, technologischen und wirtschaftlichen Disziplinen und damit vor allem im Bereich der ökologischen Dimension angesiedelt sind (studieren.de o. J.). Es geht – etwas vereinfachend – um ökologische Prozesse und Zusammenhänge, die Belastbarkeit der ökologischen Systeme des Planeten sowie die Nutzung natürlicher Ressourcen. Nicht zuletzt angestoßen durch die UN-Dekade „Bildung für nachhaltige Entwicklung" von 2005 bis 2014 sind im Bereich der Hochschullehre einige innovative interdisziplinäre Angebote und hochschulübergreifende Netzwerke entstanden (Deutsche UNESCO-Kommission e. V. 2014).

Verortung in Hochschulen jenseits von Forschung und Lehre – Governance
Viele Hochschulen haben innerhalb der letzten beiden Dekaden auf betrieblich-institutioneller Ebene verschiedene Strukturen entwickelt, die Gesundheit und Nachhaltigkeit im Hochschulalltag verankern, beispielsweise durch ein Betriebliches und Studentisches Gesundheitsmanagement (BGM/SGM) und Nachhaltigkeitsräte oder -büros. Beides ist längst nicht flächendeckend an allen Hochschulen institutionalisiert und insgesamt sehr heterogen umgesetzt. Die Bandbreite reicht von Stabsstellen auf Ebene der Hochschulleitung bis hin zu ehrenamtlich engagierten Studierendengruppen. Was beide Bereiche eint ist, dass die Initiative oftmals zunächst von einigen besonders für das jeweilige Thema engagierten Personen ausgeht, denen es gelungen ist, strukturgebende Prozesse anzustoßen. Die Erfahrung aus diesen Prozessen zeigt, dass für eine umfassende Verankerung in der Hochschule feste Verantwortlichkeiten sowie ausreichend Ressourcen wie Zeit und Geld unerlässlich sind (Bormann et al. 2020; Hartmann et al. o. J. online; netzwerk-n o. J.). Weiterhin verstehen sich sowohl die meisten hochschulischen Nachhal-

tigkeits- als auch die Gesundheitsinitiativen als übergreifend arbeitende Steuerungsgruppen oder Vernetzungsstellen, die alle Bereiche der Hochschule einbeziehen; Forschung und Lehre genauso wie hochschulinterne Prozesse und Entscheidungen sowie den Transfer in die Zivilgesellschaft (HOCH–N Nachhaltigkeit an Hochschulen online o. J.). Bisher sind Gesundheit und Nachhaltigkeit als hochschulische Aufgabenfelder überwiegend personell, organisatorisch und institutionell getrennt verankert und werden innerhalb der Hochschulen in aller Regel auch als getrennte Bereiche wahrgenommen.

▶ Warum sollte Nachhaltigkeit und Gesundheit grundlegend und insbesondere in der Lebenswelt Hochschule zusammen gedacht werden (Sustainable Development Goals, SDGs)?

Das voranstehende Zitat zeigt prägnant, dass die gesellschaftlichen Leitbilder Gesundheit und Nachhaltigkeit spätestens durch die globalen Folgen des Klimawandels nicht getrennt voneinander betrachtet werden können. Bisher wird der Zusammenhang jedoch innerhalb des Gesundheitssektors und auch in Nachhaltigkeitskontexten zu wenig gesehen (KLUG online o. J.) und wie oben gezeigt auch an Hochschulen bisher kaum hergestellt.

Es ist weitgehend unbestritten, dass die aktuellen globalen Wirtschafts- und Lebensweisen nicht zukunftsfähig für die Tragfähigkeit des Planeten und damit auch nicht gesundheitsverträglich für die Menschen sind. Die Notwendigkeit für eine nachhaltige Entwicklung wird spätestens seit der Konferenz für Umwelt- und Entwicklung in Rio de Janeiro 1991 auf der internationalen Bühne verhandelt. Einen aktuellen und besonderen Meilenstein stellt in diesem Zusammenhang die Agenda 2030 der Vereinten Nationen dar. Mit Blick auf die globalen Herausforderungen adressiert das UN-Entwicklungsprogramm „Transforming our World. The 2030 Agenda for Sustainable Development" von 2015 erstmals auch die Länder des globalen Nordens als „Entwicklungsländer". Als bisherige Profiteure einer nicht-nachhaltigen globalen Wirtschaftsweise stehen sie besonders in der Verantwortung, die 17 Entwicklungsziele für eine nachhaltige Entwicklung, die sog. Sustainable Development Goals (SDGs) umzusetzen. Das SDG 3 „Good Health and Well Being" erfasst dabei direkt den Entwicklungsbereich Gesundheit. Die hier abgeleiteten Indikatoren für den regelmäßig an die Vereinten Nationen zu leistenden Bericht erfassen dabei die gesundheitlichen Auswirkungen von Umweltproblemen sowie gesundheitliche Auswirkungen der globalen Produktionsverhältnisse (UN 2015). Die Nationalstaaten sind in der Pflicht politische Maßnahmen zur Verbesserung der Indikatoren zu implementieren und darüber Bericht zu erstatten.

Eine enge Verbindung von Nachhaltigkeit und Gesundheit ist im Konzept „Planetary Health" angelegt. Dieses „befasst sich mit den Zusammenhängen zwischen der menschlichen Gesundheit und den politischen, ökonomischen und sozialen Systemen, sowie den natürlichen Systemen unseres Planeten, von denen die Existenz der menschlichen Zivilisation abhängt" (Müller et al. 2018). Wie die Berechnungen von Rockström et al. zu den planetaren Belastbarkeitsgrenzen eindrucksvoll zeigen, hat die Menschheit im Bereich der Artenvielfalt, des menschengemachten Klimawandels und für den Nährstoffkreislauf bereits den sicheren Handlungsrahmen der natürlichen Lebensbedingungen verlassen und geht damit ein hohes Risiko ein. Der globale und gesellschaftliche Entwicklungsrahmen für Stabilität, Gerechtigkeit, Frieden, Lebensqualität und Wohlstand wird damit deutlich enger und gravierende Folgen zunehmend wahrscheinlich (BMU online o. J.). Paradoxerweise ging diese Entwicklung bisher mit einer kontinuierlichen Verbesserung der menschlichen Gesundheit einher. Beispielsweise kam es durch eine ständig steigende Verfügbarkeit und bessere Qualität von Nahrung zu einer Verringerung von absoluter Armut und, verbunden mit medizinischem Fortschritt und besserer medizinischer Versorgung, zu einem Anstieg der Lebenserwartung. „Die Erklärung für dieses scheinbare Paradox liegt darin, dass die Konsequenzen der durch menschliche Aktivitäten bedingten Änderungen im Erdsystem erst mit einer gewissen Verspätung wirksam werden […] bevor ein ‚Kipp-Punkt' erreicht wird. Der ressourcenintensive Lebensstil des wohlhabenden Teils der Menschheit bringt also kurzfristig Vorteile, geht jedoch auf Kosten der Lebensgrundlage zukünftiger Generationen" (Müller et al. 2018).

Im wissenschaftlichen und politischen Diskurs hat sich der Begriff der „Transformation" etabliert. Dies drückt die Zukunftsaufgabe eines grundlegenden Wandels und tiefgreifender globaler Veränderungsprozesse aus, vergleichbar mit der neolithischen oder industriellen Revolution, der alle Bereiche der Gesellschaft umfasst und nur im Zusammenschluss vieler Interessensgruppen und über Grenzen hinweg möglich ist. Durch vielfältige Wechselwirkungen und Unsicherheiten in den Zielgrößen ist dieser Prozess durch eine hohe Komplexität geprägt. Es sind also umfassende gesellschaftliche Aushandlungsprozesse notwendig, um die Transformation zu nachhaltigeren Gesellschaften zu erreichen, die innerhalb der planetaren Belastungsgrenzen wirtschaften. Die bisherigen Erkenntnisse zeigen, dass es für die Initiierung der Prozesse einschneidender Ereignisse bedarf wie beispielsweise Extremwetterereignisse. Die Prozesse gehen aufgrund der hohen Komplexität mit gesellschaftlichen Kontroversen einher und sind konfliktreich. Vor allem Notwendigkeit, Richtung und Geschwindigkeit der Transformationsprozesse und der konkreten Maßnahmen wird unterschiedlich eingeschätzt. Daher lassen sich diese Prozesse in demokratischen Systemen nicht im Detail steuern (UBA 2019).

Als wichtige gesellschaftliche Institutionen kommt Hochschulen für diesen Transformationsprozess eine große Verantwortung zu und eine Verbindung der beiden bereits an vielen Stellen implementierten Strukturen zu Gesundheit und Nachhaltigkeit kann Potenzial für Synergieeffekte bieten. Aus Sicht der Hochschulen stehen zunächst vielfältige Herausforderungen zur Sicherung von Forschung und Lehre auf hohem Niveau im Mittelpunkt, wie z. B. Profilschärfung und Positionierung im wissenschaftlichen Wettbewerb (Deutsche UNESCO-Kommission 2014). Es wird von Hochschulen jedoch auch zunehmend erwartet, dass sie gesellschaftliche Verantwortung übernehmen und Gesellschaft aktiv gestalten. Dies wird neben dem Erfüllen der Hauptaufgaben in Forschung und Lehre als „Third Mission" verstanden (DUZ online o. J.). Dabei geht es darum, mit Blick auf den gesellschaftlichen Auftrag strategisch und klar zu agieren, in Austausch zu treten und übergeordnete Leitbilder in die Rahmenstrategie der Hochschule einzubinden (DUZ online o. J.; Maassen et al. 2018).

▶ Wie können Aktivitäten und Maßnahmen zur Stärkung von Nachhaltigkeit und Gesundheit an Hochschulen initiiert, umgesetzt und nachhaltig verankert werden?

Kooperations- und Unterstützungsmöglichkeiten

Aus hochschulischer Perspektive betrachtet können sich Synergieeffekte der Verbindung beider Themenfelder auf allen Ebenen ergeben. Im Hochschulnetzwerk HOCH-N zur Förderung nachhaltiger Entwicklung an Hochschulen wird nach den Bereichen Forschung, Lehre, Betrieb, Governance und Transfer differenziert. Je nach spezifischer Situation an den Hochschulen können Kooperationen zunächst über einen Austausch der bereits etablierten Institutionen zur Gesundheitsförderung oder nachhaltiger Hochschule erfolgen, z. B. zwischen SGM, ggf. HGM, Nachhaltigkeitsbeauftragtem und BNE-Zentrum (Bildung für Nachhaltige Entwicklung) erfolgen. In beiden Bereichen kann meist auf umfassende Beratungsangebote und hochschulinterne Vernetzungen (u. a. mit Studierendenparlament, Lenkungskreisen, Gebäudemanagement oder Beschaffung) zurückgegriffen werden, die neben pragmatischen Ansätzen in der Institution selbst hilfreiche Texte und Dokumente z. B. über Governancestrategien oder Good-Practice-Beispiele in der Umsetzung zur Verfügung stellen.

Besonders zu nennen ist dabei der Arbeitskreis Gesundheitsfördernde Hochschulen (AGH o. J.) sowie das Kompetenzzentrum Gesundheitsfördernde Hochschulen und für den Bereich der Nachhaltigkeit die Deutsche Gesellschaft für Nachhaltigkeit an Hochschulen e. V. (dg-hochn.de). Als Nachfolgestruktur des BMBF-Projektes HOCH-N bietet der Verein Vernetzungsmöglichkeiten für Hochschulen im Transformationsprozess an. Dies kann in Form von selbst organisierten Hubs zu konkreten Themen, wie beispielsweise einzelnen SDGs umgesetzt werden. Interessant ist auch das Instrument eines Quick-Check-Instruments für hochschulische Nachhaltigkeitsgovernance, um dies mit gesundheitsbezogenen Nachhaltigkeitsaufgaben zu verbinden (HOCH online o. J.).

Handlungsfelder für die Verbindung von Gesundheit und Nachhaltigkeit – Good-Practice-Beispiele

Im Rahmen des Projekts HOCH-N ist das Konzept das nachhaltigen Campus als handlungsorientiertes und organisationspezifisches Baukastensystem als Werkzeug für das Nachhaltigkeitsmanagement von Hochschulen entwickelt worden (Günther et al. 2018), exemplarisch ist der Implementierungsprozesses der Hochschule Zittau/Görlitz ausführlich dokumentiert (netzwerk-n.org online o. J. a) Im Partnerprojekt netzwerk-n entstand die Sammlung von Good-Practice-Beispielen des Gelingens aus Lehre, Forschung, Betrieb, Governance und Transfer. Essen/Ernährung und Mobilität sind zwei zentrale Handlungsfelder an der Hochschule, wo Gesundheit und Nachhaltigkeit kaum getrennt voneinander betrachtet und bei denen gemeinsame Ziele direkt umgesetzt werden können. Als Good-Practice-Beispiel für Nachhaltigkeit in der Mensa wird vom netzwerk-n das Angebot des Studierendenwerks der Universität Oldenburg angeführt oder die Klimaschutz-Mensa in Flensburg (netzwerk-n online o. J. b). Die Umsetzung der Ziele einer nachhaltigen Ernährungsweise nach Prinzipien von pflanzenbasierter Kost, Regionalität,

Saisonalität, Frische und Bio-Zertifizierung sind nicht von einer gesundheitsförderlichen Ernährungsweise zu trennen. Ähnlich gestaltet sich dies auch für Konzepte nachhaltiger Mobilität. Projekte zur Förderung des Radverkehrs können direkt mit den Zielen einer gesundheitsförderlichen Hochschule zusammen gedacht werden. Als Good-Practice-Beispiele kann die „schöne Radrouten-Karte" zur Leuphana Universität Lüneburg genannt werden oder das Lastenradprojekt Beet&Bike der Beuth Hochschule für Technik in Berlin. Beide Projekte leisten auch einen Beitrag zum Transfer von Nachhaltigkeit und Gesundheitsförderung aus der Hochschule in die Zivilgesellschaft, da die entwickelten Angebote auch den Bürger*innen der Städte zur Verfügung stehen(netzwerk n 2020).

Good-Practice-Beispiele können als Anregung dienen, ersetzen aber nicht den Entwicklungsprozess an der Hochschule. Für eine konkrete Umsetzung von gemeinsamen Projekten ist die jeweilige strukturelle Situation Ausschlag gebend. Wenn es gelingt gemeinsame Ziele für eine nachhaltigere und gesundheitsförderlichere Hochschule auszuloten, können auf der einen Seite die personellen und organisatorischen Ressourcen genutzt werden und auf der anderen Seite die Verbindung beider Bereiche für alle Akteursgruppen im Hochschulleben praktisch erfahrbar werden.

Schlussfolgernd kann festgehalten werden, dass sich gerade im Kontext Hochschule durch die Verzahnung der beiden Governancefelder Gesundheit und Nachhaltigkeit auf der Ebene der Gestaltung der Rahmenbedingungen starke Synergien in verschiedenen Handlungsfeldern ergeben, wie z. B. Ernährung (pflanzenbetonte Kost in der Mensa als ernährungsphysiologisch vorteilhaft und gleichzeitig ressourcenschonend), Mobilität (Bewegung im Alltag und gleichzeitig Emissionsminderung) oder Raumgestaltung (ressourcensparender Einsatz nachwachsender Rohstoffe ohne gesundheitsschädliche Raumluftbelastung, Nullenergiestandards und Zwangsbelüftung) ergeben. Aktuelle Analysen im Kontext Ernährung zeigen beispielsweise auf, dass es faire (Ernährungs-)Umgebungen braucht, damit eine Entwicklung in Richtung nachhaltigerer und damit auch gesundheitsförderlicherer Ernährung überhaupt möglich ist (WBAE 2020). Analog zum Verständnis lebensweltbezogener Interventionen eines SGM (TK 2019) für eine gute gesunde Hochschule für alle braucht es auch hier neben der Stärkung von Kompetenzen und Ressourcen der Individuen nachhaltigkeitsorientierte Rahmenbedingungen. Auch aus Governanceperspektive der Hochschule sind strukturelle Synergieeffekte zu erwarten, wenn die Entwicklungsprozesse des Gesundheits- und Nachhaltigkeitsmanagements verzahnt werden.

Verstanden als komplexe gesellschaftliche Zukunftsaufgaben sind Gesundheit und Nachhaltigkeit als hochschulische Entwicklungsfelder nicht voneinander zu trennen. Wenn Nachhaltigkeit inhaltlich in Forschung und Lehre integriert ist, werden bei differenzierter Analyse der SDGs oft gleichzeitig Aspekte von Gesundheit adressiert und bieten durch die besondere Rolle der Hochschule Potenzial für Transfer in die Praxis sowohl über die Dissemination von entsprechenden Forschungsergebnissen als auch über die Absolvent*:innen in ihren zukünftigen professionellen Handlungsfeldern. Diese profitieren in der hochschulischen Ausbildungsphase besonders davon, wenn dabei ein „whole institution approach" über die curricularen Inhalte hinaus gelebt wird.

Literatur

AGH (Arbeitskreis Gesundheitsfördernde Hochschulen) (o.J.) http://www.gesundheitsfoerdernde-hochschulen.de/O1_Startseite/index.html. Zugegriffen am 23.09.2021

BMU (Bundesministerium für Umwelt, Naturschutz und nukleare Sicherheit) (o.J.) Planetare Belastbarkeitsgrenzen. https://www.bmu.de/themen/nachhaltigkeit-digitalisierung/nachhaltigkeit/integriertes-umweltprogramm-2030/planetare-belastbarkeitsgrenzen. Zugegriffen am 27.09.2021

Bormann C (2012) Gesundheitswissenschaften. Einführung. Springer VS, Wiesbaden

Bormann I, Kummer B, Niedlich S (2020) Nachhaltigkeitsgovernance an Hochschulen. Leitfaden des Verbundprojekts „Nachhaltigkeit an Hochschulen: entwickeln – vernetzen – berichten" (HOCH N). Berlin. https://www.hochn.uni-hamburg.de/-downloads/handlungsfelder/governance/leitfaden-nachhaltigkeitsgovernance-an-hochschulen-neuauflage-2020.pdf. Zugegriffen am 23.09.2021

Deutsche UNESCO-Kommission e. V. (Hrsg) (2014) Hochschulen für eine nachhaltige Entwicklung. Netzwerke fördern, Bewusstsein verbreiten. Bonn. https://www.hrk.de/fileadmin/redaktion/A4/20140928_UNESCO_Broschuere2014_web.pdf. Zugegriffen am 23.09.2021

DUZ Magazin (o.J.). Hochschule in der Gesellschaft. https://www.duz.de/beitrag/!/id/599/hochschule-in-der-gesellschaft. Zugegriffen am 25.09.2021

Gerlinger T (2016) Geschichte der Soziologie von Gesundheit und Krankheit. In: Richter M, Hurrelmann K (Hrsg) Soziologie von Gesundheit und Krankheit. Springer VS, Wiesbaden, S 89–106

Günther E, Hüske A-K, Roos N (2018) Nachhaltigkeit im Hochschulbetrieb. Leitfaden des Verbundprojekts „Nachhaltigkeit an Hochschulen: entwickeln – vernetzen – berichten" HOCH-N. https://www.hochn.uni-hamburg.de/-downloads/handlungsfelder/betrieb/hoch-n-leitfaden-nachhaltiger-hochschulbetrieb.pdf. Zugegriffen am 23.09.2021

Hartmann T, Sonntag U, Schluck S (o.J.) Gesundheitsförderung und Hochschule. Leitbegriffe der Bundeszentrale für gesundheitliche Aufklärung (BzGA). https://leitbegriffe.bzga.de/alphabetisches-verzeichnis/gesundheitsfoerderung-und-hochschule/. Zugegriffen am 26.9.2021

HOCH-N Nachhaltigkeit an Hochschulen (o.J.) https://www.hochn.uni-hamburg.de/. Zugegriffen am 02.02.2022

Klafki W (1991) Neue Studien zur Bildungstheorie und Didaktik. Zeitgemäße Allgemeinbildung und kritisch-konstruktive Didaktik. Beltz

KLUG (Deutsche Allianz für Klimawandel und Gesundheit) (o.J.) Bildung für transformatives Handeln. https://www.klimawandel-gesundheit.de/bildung-fuer-transformatives-handeln/. Zugegriffen am 01.10.2021

Maassen P, Andreadakis Z, Gulbrandsen M, Stensaker B (2018) The place of Universities in Society. Herausgegeben von Körber Stiftung. https://www.koerber-stiftung.de/fileadmin/user_upload/koerber-stiftung/redaktion/gulch/pdf/2019/GUC-Studie_Langfassung_The_Place_of_Universities_in_Society.pdf. Zugegriffen am 23.09.2021

Müller O, Jahn A, Gabrysch S (2018) Planetary Health: Ein umfassendes Gesundheitskonzept. Dtsch Ärztebl 115(40). https://www.aerzteblatt.de/archiv/201358/Planetary-Health-Ein-umfassendes-Gesundheitskonzept. Zugegriffen am 23.09.2021

netzwerk-n (2018) Zukunftsfähige Hochschulen gestalten. Beispiele des Gelingens aus Lehre, Forschung, Betrieb, Governance und Transfer. https://www.netzwerk-n.org/wp-content/uploads/2018/08/ONLINE_Print_Version_GoodPracticeSammlung2018_netzwerkn_Online-Version-1.pdf. Zugegriffen am 23.09.2021

netzwerk-n (2020) Nachhaltige Mobilität an Hochschulen. https://www.netzwerk-n.org/wp-content/uploads/2020/10/Good-Practice-Sammlung-Nachhaltige-Mobilitaet-an-Hochschulen-online.pdf. Zugegriffen am 26.09.2021

netzwerk-n.org (o. J. a) Baukastensystem Nachhaltiger Campus (BNC). https://www.netzwerk-n.org/portfolios/baukastensystemnachhaltiger-campus-bnc/#1486206926563-d0efcafd-e95f. Zugegriffen am 10.12.2021

netzwerk-n.org (o. J. b) Governance. Strukturen und Koordination. https://www.netzwerk-n.org/angebote/good-practicesammlung/governance/. Zugegriffen am 25.09.2021

Studieren.de (o.J.) https://studieren.de/. Zugegriffen am 25.09.2021

TK (2019) SGM – Studentisches Gesundheitsmanagement. Handlungsempfehlung zu Theorie und Praxis. https://www.tk.de/resource/blob/2066932/0b63ccecb20d775c244d57ed267a322d/handlungsempfehlung-zum-studentischen-gesundheitsmanagement-data.pdf. Zugegriffen am 09.12.2021

UBA (Umweltbundesamt) (2019) Wandelprozesse verstehen und erfolgreicher gestalten. Hintergrundpapier. Berlin. https://www.umweltbundesamt.de/sites/default/files/medien/1410/publikationen/190620_uba_hg_wandelprozesse_erfolgreich_gestalten_bf.pdf. Zugegriffen am 28.09.2021

UN (United Nations) (2015) Transforming our World: the 2030 agenda for sustainable development. https://www.un.org/ga/search/view_doc.asp?symbol=A/RES/70/1&Lang=E

WBAE (Wissenschaftlicher Beirat für Agrarpolitik, Ernährung und gesundheitlichen Verbraucherschutz) (2020) Politik für eine nachhaltigere Ernährung. Eine integrierte Ernährungspolitik entwickeln und faire Ernährungsumgebungen gestalten. https://www.bmel.de/SharedDocs/Downloads/DE/_Ministerium/Beiraete/agrarpolitik/wbae-gutachten-nachhaltige-ernaehrung.pdf?__blob=publicationFile&v=3[2021,Juni]. Zugegriffen am 09.12.2021

Teil VIII

Transfer in und von anderen Lebenswelten

Transfer als Chance für gesundheitsfördernde Hochschulen

24

Juliane Möckel, Chiara Dold und Julika Ritter

Forschung findet in Hochschulen und Universitäten statt. Hier erlangen Wissenschaftler*innen durch ihre Forschung neue Erkenntnisse. Bewertet die Fach-Community diese als relevant und belastbar genug, werden die Ergebnisse publiziert und der weiteren Fachöffentlichkeit zugänglich gemacht und vorgestellt. Expert*innen können sich nun über Relevanz und Mehrwert der Forschung austauschen. Doch wie macht man neue Forschungserkenntnisse der gesamten Gesellschaft zugänglich? Wie profitieren auch Kommunen, kleine Unternehmen und Laien von diesem Wissen? Wie werden nutzbringende Bezüge zwischen Wissenschaft und Gesellschaft hergestellt? Die Antwort auf diese Fragen lautet: mit Hilfe von Transfer.

24.1 Was ist Transfer?

Transfer ermöglicht die Übertragung und Verbreitung von Ideen und Konzepten aus der Wissenschaft in die Gesellschaft. Dabei gilt Transfer nur dann auch wirklich als Transfer, wenn es sich um wissenschaftlich fundiertes Wissen handelt.

► Transfer wird als beidseitiger (bidirektionaler) Austausch von Wissen, Dienstleistungen, Technologien und Personen verstanden. Er umfasst alle Formen der Kooperationsbeziehungen in den Bereichen der Forschung und Lehre zwischen Hochschulen und externen

J. Möckel (✉) · C. Dold · J. Ritter
Fakultät für Natur- und Gesellschaftswissenschaften, Abteilung Prävention und Gesundheitsförderung, Pädagogische Hochschule Heidelberg, Heidelberg, Deutschland
e-mail: moeckel@ph-heidelberg.de; dold@ph-heidelberg.de

M. Timmann et al. (Hrsg.), *Handbuch Studentisches Gesundheitsmanagement - Perspektiven, Impulse und Praxiseinblicke*,
https://doi.org/10.1007/978-3-662-65344-9_24

Partner*innen in Wirtschaft, Politik, Kultur und öffentlichem Sektor. (Stifterverband für die Deutsche Wissenschaft 2016)

24.2 Raus aus dem Elfenbeinturm (und rein in die Praxis)!

Spätestens seit den 1980er-Jahren haben Hochschulen und Universitäten neben ihren Kernaufgaben Lehre und Forschung mit Transfer einen weiteren Auftrag für sich identifiziert, die sog. Third Mission (Abb. 24.1).

Dabei sollen Hochschulen sich dem Dialog mit der Gesellschaft öffnen, Forschungsprozesse transparenter gestalten und Feedback von Kooperationspartner*innen aus der Praxis einholen. Zentrales Merkmal einer transferorientierten Hochschule ist, dass Transfer in den Kernbereichen Forschung und Lehre verankert ist und kontinuierlich als zentraler Bestandteil und relevante Leistungsdimension berücksichtigt wird (Frank et al. 2020). Im Zuge der Third Mission kooperieren Hochschulen zunehmend mit Wirtschaft und Gesellschaft, um Wissen auszutauschen und forschungsbasierte Innovationen und Konzepte auf ihre Praxistauglichkeit zu überprüfen. Auch bei der für Hochschulen immer wichtiger werdenden Einwerbung von Drittmitteln ist die Zusammenarbeit von Hochschulen mit Partner*innen aus Wirtschaft und Gesellschaft ein bedeutendes Förderkriterium (Frank

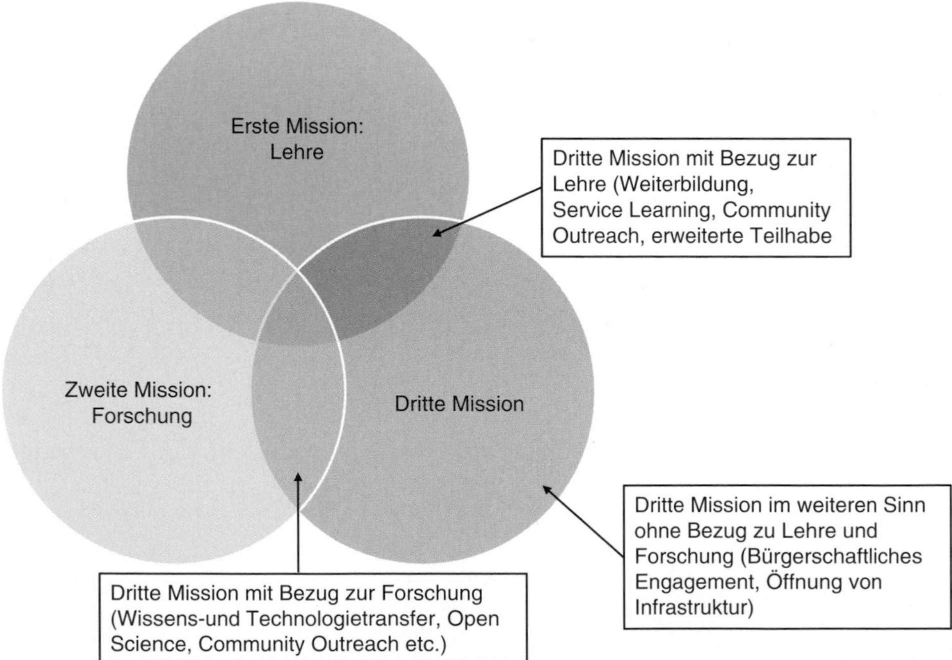

Abb. 24.1 Definition und Abgrenzung der drei Missionen von Hochschulen (nach Gonser et al. 2020).

et al. 2020). Transfer setzt sich aus vielfältigen Tätigkeitsfeldern zusammen, die im Folgenden dargelegt werden.

Tätigkeitsfelder Transfer

- **Forschungsbasierte Kooperation und Verwertung:** Verwendung von Forschungserkenntnissen für gesellschaftlichen und wirtschaftlichen Nutzen
- **Transferorientierte Lehre und Weiterbildung:** Zusammenarbeit mit wissenschaftsexternen Partner*innen in Lehr- und Lernformaten
- **Relationship-Management:** Förderung persönlicher Beziehungen für potenzielle Transferaktivitäten
- **Wissenschaftliche Beratung für Entscheider*innen und Betroffene:** Formalisierte Aktivitäten zur Unterstützung wissenschaftsbasierter Entscheidungen
- **Infrastruktur**: Bereitstellung technischer und nicht-technischer Ausstattung
- **Wissenschaftsdialog:** Dialogorientierte Formate der Wissenschaftskommunikation mit der Gesellschaft
- **Entrepreneurship**: Vermittlung unternehmerischen Denkens und Handelns sowie Unterstützung von Gründungsaktivitäten
- **Forschen und Entwickeln mit der Gesellschaft:** Gesellschaftliche Beteiligung an Forschungsprozessen und der Entwicklung von Lösungen

(Frank et al. 2021)

Durch die Verbindung von Bildung, Forschung und Innovation sollen Hochschulen einen Beitrag zur Schaffung von Arbeitsplätzen und Wachstum leisten (Europäische Kommission 2017). Hochschulen setzen sich dementsprechend mit aktuellen gesellschaftlichen Herausforderungen sowie dem daraus entstehenden Wandel auseinander und entwickeln und gestalten die nichtakademische Umwelt nachhaltig, verantwortungsvoll und gemeinsam mit der Gesellschaft. Es ist ersichtlich, dass Transfer nicht eine einzelne Aufgabe, sondern vielmehr ein Prozess der langfristigen Organisationsentwicklung und des kulturellen Wandels an Hochschulen ist, in dessen Fokus die Öffnung gegenüber der nichtakademischen Umwelt steht.

24.3 Transfer ist keine Einbahnstraße – Vorteile von bidirektionalem Austausch

Die Bidirektionalität von Transfer ermöglicht der Gesellschaft und Praxis, Tipps und Hinweise bezüglich der Weiterentwicklung und Optimierung forschungsbasierter Konzepte zu geben und sich sogar an Forschungsprozessen aktiv zu beteiligen (Citizen Science). Dabei lassen sich wichtige Fragen klären: Welche Erfahrungen wurden mit dem Produkt (dem Wissen) gemacht? Ist es alltags- und gesellschaftstauglich? Wo gibt es gegebenenfalls Probleme in der Umsetzung und Anwendung? In diesem Transferprozess kommt es zu einer Kombination von Expert*innen- und Laienwissen und somit zu einer Erweiterung der Perspektive. Aufgrund von Rückmeldungen aus Praxis oder Gesellschaft, haben Hochschulen die Möglichkeit, in einem kontinuierlichen Verbesserungsprozess ihre Konzepte zu überarbeiten und adressat*innengerecht zu adaptieren. Diese sog. Feedbackschleifen sind essenziell für Transfer (Godeman 2007; Roessler et al. 2015).

Die laienverständliche Kommunikation von Forschungsergebnissen ist dabei eine Übersetzungsleistung, welche die Grundlage für den Dialog mit Partner*innen aus der Praxis bildet, um konkrete gesellschaftliche Herausforderungen und Bedarfe zu identifizieren. Diese können dann wiederum in Forschungs-, Kooperations- und Gründungsprojekten mit zivilgesellschaftlicher Beteiligung adressiert werden.

Der Gesellschaftsbezug von Wissenschaft und die Rolle der Wissenschaft in der Gesellschaft sind in den vergangenen Jahren wieder stärker in den Fokus sowohl wissenschaftlicher Aktivitäten als auch der gesellschaftlichen Debatte gerückt. Insbesondere im Themenbereich Nachhaltigkeit, aber auch in Fragen gesellschaftlichen Zusammenhalts ist das Interesse an einer Intensivierung des Austauschs und der gesellschaftlichen Bezugnahme deutlich. So werfen Wissenschaftler*innen die Frage auf, welche Ansprüche an Methoden, Qualität und Perspektive einer starken gesellschaftsorientierten Wissenschaft zu stellen sind (Schneidewind und Singer-Borowski 2014; Roessler et al. 2015; Würmseer 2016).

Befragte Bürger*innen bringen vor dem Hintergrund der Fridays-for-Future-Demonstrationen z. B. den im Vergleich zu den Vorjahren stärkeren Wunsch zum Ausdruck, dass Wissenschaftler*innen sich öffentlich äußern sollen, wenn politische Entscheidungen wissenschaftliche Erkenntnisse nicht berücksichtigen und denken, dass politische Entscheidungen stärker auf wissenschaftlichen Erkenntnissen beruhen sollen (Gonser et al. 2020; Wissenschaftsbarometer 2019).

24.4 Transfer in der Praxis – ein Beispiel aus der Gesundheitsförderung

Das Projekt „Transfer Together" startete 2018 an der Pädagogischen Hochschule Heidelberg (PHHD) und wird im Rahmen der Förderinitiative Innovative Hochschule vom Bundesministerium für Bildung und Forschung gefördert. Ein Teilvorhaben von Transfer Together ist das Projekt „Leicht Bewegt", dessen Ziel es ist, Gesundheitsrisiken durch lang andauerndes, ununterbrochenes Sitzen im Arbeitskontext zu reduzieren und mit Hilfe von Multiplikator*innen in Unternehmen eine bewegungsfreundliche Arbeitskultur zu etablieren (Bucksch et al. 2015; Whipple et al. 2021; Le Roux et al. 2021).

Um das zu erreichen, arbeitet das Projektteam der PHHD mit Unternehmen der Metropolregion Rhein Neckar (MRN) zusammen. Es entsteht nach und nach ein Netzwerk an kooperierenden Unternehmen und Institutionen, die das forschungsbasiert entwickelte Leicht-Bewegt-Programm testen und benutzen, um die Sitzzeiten ihrer Belegschaften zu reduzieren. Sie werden dabei durch das Projektteam der PHHD begleitet und unterstützt (z. B. durch Bereitstellung von Präsentationen mit laienverständlich aufbereiteten Inhalten, Befragungsinstrumenten für eine Ist-Analyse und Programmevaluation, Auswertung und Aufbereitung von Daten). In einem vor Programmimplementierung durchgeführten Workshop legten gesundheitsverantwortliche Akteur*innen unterschiedlicher Unternehmen und öffentlicher Verwaltungen in einem moderierten Prozess ihre Anforderungen und Wünsche an ein für ihren Arbeitskontext passendes Bewegungsförderungsprogramm dar. Die Workshopergebnisse ermöglichten eine Anpassung des Leicht-Bewegt-Programms noch vor dem ersten Testlauf, wodurch die Teilnahmebereitschaft erhöht werden konnte. Ein weiteres Tool, um den bidirektionalen Austausch zu gewährleisten sind Interviews, die im Anschluss an die Durchführung des Programms zwischen einer Person aus dem Projektteam und der zuständigen Person im Unternehmen stattfinden. Etwaige Barrieren, Schwierigkeiten und Unklarheiten bei der Einführung und Umsetzung des Programms können hier thematisiert und teilweise direkt durch Vorschläge, Anregungen und Ideen der Mitarbeitenden gelöst werden. Die dadurch aufgezeigten Verbesserungspotenziale wiederum, können vom Projektteam der Hochschule umgesetzt werden und in die Weiterentwicklung des Programms einfließen, um es optimal gesellschafts- und praxistauglich zu gestalten. Zugleich können durch den intensiven Austausch mit den Praxispartner*innen neue Forschungsfragen generiert werden.

24.5 Transfer und gesundheitsfördernde Hochschulen

Hier zeigt sich auch der Mehrwert von Transfer für ein Studentisches (bzw. Hochschulisches) Gesundheitsmanagement.

Das Setting Hochschule bietet die Möglichkeit, Themen des Gesundheitsmanagements mit Lehr-, Lern- und Forschungsprozessen zu verbinden und so Transferprozesse anzustoßen. Einerseits werden konkrete Gesundheitsthemen durch Zusammenarbeit mit Lehrenden und Studierenden unterschiedlicher Fachrichtungen mehrperspektivisch und anschlussfähig bearbeitet. Andererseits wird durch dieses vernetzende Vorgehen eine Transferkultur in der Hochschule etabliert, die dazu anregt, interdisziplinär zusammen zu arbeiten, Wissen auszutauschen und anderen verfügbar zu machen, Netzwerke zu knüpfen und eigene Konzepte durch Feedbackschleifen fortlaufend zu überprüfen und weiter zu verbessern.

Hier ein konkretes Beispiel: Zur Förderung bewegungsaktiven Lehrens und Lernens und zur Reduktion gesundheitsriskanten Sitzverhaltens wurden an der PPHD mehrere Lehrveranstaltungsräume neugestaltet (Rupp et al. 2019). Unter anderem entstand in diesem Rahmen ein bewegungsfreundlicher Freiluftseminarraum, die sog. Seminarwiese. Diese wurde in Lehrveranstaltungen und unter Begleitung durch das Gesundheitsmanagement von Lehramtsstudierenden der Fächer Technik und Biologie unter Berücksichtigung von bildungswissenschaftlichen, ökologischen und gesundheitlichen Kriterien entwickelt und realisiert. Dabei knüpften die Studierenden nicht nur an ihr spezifisches Fachwissen an und kollaborierten fachübergreifend, sondern nahmen auch vor Ort Feedback aus der eigenen Peergroup auf und ließen es in die Konzeptoptimierung einfließen. Transfer beinhaltet auch, Wissen zu teilen und dialogbereit zu sein. So wurden von Studierenden der Gesundheitsförderung Podcasts erstellt und gemeinsam mit Dozierenden eine filmische Sammlung bewegungsaktivierender Methoden erstellt. Alle erarbeiteten Materialien und Konzepte werden auf der Homepage der PHHD kostenlos zur Verfügung gestellt und können von anderen Hochschulen genutzt werden. Perspektivisch könnten über die Einrichtung von Studierendenkompetenzzentren oder durch Ausgründungen Strukturen geschaffen werden, die dazu anregen, in der Hochschule erworbenes Wissen und Kompetenzen für außerhochschulische Akteur*innen verfügbar zu machen.

Transfer ermöglicht das praktische Umsetzen theoretisch fundierter Intervention bei zeitgleicher Überprüfung auf Nutzen, Nutzung und Akzeptanz durch die Adressat*innen. Hierdurch können neue Forschungsfragen generiert werden und Themen für studentische Abschlussarbeiten oder Forschungsprojekte entstehen.

Forschung, Lehre und Transfer sind keine drei isoliert nebeneinanderstehenden Säulen, weil sie Schnittmengen und Synergiepotenziale haben, die ein Verlassen des oft kritisierten akademischen Elfenbeinturms ermöglichen. Transfer bietet darüber hinaus auch Chancen für das Hochschulische Gesundheitsmanagement. Durch eine auf Vernetzung und Kollaboration ausgerichtete Arbeitskultur, den Austausch von Wissen und die Anwendung partizipativer Methoden entstehen fruchtbare organisationale Rahmenbedingungen für eine gesundheitsfördernde Hochschule.

Literatur

Bucksch J, Wallmann-Sperlich B, Kolip P (2015) Führt Bewegungsförderung zu einer Reduzierung von sitzendem Verhalten? Präv Gesundheitsf 10(4):275–280

Europäische Kommission (2017) Higher education policy. https://ec.europa.eu/education/policies/higher-education/about-higher-education-policy_de. Zugegriffen am 22.09.2021

Frank A, Krume J, Lehmann-Brauns C, Meyer M (2020) Strategieentwicklung für Transfer und Kooperation. Beobachtungen und Empfehlungen aus dem Transfer-Audit. Stifterverband für die Deutsche Wissenschaft e. V. (Hrsg), Essen

Frank A, Lehmann-Brauns C, Lohr F, Meyer-Haake A, Riesenberg D (2021) Transferbarometer Werkstattbericht 1. Transfersystematik: Transferprofile transparent machen und verstehen. Stifterverband für die Deutsche Wissenschaft e. V. (Hrsg), Essen. https://www.stifterverband.org/transferbarometer. Zugegriffen am 22.10.2021

Godeman J (2007) Verständigung als Basis inter- und transdisziplinärer Zusammenarbeit. In: Michelsen G, Godeman J (Hrsg) Handbuch Nachhaltigkeitskommunikation. Oekom, München, S 86–96

Gonser M, Zimmer K, Mühlhäußer N, Gluns D (2020) Wissensmobilisierung und Transfer in der Fluchtfoschung. Kommunikation, Beratung und gemeinsames Forschungshandeln. Waxmann, Münster/New York

Le Roux E, De Jong NP, Blanc S, Simon C, Bessesen DH, Bergouignan A (2021) Physiology of physical inactivity, sedentary behaviours and non-exercise activity: insights from the space bedrest model. J Physiol, JP281064

Roessler I, Duong S, Hachmeister C-D (2015) Welche Missionen haben Hochschulen? Third Mission als Leistung der Fachhochschulen für die und mit der Gesellschaft. CHE Centrum für Hochschulentwicklung, Gütersloh

Rupp R, Dold C, Bucksch J (2019) Sitzzeitreduktion und Bewegungsaktivierung in der Hochschullehre – Entwicklung und Implementierung der Mehrebenen-Intervention Kopf-Stehen. die hochschullehre 5:525–542

Schneidewind U, Singer-Brodowski M (2014) Transformative Wissenschaft. Klimawandel im deutschen Wissenschafts- und Hochschulsystem. Metropolis, Marburg

Stifterverband für die Deutsche Wissenschaft (2016) Transfer-Audit. https://www.stifterverband.org/transfer-audit. Zugegriffen am 07.10.2021

Whipple MO, Regensteiner JG, Bergouignan A (2021) Is being physically active enough to be metabolically healthy? The key role of sedentary behavior. Diabetes Care 44(1):17–19

Wissenschaftsbarometer (2019) Wissenschaft im Dialog/Kantar Emnid

Würmseer G (2016) Third Mission als Auftrag für Universitäten? die hochschule 1/2016

25 Förderung von Führungspraxis in der studentischen Lebenswelt

Michael Stolle

Gute Führung hat einen positiven Einfluss auf die Gesundheit. Sie macht weniger krank, gibt Menschen selbst bei ungünstigen Bedingungen Kraft und Durchhaltevermögen, verleiht auch in unsicheren Zeiten Kreativität und Flexibilität und ermutigt dazu einen wertvollen Beitrag bei der Arbeit zu leisten. So werden Führungskräfte derzeit auch mit großem Abstand als die wichtigste Personengruppe im Hinblick auf ein erfolgreiches Betriebliches Gesundheitsmanagement (BGM) betrachtet (IFBG 2020).

Studierende sind die Führungskräfte von morgen. Viele Studierende werden im Laufe ihres Berufslebens in Führungspositionen arbeiten, sei es in einer Arbeitsgruppe, einem Labor oder im mittleren oder höheren Management. Doch die wenigsten Hochschulabsolvent*innen werden während ihres Studiums auf Führungsaufgaben vorbereitet. Führungsverantwortung ist nur rudimentär in den Curricula der deutschen Hochschulen verankert; Programme zu Good Leadership sind noch immer rar (Führungsverantwortung 2016). Zu den Ausnahmen gehört beispielsweise das am Karlsruher Institut für Technologie (KIT) geschaffene Leadership Talent Lab (hoc.kit.edu/ltl.php) und die Leadership Talent Academy (irm.kit.edu/Leadership_Talent_Academy.php), die sich an ausgewählte Masterstudierende und Promovierende richtet. In einem Modul wird ausdrücklich die gesunde Selbstführung thematisiert und gezeigt wie Leistungsfähigkeit und Gesundheit gefördert werden können.

Freilich ist es auch nicht leicht, das Thema gut in der Hochschulbildung unterzubringen. Zumal kein Mangel an zukunftsweisenden Querschnittsthemen besteht, die über das

M. Stolle (✉)
House of Competence, Karlsruher Institut für Technologie, Karlsruhe, Deutschland
e-mail: michael.stolle@kit.edu

M. Timmann et al. (Hrsg.), *Handbuch Studentisches Gesundheitsmanagement - Perspektiven, Impulse und Praxiseinblicke*,
https://doi.org/10.1007/978-3-662-65344-9_25

reguläre Studienfach hinaus in einem Studium untergebracht werden können: Schlüsselkompetenzen, Nachhaltigkeit, Entrepreneurship, Wissenschaftsethik, gute wissenschaftliche Praxis, Future Skills. Welchen Platz kann hier „gesunde Führung" einnehmen? Welche Lösungen sich im Rahmen eines Studentischen Gesundheitsmanagements (SGM) anbieten, wird in diesem Artikel dargestellt.

25.1 Kompetenzen erweitern durch gesunde Führung im Alltag

Die gute Nachricht lautet: Führung kann man immer lernen, auch dann, wenn sie mitten in der studentischen Lebenswelt beinahe unbewusst passiert: bei der Prüfungsvorbereitung, dem Austausch in Lerngruppen oder bei Abstimmungen in der Wohngemeinschaft. Oder wenn man eine Führungsrolle im Ehrenamt übernimmt und sich beispielsweise in einer Hochschulgruppe oder der Verfassten Studierendenschaft engagiert. Wer hier gute und gesunde Führung im Alltag (Eyeryday Leadership) lernen möchte, braucht zunächst die Bereitschaft und die Fähigkeit zur Reflexion. Getreu dem Motto: „Wer später einmal andere Menschen führen will, muss zunächst lernen, sich selbst zu führen". Das Ziel von Selbstführung ist Selbstkenntnis, weil Selbstkenntnis Menschenkenntnis fördert. Man kultiviert bei sich das Interesse am Menschen: wie jemand tickt, wo die Interessen liegen, wo Stärken sind, wo man wissend ist. Führung in diesem Verständnis ist keine Karriereleiter, sondern ein persönlicher Reifungsweg (Janssen 2016).

Diese Trainingspraxis eines Everyday Leadership lässt sich in bestehende Strukturen eines akademischen Schlüsselqualifikationszentrums integrieren, wie das Beispiel des House of Competence (HoC) am KIT zeigt (hoc.kit.edu/perspektivenlabor.php). Die Angebote des HoC umfassen dabei meist Themen wie Empowerment, Stärken- und Potenzialentfaltung sowie Flourishing (im Sinne von Martin Seligman 2015), wozu gerade die Positive Psychologie eine gute Trainingsgrundlage zur Verfügung stellt (Blickhan 2021). Aber auch ohne curriculare Zusatzangebote im Wahlpflichtbereich ist es möglich, im Studium ein Meta-Bewusstsein für eine gesundheitsförderliche Führungspraxis zu entwickeln, wenn – etwa im Rahmen eines SGM – entsprechende Trainings- oder Interventionsangebote (auch mit Peer-to-Peer-Verfahren) zur Verfügung gestellt werden.

„Warum nicht anders?"

In dem Booklet „Warum nicht anders? Der Alltag als Übung" sind Übungen bzw. Interventionen aus den Kursen des House of Competence (HoC) am KIT zusammengestellt. Die Übungen geben Anregungen und Reflexionsangebote zur Selbstbesinnung und Selbstbestimmung im Zusammenhang von guter und gesunder Führung. Sie sind eine Challenge, eine Ermutigung zum Ausprobieren – mitten im Alltag. Das Booklet ist kostenfrei downloadbar: publikationen.bibliothek.kit.edu/1000094945.

Ein besonderes Augenmerk verdienen die ehrenamtlich aktiven Studierenden, weil gerade sie im Ehrenamt Führungsperspektiven entwickeln. In den vergangenen Jahren, zuletzt beschleunigt durch die Einschränkungen der Corona-Pandemie, droht jedoch der Pool an reflektierten und verantwortungsvollen jungen Nachwuchskräften in Hochschulgruppen und Fachschaften immer kleiner zu werden. Die besonders engagierten Personen müssen derzeit Ämter anhäufen und stehen mittlerweile an ihrer persönlichen Belastungsgrenze. Hier besteht akuter Handlungsbedarf für ein SGM. Die im Ehrenamt aktiven Personen sollten Trainingsangebote bekommen, mit denen sie ihre Fähigkeiten, Werthaltungen und Handlungsmotive im Hinblick auf gesunde Führung reflektieren und mit eigenen Entwicklungszielen im Ehrenamt (Everyday Leadership) und später in der Arbeitswelt verbinden können. Dabei können gleichzeitig wertvolle Akzente für die Nachwuchsgewinnung im Ehrenamt gegeben werden, wie am Projekt „Wissenstransfer im Studentischen Ehrenamt“ deutlich wird (hoc.kit.edu/wiseup.php).

25.2 Neues Verständnis von Führung: Leadership Mindset

Hinter dem Trainingsansatz von Selbstführung im Alltag steht ein neues Verständnis von Führung (Leadership Mindset), bei dem der positive Einfluss von guter Führung auf die Gesundheit zentraler Bestandteil ist. Häufig liegt der Aufmerksamkeitsfokus beim Führen darauf, Probleme abzuarbeiten, Schwierigkeiten zu überwinden oder Konflikte zu lösen. Obwohl dies sicher auch zutrifft, führt die Fixierung auf diese negativen Aspekte von Führung jedoch dazu, dass die Maßnahmen, die zu einem Aufblühen, zu einem gelingenden Miteinander und Wohlbefinden am Arbeitsplatz führen, zu kurz kommen. Für ein Leadership der Zukunft wäre es wichtig, den Fokus nicht nur auf Probleme und Gefahren zu richten, sondern am Aufbau einer positiven und sinnstiftenden Kommunikations- und Arbeitskultur mitzuwirken, was wünschenswerte Effekte auf die Gesundheit der Beschäftigten hat (Cameron 2012; Ebner 2019).

Ein solches „positives Leadership“ manifestiert sich beispielsweise im Umgang mit Konflikten und Widerständen, bei der Beteiligung an Entscheidungen, an der Art und Weise, wie Kritik geäußert wird, welche Fehler- und Wertschätzungskultur gelebt wird oder wie Veränderungsprozesse gestaltet werden. Zu diesem Mindset gehört auch, keine Anforderungen mit zu hohen Ansprüchen zu definieren, sondern davon auszugehen, ja es für realistisch zu halten, dass vieles beim Versuch, gut und gesund zu führen, auch misslingen kann. Gesunde Führung ist keine Reifeprüfung, sondern eine fortlaufende Aufgabe: ein Ansporn sich zu entwickeln (Grün 2019).

Wichtig erscheint, dass in dieses Mindset das gesamte wissenschaftliche Umfeld einbezogen wird. Wer Studierende auf eine gute und gesunde Führungspraxis vorbereiten will, ist als Hochschuldozierender oder Wissenschaftsmanager*in eingeladen, auch das eigene Führungsverständnis bzw. -verhalten zu reflektieren. Für Studierende kann die Bedeutung von guten Vorbildern und Netzwerken ohnehin kaum unterschätzt werden kann. Anders gesagt: Universitäten waren schon immer eine Gemeinschaft von Lernenden auf der Basis unterschiedlicher Erfahrungstiefe. Sofern Dozierende und Beschäftigte (insbesondere Führungskräfte) das Interesse an einem offenen und ehrlichen Austausch, nach Partizipation und Reflexion teilen, können neue Denkräume für Co-Creating entstehen. Es ist daher eine lohnende Aufgabe, im Setting Hochschule die Maßnahmen aus einem BGM und SGM im Hinblick auf gute und gesunde Führung nicht getrennt zu betrachten. Vielmehr käme es darauf an, erste pilothafte Projekte zu etablieren, in denen neuartige Angebote zur Förderung von Führungs- und Gesundheitskompetenzen für verschiedene Zielgruppen zusammengeführt werden.

25.3 Kompetenzerweiterung zukünftiger Führungskräfte

Eine zentrale Herausforderung ist, damit umgehen zu lernen, dass sich einerseits Kompetenzbedarfe und Rollenanforderungen von zukünftigen Führungskräften in einer digital vernetzten Welt ständig verändern, es aber andererseits einen beständig großen Bedarf an der Erhaltung und Förderung von Gesundheit, Wohlbefinden und Leistungsfähigkeit gibt. In diesem Zusammenhang ist oft von Future Skills die Rede, bei denen Konzepte des lebenslangen Lernens mit Digital-Data-bezogenen Fähigkeiten verbunden werden. In einer Welt des dynamischen Wandels sollen angehende Führungskräfte darauf vorbereitet werden handlungsbereit, visionsfähig und resilient zu bleiben. Zentrale Future Skills sind dabei Selbstbewusstsein, Selbstkompetenz, Selbstwert, Autonomie und Leistungsmotivation (Ehlers 2020).

Bei der Vermittlung von Leadership Future Skills steht die aktivierende und reflektierende Begleitung in praxisnahen Settings im Mittelpunkt. Leadership Future Skills werden eben nicht durch klassisches Belehren gefördert, sondern durch neue Formate, bei denen Elemente aus Coaching, Mentoring und Networking vereint werden. Es kommt darauf an, Lerngemeinschaften zu bilden und bisher getrennt unterrichtete Zielgruppen zusammenzuführen. Bei der Förderung von gesunder Führung können daher BGM und SGM durchaus fruchtbar und wegweisend zusammenkommen. Bei der Förderung von Leadership Future Skills bietet es sich an, mit ausgewählten Projekten neue Wege zu probieren, Zielgruppen zu verbinden und gute und gesunde Führung zu einer gemeinsamen Herausforderung zu machen. Ein Beispiel dafür ist das Projekt „In Führung gehen – Achtsam den Wandel gestalten", welches am HoC des KIT umgesetzt wird.

„In Führung gehen – Achtsam den Wandel gestalten"
Studierende des KIT und Führungskräfte aus Unternehmen tauschen sich auf Augenhöhe über ihr Verständnis von gesunder Führung aus. Dazu kommen unterschiedliche Führungspersönlichkeiten an ungewöhnlichen Lernorte. Im Kloster Münsterschwarzach (bekannt durch Pater Anselm Grün) besteht die Gelegenheit zur Auseinandersetzung mit alten und zukunftsweisenden Führungspraktiken. Dank

verschiedener Differenzerfahrungen gelingen Perspektivwechsel, die zu einer reflektierten Selbstkenntnis führen. Exkursion, Begegnung und Praxistransfer sind weitere Merkmale des Projekts. Der digitale Abschluss-Workshop „Im Dialog: Gesunde Führung" dient der weiteren Reflexion, Vernetzung und dem Erfahrungsaustausch. Das Projekt wird in Kooperation mit der Techniker Krankenkasse durchgeführt.

Weitere Information: https://www.hoc.kit.edu/infuehrunggehen.php

25.4 Zusammenfassung

Im Rahmen eines SGM kann ein wichtiger Beitrag zur Vorbereitung von Studierenden auf zukünftige Führungsaufgaben geleistet werden, bei denen eine gesundheitsförderliche Führungspraxis gebahnt wird (Abb. 25.1).

Studierende können in ihrer eigenen Lebenswelt gute und gesunde Führung lernen, wenn ihnen über entsprechende Trainings- und Interventionsangebote (etwa an Schlüsselkompetenzzentren) entsprechende niederschwellige Reflexions- und Interaktionsräume angeboten werden (Everyday Leadership). Dabei käme es darauf an, am Aufbau eins positiven Leadership Mindset mitzuwirken, bei dem es weniger um das Lösen von Problemen, sondern um das Schaffen von Gelegenheiten für ein gelingendes Miteinander geht. Hier bieten sich im Setting Hochschule gute Gelegenheiten, die Maßnahmen von BGM

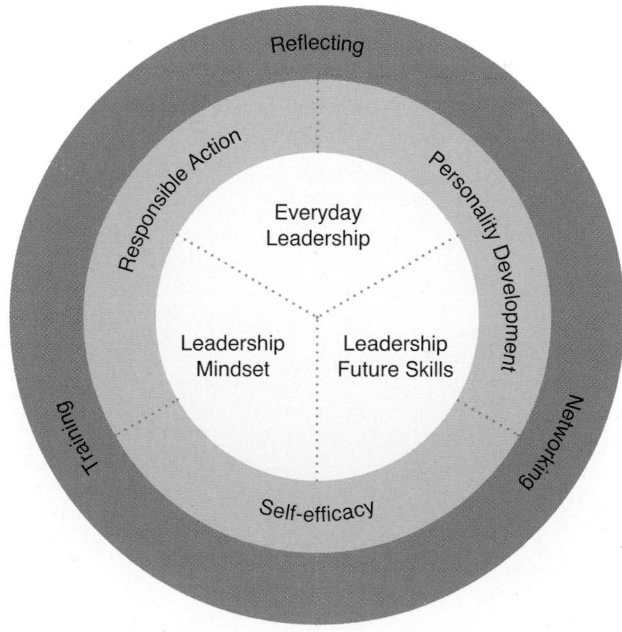

Abb. 25.1 Handlungsfelder, Ziele und Methoden bei der Förderung von Führungspraxis in der studentischen Lebenswelt (Gestaltung M. Simsek)

und SGM kreativ zu verbinden. Die Vorteile einer solchen Verschränkung werden insbesondere bei der Förderung von Leadership Future Skills offenbar. Hier können pilothafte neue Trainingsformate ausprobiert werden, die Elemente des Coachings, Mentoring und Networking vereinen und zielgruppenübergreifend (für Studierende und Beschäftigte) angeboten werden. So entstehen zukunftweisende Lerngemeinschaften zum Thema „Gesunde Führung", in denen unterschiedliche Zielgruppen auf Augenhöhe diskutieren, verantwortungsvolles und gesundheitsförderliches Handeln lernen, dabei erste Selbstwirksamkeitserfahrungen machen und insgesamt ihre (Führungs-)Persönlichkeit entwickeln.

Literatur

Blickhan D (2021) Positive Psychologie und Coaching. Von der Lösungs- zur Wachstumsorientierung. Junfermann, Paderborn

Cameron K (2012) Positive Leadership: strategies for extraordinary performance, 2. Aufl. Berret-Koehler, Oakland

Ebner M (2019) Positive Leadership. Erfolgreich führen mit PERMA-Lead: die fünf Schlüssel zur High Performance. facultas, Wien

Ehlers U (2020) Future Skills. Lernen der Zukunft – Hochschule der Zukunft. Springer, Wiesbaden

Führungsverantwortung in der Hochschullehre (2016) Zur Situation in den MINT-Fächern und Wirtschaftswissenschaften an Universitäten in Baden-Württemberg, Rheinland-Pfalz und Thüringen; Marie-Christine Fregin u. a. IZEW, Tübingen. (Materialien zur Ethik in den Wissenschaften, Band 12)

Grün A (2019) Menschen führen – Leben wecken, 12. Aufl. dtv, München

Institut für betriebliche Gesundheitsförderung (2020) #whatsnext2020: Erfolgsfaktoren für gesundes Arbeiten in der digitalen Arbeitswelt. Haufe, Freiburg

Janssen B (2016) Die stille Revolution: Führen mit Sinn und Menschlichkeit, 2. Aufl. Ariston, München

Seligman M (2015) Flourish – wie Menschen aufblühen: die positive Psychologie des gelingenden Lebens, 2. Aufl. Kösel, München

Übergänge zur Hochschule und Studienverläufe: individuelle und soziale Herausforderungen unter besonderer Berücksichtigung gesundheitlicher Beeinträchtigungen

26

Andrä Wolter

26.1 Übergänge als Statuspassagen

Das deutsche Bildungssystem zeichnet sich durch eine Vielzahl von Übergangsstellen aus. An ihnen werden Bildungsentscheidungen getroffen, mit denen teilweise irreversible, teilweise später noch revidierbare biografische Weichen gestellt werden. Solche Gelenkstellen verknüpfen die individuellen Bildungslebensverläufe mit den institutionellen Strukturen des Bildungssystems zu einer Art „Übergangsregime" (Blaich 2021, S. 262). Übergangsstellen verflechten Bildungseinrichtungen miteinander oder das Bildungs- mit dem Beschäftigungssystem. Wie nicht zuletzt die aktuelle (Über-)Akademisierungsdebatte zeigt, ist insbesondere der Zugang zur Hochschule eine bildungs- und arbeitsmarktpolitisch prominente Übergangsstelle. Denn die Hochschule ist historisch ungebrochen diejenige Institution, welche in der Hierarchie der Bildungsabschlüsse zu den Zertifikaten und Titeln mit der höchsten Berechtigungsfunktion und Statusreputation führt, welche die höchsten monetären und nichtmonetären Bildungserträge versprechen. Ein zentraler nichtmonetärer Bildungsertrag besteht in dem (komplexen) Zusammenhang zwischen Bildung und Gesundheit (zur Bildungsertragsforschung vgl. Autorengruppe Bildungsberichterstattung 2018, Kapitel H). Bildung ist auch eine Ressource für die individuelle Lebensführung und das Gesundheitsbewusstsein und hat einen positiven Einfluss auf verschiedene Gesundheitsindikatoren (z. B. Lebenserwartung).

Übergänge rufen zwischen den abgebenden und den aufnehmenden Einrichtungen Passungs- und Abstimmungsprobleme hervor (vgl. Friebertshäuser 2008). Da Übergänge oft

A. Wolter (✉)
Humboldt-Universität zu Berlin, Berlin, Deutschland
e-mail: andrae.wolter@hu-berlin.de

M. Timmann et al. (Hrsg.), *Handbuch Studentisches Gesundheitsmanagement - Perspektiven, Impulse und Praxiseinblicke*,
https://doi.org/10.1007/978-3-662-65344-9_26

leistungsbasiert erfolgen und Institutionen mit unterschiedlichen kognitiven und sozialen Anforderungen verbinden (Tillmann 2013), stellen sie auch eine subjektive Hürde dar. Personen, die Übergangsstellen zwischen aufeinanderfolgenden Institutionen passieren, wechseln in der Regel von einem Status in einen anderen mit je spezifischen Rollenanforderungen – so von dem des Schülers bzw. der Schülerin in den des Studierenden. Übergänge bedeuten also in der Regel eine Verabschiedung von vertrauten Umgebungen und eine Integration in eine neue. Lebensläufe können als eine „Serie von Statusübergängen" (Strauss 1974, S. 116) rekonstruiert werden, die biografisch-individueller (z. B. Unfall oder Krankheit) oder biografisch-institutioneller Art (wie Bildungsübergänge) sind. Mit der Art der Übergänge variieren auch ihre gesundheitlichen Begleiterscheinungen.

Das Konzept der Statuspassage hat den Vorteil, nicht einen punktuellen Akt zu fokussieren, sondern einen Prozess mit einem Vorher und Nachher. Solche Statuspassagen können sowohl unter dem Gesichtspunkt ihrer institutionellen Normierung wie unter dem biografischen Aspekt individueller Verläufe betrachtet werden (Glaser und Strauss 1971). So erfordern Statuspassagen die subjektive Bewältigung von Anforderungen und persönlichen Schwierigkeiten und können auch mit gesundheitlichen, insbesondere psychischen Problemen einhergehen. Dies trifft insbesondere für Personen bzw. Gruppen zu, die individuellen Beeinträchtigungen oder sozialen Benachteiligungen, gleich welcher Art, ausgesetzt sind. Statuspassagen bilden oft einen „Wendepunkt im individuellen Lebenslauf" (Hoerning 1978, S. 255) und gehen dann häufig mit einer Neuorganisation persönlicher Identität einher. Aber Übergänge sind keineswegs nur risikoreich, sondern bieten auch vielfältige Entwicklungschancen (etwa auf einen Hochschulabschluss) oder zur Korrektur früherer Entscheidungen.

26.2 Allokations- und Selektionsprobleme beim Hochschulzugang

An Statuspassagen zwischen Bildungseinrichtungen vollziehen sich Allokations- und Selektionsprozesse, die zu unterschiedlichen späteren Bildungs- und Lebenschancen führen, mit denen wiederum ein distinktives Gesundheitsverhalten verbunden ist, das ebenfalls einen Einfluss auf Lebenschancen hat. Mit dem Begriff der Allokation sind alle Entscheidungsprozesse gemeint, die mit der Aufnahme eines Studiums verbunden sind. Das beginnt mit der Entscheidung für ein Studium (oder eine alternative Ausbildungsform) und setzt sich fort mit der Wahl des Hochschultyps, des Hochschulortes und des Studiengangs bzw. Studienfachs. Mit Selektion ist die Frage der Durchlässigkeit oder Inklusion (in einem erweiterten Verständnis) gemeint, da der Zugang zur Hochschule für einige Studierendengruppen (z. B. First-Generation-Studierende, Studieninteressierte mit einer gesundheitlichen Beeinträchtigung oder einer Zuwanderungsbiografie) mit erhöhten Hürden versehen ist.

Allokation: Die Studienentscheidung hat für Studienberechtigte allein aufgrund der Optionsvielfalt erheblich an kognitiver Komplexität zugenommen: zum einen aufgrund der Vielzahl und Unbestimmtheit der dabei zu berücksichtigenden Aspekte (Interessen, Motivation, Fähigkeiten, Perspektiven), zum anderen aufgrund des beträchtlichen institutionellen Wandels im Hochschulsystem (Unterschiede zwischen den Hochschulen, Diversifizierung des Studienangebots). Damit verschärft sich das individuelle Passungsproblem zwischen den persönlichen Erwartungen und Voraussetzungen auf der einen Seite und den spezifischen Anforderungen des Studiums auf der anderen Seite. Aus zahlreichen Untersuchungen ist bekannt, dass der Übergang zur Hochschule als Allokationsprozess suboptimal verläuft. Die Studienentscheidung ist Teil einer längeren „Suchphase", die offenbar mit einem „Gefühl des Überfordertseins" einhergeht (Spangenberg und Willich 2013, S. 171 f.) und häufig durch Informations- und Orientierungsdefizite, Kriterienmangel und Entscheidungsunsicherheiten gekennzeichnet ist.

So bezeichnen sich von den Studienberechtigten des Jahres 2015 ein halbes Jahr vor Schulabschluss nur 39 % als (eher) umfassend informiert über ihre Studien- und Ausbildungsmöglichkeiten, 27 % als (eher) unzureichend und 34 % als teils-teils. Hinsichtlich der Studienfachwahl zeigen sich 43 % noch unsicher, hinsichtlich der Hochschulwahl sogar 60 % (Schneider et al. 2017, S. 29, 33 f.). Die größten Schwierigkeiten bei der Wahl des nachschulischen Werdegangs bereiten die schwer überschaubare Zahl der Möglichkeiten und die Zugangsbeschränkungen an den Hochschulen (jeweils von über 40 % der Befragten genannt), die Einschätzung der oft als volatil wahrgenommenen Arbeitsmarktentwicklung (von 37 % genannt) sowie Unklarheiten hinsichtlich der eigenen Interessen und Fähigkeiten/Eignung (jeweils von einem Drittel genannt) (Schneider und Franke 2014, S. 34).

Dabei fällt auf, dass bei der Ausbildungsentscheidung speziell der Nutzen der institutionellen Akteure (Studien- und Berufsberatung, Schule) als besonders gering eingeschätzt wird (Schneider et al. 2017, S. 32; Lenz und Behrendt 2018, S. 50 ff.). Das vorherrschende Modell der Studien- bzw. Ausbildungsentscheidung nach dem Prinzip der individuellen Selbstselektion bei sehr geringer institutioneller Unterstützung (mit Ausnahme der Familie) führt offenbar bei ca. 30 bis 40 % der Studienberechtigten zu einem nicht gut funktionierenden Allokationsprozess. Zumindest teilweise dürften Unsicherheiten in der Studienentscheidung und Erwartungsenttäuschungen Risikofaktoren bilden, die zu Studienzweifeln und gegebenenfalls zur Korrektur der ursprünglichen Entscheidung durch einen Studienabbruch führen. Studienzweifel und eine unter Umständen ab- oder unterbrochene Bildungsbiografie können wiederum mit unterschiedlichen individuellen, oft psychischen Folgeproblemen einhergehen.

Selektion: Insbesondere die ausgeprägten sozialen Disparitäten in der gruppenspezifischen Beteiligung an Hochschulbildung sind ein schon seit Jahrzehnten immer wieder thematisiertes bildungspolitisches Problem.[1] Dabei ist die Population derjenigen, die ihre Schulzeit mit dem Erwerb einer Studienberechtigung abschließen und aus denen sich dann

[1] Neben der sozialen Herkunft gibt es natürlich auch andere Faktoren der Ungleichheit im Bildungssystem, auf die hier nicht weiter eingegangen wird, so u. a. das Geschlecht, der Migrationsstatus oder die Region.

die Studienanfänger*innen rekrutieren, eine bereits während der Schullaufbahn kumulativ nach sozialen Merkmalen hochgradig vorselektierte Gruppe. Die Schwelle der Hochschulzulassung bildet aber einen zusätzlichen sozial wirksamen Filter. Selbst beim Hochschulzugang variiert unter denjenigen, die ihre Schulzeit erfolgreich mit dem Abitur abschließen, die Studienentscheidung noch mit der Herkunft.

Das familiäre Bildungskapital ist die wichtigste „Ressource" für die Aufnahme eines Studiums. Die Studierwahrscheinlichkeit variiert unter den Jugendlichen mit einer Studienberechtigung zwischen denjenigen, bei denen mindestens ein Elternteil über einen Hochschulabschluss verfügt, und denen, deren Eltern höchstens einen Lehrabschluss erwarben, selbst bei gleicher Abiturnote um gut 20 Prozentpunkte (Autorengruppe Bildungsberichterstattung 2018, S. 337). Das Ergebnis dieses über verschiedene Schwellen verlaufenden Selektionsprozesses ist eine massive Verzerrung der Wahrscheinlichkeiten in der Beteiligung an Hochschulbildung. Die soziale Differenzierung der Studierchancen verläuft primär entlang des Merkmals, ob die Eltern (oder ein Elternteil) bereits über einen Hochschulabschluss verfügen oder nicht (Kracke et al. 2018): Während im Jahr 2016 79 % aller Kinder aus einer akademisch vorgebildeten Familie ein Studium aufnahmen, waren es unter den Kindern aus Familien ohne akademischen Hintergrund nur 27 %.

Die Gruppe mit der höchsten Beteiligungsquote beim Hochschulzugang – Kinder aus Familien, in denen mindestens ein Elternteil ein Studium absolviert hat – weisen eine 6,5-mal so hohe Studierquote auf wie die Gruppe mit der niedrigsten Beteiligungsquote, den Kindern aus Familien, in denen kein Elternteil über einen Berufsabschluss verfügt. Die Studierquote ist immer noch 3-mal so hoch wie bei Familien, in denen mindestens ein Elternteil einen (nichtakademischen) Berufsabschluss erworben hat. Die Hochschule wird tendenziell immer mehr zu einer Institution, die nicht mehr primär dem Bildungsaufstieg, sondern der „Vererbung" eines bereits erreichten akademischen Status in der jeweils nachfolgenden Generation dient. Die Studienaufnahme gewinnt offenkundig stärker als je zuvor eine familiäre und soziale Reproduktionsfunktion. Dagegen kann für First-Generation-Studierende der Übergang in die Hochschule eine kulturelle Adaptionsleistung erfordern. Für diese unter Umständen auch problematisch verlaufende individuelle Herausforderung können Unterstützungsstrukturen verschiedener Art (Mentoring, Studienberatung, psychologischer/ gesundheitlicher Beratungsservice) eine wesentliche Brückenfunktion ins und im Studium bilden (Miethe et al. 2014; Grunau und Buse 2017),

26.3 Gesundheitliche Beeinträchtigungen und Covid-19

Die Mehrzahl der Studierenden nimmt die Statuspassage Hochschulzugang zwar nicht als belastendes Lebensereignis wahr. Es gibt aber signifikante Ausnahmen, nicht nur für potenzielle Abbrecher*innen, auch für vulnerable Gruppen, die diesen Übergang durchaus als Stress erleben. Über gesundheitliche Begleiterscheinungen in der Statuspassage Hochschulzugang ist empirisch wenig bekannt. Die vorhandenen Daten basieren auf Selbstauskünften von Studierenden zu ihren gesundheitlichen Beeinträchtigungen, die seit 1988 regelmäßig im Rahmen der Sozialerhebungen des Deutschen Studentenwerks erhoben werden. Aus diesen Daten kann aber nur indirekt auf die Statuspassage des Hochschulzugangs, also auf Studienanfänger*innen rückgeschlossen werden. Während chronische Erkrankungen in der Regel bereits bei der Studienaufnahme vorliegen, können insbesondere psychische Schwierigkeiten auch erst im Verlauf des Studiums entstanden sein. Dabei ist zwischen gesundheitlichen Beeinträchtigungen im Allgemeinen und solchen mit studienbeeinträchtigender Bedeutung zu unterscheiden.

Die Daten deuten auf eine kontinuierliche Zunahme (oder auf eine sensiblere Wahrnehmung) bei Studierenden hin. 1988 gaben 4 % der Studierenden an, mindestens eine studienerschwerende Gesundheitsbeeinträchtigung zu haben, 1 % fühlte sich psychisch beeinträchtigt. Gut 30 Jahre später stuften sich 23 % als gesundheitlich beeinträchtigt ein, darunter 11 % als studienerschwerend (6 % als stark oder sehr stark). Mehr als die Hälfte aus dieser Gruppe nannte eine psychische Beeinträchtigung, beinahe ein Drittel eine somatische Erkrankung. Ein weiteres Drittel verweist auf Bewegungs- oder andere physische Einschränkungen (Middendorff et al. 2017, S. 175; Middendorff und Wolter 2021). Unter den Belastungen in den letzten 12 Monaten werden vorrangig psychische Probleme genannt (mangelndes Selbstwertgefühl, depressive Verstimmungen u. a.). Auffällig ist der seit 2012 zu beobachtende überproportionale Anstieg des Anteils an Studierenden, die sich als psychisch beeinträchtigt beschreiben. Diese Beeinträchtigungsform dürfte höchst studienerfolgsrelevant und teilweise erst im Studium entstanden sein.

Studierende mit einer Behinderung (im sozialrechtlichen Sinn) sind eine lange Zeit an den Hochschulen eher randständig behandelte Gruppe, die mit dem in den letzten Jahren geführten Diskurs über eine inklusionssensible Hochschule größere Beachtung gefunden hat (Dannenbeck et al. 2016). Die Umsetzung inklusiver Bildung unterscheidet sich von Hochschule zu Hochschule. Unterstützungs- und Beratungsangebote sind inzwischen weit, wenn nicht sogar flächendeckend verbreitet, während es bei der Realisierung baulicher Barrierefreiheit oft noch mangelt. Im Hochschulbereich wird nicht streng zwischen Studierenden mit gesundheitlicher Beeinträchtigung, chronischen Krankheiten oder Behinderung unterschieden, sodass die wenigen verfügbaren Untersuchungen keine Differenzierung erlauben (Wolter und Kerst 2016). Diese Studierenden bilden eine bereits während der Schulzeit stark vorselektierte Gruppe. Nur eine kleine Minderheit derjenigen, die im Schulsystem als „behindert" attribuiert werden (z. B. über das Merkmal des sonderpädagogischen Förderbedarfs), nimmt überhaupt ein Studium auf. Informationen zu den Übergangsquoten von der Schule zur Hochschule liegen für diese Gruppe nicht vor.

Neben den Barrieren im Vorfeld des Hochschulzugangs entstehen für Studierende mit studienerschwerenden gesundheitlichen Einschränkungen im Studienverlauf besondere Herausforderungen, die mit dem Grad und der Art der Beeinträchtigung variieren. Nach den Angaben der Sozialerhebung (Middendorff et al. 2013, S. 450 ff.) wechseln sie häufiger das Studienfach, den Studiengang oder die Hochschule und tendieren zu einer Studienzeitverlängerung. Insbesondere die formalen Vorgaben der Studien- und Prüfungsordnungen sind häufig nicht einzuhalten, obgleich das Verfahren des Nachteilsausgleichs inzwischen weitgehend etabliert ist. Auch werden Beratungs- und Unterstützungsangebote oft nicht wahrgenommen, da viele Studierende mit einer Beeinträchtigung eine Stigmatisierung befürchten. Folge ist ein erhöhter, vor allem zeitlicher Studienaufwand, stärkere Prüfungsangst und deutlich größere Zweifel, den Studienabschluss zu schaffen. Daten zur Studienabbruchquote für diese Studierendengruppe liegen nicht vor. Befragungsdaten zeigen aber eine höhere Studienabbruchsintention, ob realisiert oder verworfen (Wolter und Kerst 2016, S. 96 ff.). In der Vorbeugung vor solchen kritischen Entscheidungen liegt eine wesentliche Aufgabe für den entsprechenden Beratungsservice an Hochschulen unter Einschluss der Hochschulbeauftragten für Studierende mit Behinderung als Teil des Studentischen Gesundheitsmanagements (SGM).

Eine studienerschwerende gesundheitliche Beeinträchtigung erweist sich somit im Sozialraum Hochschule trotz verstärkter Integrationsbemühungen noch als ein Distinktionsmerkmal, das den Studienerfolg beeinflusst. Studierende mit diesen Merkmalen bilden jedoch eine sehr heterogene Gruppe mit unterschiedlichen Bedarfen, von relativ einfachen technischen Anforderungen (z. B. bei Hör- oder Sehgeschädigten) bis hin zu größeren baulichen Erfordernissen (Egerer und Stolz 2021). Das Konzept der Barrierefreiheit bezieht sich keineswegs allein auf technische oder bauliche Hürden, sondern auch auf immaterielle Hindernisse (z. B. in den Prüfungs- und Studienordnungen). Eine gleichberechtigte Teilnahme an Hochschulbildung, das zentrale Kriterium für Inklusion, ist noch keineswegs realisiert.

Die Covid-19-Pandemie hat die Hochschulen im Frühjahr und Sommer 2020 vor die Herausforderung gestellt, in kürzester Zeit einen Präsenzlehrbetrieb nahezu komplett auf unterschiedliche digitale Formate umzustellen. Bisherige Bestandsaufnahmen zeigen, dass dieser Wandel auf Angebotsseite nicht ohne Friktionen, aber doch insgesamt gelungen ist. Damit verbunden waren ja nicht nur technologische Innovationen, sondern auch disruptive Auswirkungen auf die gesamte Kultur und Didaktik des Lehrens und Lernens (und nicht zuletzt auch Konsequenzen die Studienfinanzierung) (Zawacki-Richter 2020). Auch wenn die Mehrzahl der Studierenden mit dem digitalisierten Lehrangebot, dessen Qualität und der veränderten Betreuungssituation einigermaßen zufrieden zu sein scheint, ist die Studiensituation insbesondere aufgrund der weitreichenden Kontaktbeschränkungen auch erschwert worden (Lörz 2022). Bemängelt werden primär die fehlenden persönlichen Kontakt- und Austauschmöglichkeiten mit anderen Studierenden und den Lehrenden, der höhere Arbeitsaufwand und die neuen, oft unklaren Prüfungsanforderungen. Die Stu.di.Co-Studie (Besa et al. 2021) spricht sogar davon, dass durch die Pandemie „für viele Studierende die Hochschule als sozialer Ort gänzlich weggebrochen ist".

Welche Folgen die Pandemie für die Studienzeiten und Studienabbruchsrisiken hat, kann noch nicht endgültig beurteilt werden. Allerdings haben sich die entsprechenden Sorgen der Studierenden verstärkt (Lörz et al. 2020; Marczuk et al. 2021). Abbruchintentionen scheinen zugenommen zu haben, auch die Befürchtung, dass sich die Studiendauer verlängert. In jedem Fall nehmen viele Studierende die veränderte Studiensituation als belastend wahr, was offenbar mit häufigen Stress-, Angst- und Depressionssymptomen einhergeht. Davon sind die ohnehin schon vulnerablen Studierendengruppen noch stärker betroffen als der Durchschnitt der Studierenden (Lörz 2022). So wird die Bewältigung der

Studienanforderungen von 67 % der Studierenden mit gesundheitlicher Beeinträchtigung (im Vergleich zu 56 % derjenigen ohne Beeinträchtigung) als schwieriger empfunden (Zimmer et al. 2021, S. 3). Auch Studierende mit Kind(ern) oder mit einem Covid-19-Risiko zeigen erhöhte Stresssymptome.

26.4 Perspektiven

Die praktischen Handlungserfordernisse, die sich aus diesen Ergebnissen folgern lassen, unterscheiden sich sehr nach Art der Probleme und der involvierten Akteure. Eine Reduzierung der Allokationsprobleme beim Hochschulzugang kann zuvorderst durch eine Verstärkung und Optimierung der Berufs- und Studienorientierung in der Schule, vor allem im Gymnasium, erreicht werden. Hier ist bereits in den letzten Jahren von Seiten der Bildungspolitik eine Intensivierung erfolgt. Insbesondere Informations- und Beratungsangebote im Internet werden von den Schülern und Schülerinnen positiv bewertet. Aber immer noch mangelt es an einem Zusammenwirken aller maßgeblichen Akteure (Schulen, Studienberatung der Hochschulen, Berufsberatung der Arbeitsagenturen, Firmen usw.). Der strategische Ansatzpunkt für eine Reduktion der sozialen Disparitäten in der Beteiligung an Hochschulbildung liegt zunächst an den zentralen Übergangsstellen und den Verläufen im Schulsystem. So wäre ein höheres Maß an Chancengerechtigkeit beim Hochschulzugang primär über ein höheres Maß an Chancengerechtigkeit im Schulsystem zu realisieren. Im Schulsystem, aber auch beim Hochschulzugang ginge es vor allem darum, sog. sekundären Herkunftseffekten[2] entgegenzuwirken. Dafür gilt es die individuelle Förderungsfunktion des Bildungssystems gegenüber dessen Verteilungsfunktion zu stärken. Eine begleitende Unterstützung über den Studienverlauf, primär in der Studieneingangsphase, durch Mentoringsysteme und andere Maßnahmen könnte die Erfolgswahrscheinlichkeit sozial benachteiligter Studierendengruppen erheblich steigern. Hierzu liegen bereits zahlreiche Modelle und Erfahrungen vor (Grunau und Buse 2017).

Im Hochschulsystem dominiert eine traditionell auf exzellente wissenschaftliche, kognitive Leistung fokussierte Entwicklungsstrategie. Dabei kommt leicht aus dem Blick, welche einschränkenden Bedingungen nichtkognitiver Art für bestimmte Studierendengruppen, nicht nur, aber insbesondere solche mit gesundheitlichen Einschränkungen, vorhanden sind. Die quantitative Betrachtung zeigt, dass dies einen erheblichen Anteil der Studierenden betreffen kann. Auch soziale Hürden beim Hochschulzugang und im Studienverlauf können sich zu einer individuellen Belastung verfestigen.

Erforderlich wäre hier ein ganzheitlicher Ansatz jenseits der herkömmlichen institutionellen Arbeitsteilung zwischen Berufs-, Studien- und psychologischer Beratung, der auch das SGM einbezieht. Eine stärkere Förderung von Studierenden mit gesundheitlichen Beeinträchtigungen erfordert ein Zusammenwirken unterschiedlicher Akteure. Das Spektrum

[2] Als sekundäre Herkunftseffekte wird der leistungsunabhängige Einfluss der sozialen Herkunft auf Bildungs(weg)entscheidungen bezeichnet, sei es durch die Eltern, sei es durch die Schule.

reicht hier von baulichen oder technischen Maßnahmen über zielgruppenspezifische Betreuungsmaßnahmen und Studienganggestaltung, Sensibilisierung der Hochschullehrenden, von denen manche immer noch Behinderung mit Leistungsminderung assoziieren, bis hin zur Studienfinanzierung. Übergänge gestalten: Hier wird deutlich, dass Übergänge institutionell und zeitlich mehr umfassen als nur die bloße Übergangsstelle zwischen Schule und Hochschule, nämlich auch die vorgelagerten Bildungs- und Entscheidungsprozesse in Familien und Schulen ebenso wie die nachfolgenden Prozesse in der Hochschule, insbesondere eine Benachteiligungen kompensierende Gestaltung der Studieneingangsphase.

Literatur

Autorengruppe Bildungsberichterstattung (2018) Bildung in Deutschland 2018 – Ein indikatorengestützter Bericht mit einer Analyse zu Wirkungen und Erträgen von Bildung. wbv, Bielefeld

Besa K-S, Kochskämper D et al (2021) Stu.diCo II – Die Corona-Pandemie aus der Perspektive von Studierenden. Universitätsverlag, Hildesheim

Blaich I (2021) Studienwahl als biographischer Prozess. In: Grüneberg T, Blaich I et al (Hrsg) Handbuch Studienberatung, Bd 1. wbv, Bielefeld, S 261–270

Dannenbeck C, Dorrance C et al (Hrsg) (2016) Inklusionssensible Hochschule. Klinkhardt, Bad Heilbrunn

Egerer J, Stolz C (2021) Studierende mit Beeinträchtigungen und/oder chronischen Erkrankungen. In: Grüneberg T, Blaich I et al (Hrsg) Handbuch Studienberatung, Bd 2. wbv, Bielefeld, S 613–621

Friebertshäuser B (2008) Statuspassage von der Schule ins Studium. In: Helsper W, Böhme J (Hrsg) Handbuch der Schulforschung, 2. Aufl. VS Verlag für Sozialwissenschaften, Wiesbaden, S 611–627

Glaser BG, Strauss A (1971) Status passage. Routledge & Kegan Paul, London

Grunau J, Buse M (Hrsg) (2017) Wege ins Studium für First Generation Students. Eusl, Detmold

Hoerning EM (1978) „Zweiter Bildungsweg" – eine Statuspassage? In: Kohli M (Hrsg) Soziologie des Lebensverlauf. Luchterhand, Darmstadt/Neuwied, S 251–266

Kracke N, Buck D, Middendorff E (2018) Beteiligung an Hochschulbildung. Chancen(un)gleichheit in Deutschland. DZHW-Brief 03/2018, Hannover

Lenz K, Behrendt C (2018) Studierbereitschaft in Sachsen: Konsolidierung auf hohem Niveau. Die Studien- und Berufswahl von Studienberechtigten des Abschlussjahrgangs 2018 in Sachsen. TU Dresden, Dresden

Lörz M (2022) Erschwerte Bedingungen. Studieren trotz Covid-19-Pandemie. Forschung Lehre 29(2022):176–178

Lörz M, Marczuk A et al (2020) Studieren unter Corona-Bedingungen: Studierende bewerten das erste Digitalsemester. DZHW-Brief 05/20, Hannover

Marczuk A, Multrus F, Lörz M (2021) Die Studiensituation in der Corona-Pandemie. Auswirkungen der Digitalisierung auf die Lern- und Kontaktsituation von Studierenden. DZHW-Brief 01/2021, Hannover

Middendorff E, Wolter A (2021) Hochschulexpansion und Diversität: Wird die Zusammensetzung der Studierenden heterogener? Das Hochschulwesen 5(6):138–151

Middendorff E, Apolinarski B et al (2013) Die wirtschaftliche und soziale Lage der Studierenden in Deutschland 2016. 20. Sozialerhebung des Deutschen Studentenwerks durchgeführt vom Deutschen Zentrum für Hochschul- und Wissenschaftsforschung. BMBF, Bonn

Middendorff E, Apolinarski B et al (2017) Die wirtschaftliche und soziale Lage der Studierenden in Deutschland 2016. 21. Sozialerhebung des Deutschen Studentenwerks durchgeführt vom Deutschen Zentrum für Hochschul- und Wissenschaftsforschung. BMBF, Bonn

Miethe I, Boysen W, Grabowsky S, Kludt R (2014) First Generation Students an deutschen Hochschulen. Hans-Böckler-Stiftung, Düsseldorf

Schneider H, Franke B (2014) Bildungsentscheidungen von Studienberechtigten. Deutsches Zentrum für Hochschul- und Wissenschaftsforschung, Hannover

Schneider H, Franke B, Woisch A, Spangenberg H (2017) Erwerb der Hochschulreife und nachschulische Übergänge von Studienberechtigten. Deutsches Zentrum für Hochschul- und Wissenschaftsforschung, Hannover

Spangenberg H, Willich J (2013) Zum Einfluss des Entscheidungs- und Informationsverhaltens auf die Studienaufnahme. In: Asdonk J, Kuhnen S, Bornkessel P (Hrsg) Von der Schule zur Hochschule. Waxmann, Münster, S 167–178

Strauss A (1974) Spiegel und Masken. Suhrkamp, Frankfurt am Main

Tillmann K-J (2013) Die Bewältigung von Übergängen im Lebenslauf – eine biographische Perspektive. In: Bellenberg G, Forell M (Hrsg) Bildungsübergänge gestalten. Waxmann, Münster, S 33–44

Wolter A, Kerst C (2016) Inklusion an Hochschulen. Studieren mit Behinderung und gesundheitlicher Beeinträchtigung im Spiegel der empirischen Studierendenforschung. In: Dannenbeck C, Dorrance C et al (Hrsg) Inklusionssensible Hochschule. Klinkhardt, Bad Heilbrunn, S 86–107

Zawacki-Richter O (2020) Halb zog sie ihn, halb sank er hin … Covid-19 als Chance für die Digitalisierung von Studium und Lehre? Das Hochschulwesen (68):101–108

Zimmer LM, Lörz M, Marczuk A (2021) Studierenden in Zeiten der Corona-Pandemie: Vulnerable Studierendengruppen im Fokus. DZHW-Brief 02/2021, Hannover

Studierende mit Jugendhilfeerfahrung 27

Dorothee Kochskämper

27.1 Studiensituation junger Menschen mit Jugendhilfeerfahrung

Junge Menschen, die in Wohngruppen, Pflegefamilien oder anderen betreuten Wohnformen der stationären Kinder- und Jugendhilfe aufgewachsen sind und von dort in ein eigenverantwortliches Leben starten, werden als Care Leaver*innen bezeichnet. Ihre Lebenssituation gestaltet sich insbesondere im Übergang in das junge Erwachsenenalter – und damit verbunden auch der Übergang ins Studium – als besonders herausfordernd und belastend. Care Leaver*innen durchlaufen in der Regel einen beschleunigten und wenig begleiteten Prozess des Erwachsenwerdens. Diesen müssen sie in der Regel in Auseinandersetzung mit prekären sozialen Konstellationen bewältigen (vgl. Köngeter et al. 2008). Dabei begegnen ihnen verschiedene Benachteiligungen.

Dies hängt u. a. damit zusammen, dass die jungen Menschen die Maßnahmen der Kinder- und Jugendhilfe häufig bereits mit 18 Jahren verlassen (müssen) und nach Beendigung der Hilfe dort keine verlässliche Anlaufstelle mehr finden (vgl. Sievers et al. 2018). Dieses liegt weit unter dem durchschnittlichen Auszugsalter in Deutschland – welches für Frauen bei 22,9 und für Männern bei 24,8 Jahren liegt (vgl. Eurostat Pressestelle 2015). Es zeigt sich deutlich, dass sich die Übergangssituation für Care Leaver*innen damit anders gestaltet als für junge Menschen, die bei ihren Familien aufwachsen.

D. Kochskämper (✉)
Institut für Sozial- und Organisationspädagogik, Stiftung Universität Hildesheim, Hildesheim, Deutschland
e-mail: kochskaemper@uni-hildesheim.de

M. Timmann et al. (Hrsg.), *Handbuch Studentisches Gesundheitsmanagement - Perspektiven, Impulse und Praxiseinblicke*, https://doi.org/10.1007/978-3-662-65344-9_27

Care Leaver*innen erreichen seltener höhere Schulabschlüsse als Gleichaltrige und auch ihr Anteil an weiterführender Bildung ist sehr gering (vgl. Jackson et al. 2003, zusammenfassend: Strahl 2019). Belastbare Zahlen über den Bildungserfolg von Care Leaver*innen in Deutschland liegen bislang nicht vor, ebenso wenig darüber, wie viele von ihnen ein Studium aufnehmen bzw. dieses erfolgreich abschließen. Einzelne Studien weisen jedoch darauf hin, dass eine starke Fokussierung auf eine unmittelbare berufliche Ausbildung zu verzeichnen ist, um möglichst schnell über eine existenzielle (finanzielle) Sicherung zu verfügen (vgl. u. a. Klein 2021; Köngeter et al. 2016). Die Zugangschancen in ein Hochschulstudium für Care Leaver*innen sind somit signifikant niedrig.

Studien zeigen, dass junge Erwachsene im Übergang ins Studium vielfältig auf die Unterstützung ihrer Eltern zurückgreifen. Laut einer Untersuchung des Sozialfonds der Universität Lübeck (2013) finanzieren 79 % der befragten Studierenden ihr Studium und ihren Lebensunterhalt hauptsächlich durch ihre Eltern. 23 % der befragten Studierenden geben zudem an bei ihren Eltern zu leben. Auch hier gestaltet sich die Situation für Care Leaver*innen anders.

Aber nicht nur der Weg an eine Hochschule ist für junge Menschen mit Jugendhilfeerfahrung außergewöhnlich und mit hohen Hürden verbunden. Auch die Herausforderungen, mit welchen sie während des Studiums umgehen müssen, lassen sich als multikomplex beschreiben (vgl. Mangold 2016) und gehen mit einer hohen Belastung für die psychische Gesundheit der jungen Menschen einher. Wesentliche Herausforderungen sind hier (1) sozioökonomische Aspekte, wie die finanzielle Absicherung des Studiums und die Deckung der Lebenshaltungskosten, (2) die Bewältigung von psychischen und physischen Belastungen (vgl. Thomas 2016; Reimers 2017) aufgrund biografischer Vorerfahrungen wie Vernachlässigung, Misshandlung und/oder Missbrauch (in der Familie) (vgl. Kindler et al. 2011) sowie (3) fehlender emotionaler und sozialer Support, vor allem durch Familie (vgl. Mangold 2016).

Hochschulstrukturen bauen geradezu auf eine stabile soziale und familiäre Hintergrundsicherheit der Studierenden auf. Private, insbesondere familiäre, Ressourcen werden nahezu vorausgesetzt – Care Leaver*innen verfügen über diese jedoch meist nicht. Die normative Annahme des Aufwachsens in der Familie und familiäre Unterstützungsleistungen zieht sich durch das Studienleben – angefangen von Wohnungssuche und Umzugshilfen, über mögliche Finanzspritzen, bis zur Begleitung bei Immatrikulations- oder Abschlussfeiern sowie unterhaltsrechtliche Abhängigkeiten von Eltern, die zwingende Auskünfte der Einkommenssituation der Eltern gegenüber dem BAföG-Amt erfordern.

Die Situation hat sich durch die Maßnahmen zur Kontaktbeschränkung im Rahmen der Regeln und Einschränkungen zur Eindämmung der Corona-Pandemie verschärft. Insbesondere die Umstellung auf digitale (Studien-)Formate, aber auch der Wegfall von Nebenjobs sowie Beratungs- bzw. Therapieangeboten, bringen für viele Studierende gravierende Veränderungen der Lern- und Lebenssituation mit sich. Die Ergebnisse der bundesweiten Studierendenbefragung Stu.diCo zeigen auf, dass diese Veränderungen die oben genannte Bildungsbenachteiligung bestimmter Gruppen in vielerlei Hinsicht verstärkt hat (vgl. Traus et al. 2020). Studierende ohne familiales Netzwerk sind besonders stark betroffen.

Das Knüpfen von Kontakten und damit verbunden der Aufbau eines (neuen) sozialen Umfeldes gestaltet sich im digitalen Kontext als nahezu unmöglich. Die Digitalisierung zeigt sich somit als Herausforderung im Kontext der studentischen Gesundheitsförderung. Unterstützungsangebote für Studierende ohne elterliche/familiäre Unterstützung gewinnen dadurch weiter an Bedeutung.

Die Studiensituation von Care Leaver*innen ist ein Beispiel für sozialbedingte Ungleichheit von Gesundheit bei Studierenden. Fest steht, in einer Gesellschaft, in der Normalitätskonstruktionen zentral an ein Aufwachsen in der Familie geknüpft sind (vgl. Rein 2020), kann die Situation von Care Leaver*innen als Benachteiligungsstruktur gelesen werden – auch im Hochschulkontext. Die Anerkennung der herausfordernden Situation dieser jungen Menschen sowie die Gewährleistung bedarfsgerechter Unterstützungsangebote würde die Antidiskriminierungsarbeit an Hochschulen erweitern und somit die Studierendengesundheit und den Studienerfolg fördern (vgl. TK 2019, S. 11).

27.2 Verbesserung der Zugänge und der Unterstützungsinfrastrukturen

Das Institut für Sozial- und Organisationspädagogik der Universität Hildesheim engagiert sich seit über 10 Jahren in unterschiedlichen Projekten für die Verbesserung der Zugänge und der Unterstützungsinfrastrukturen für Care Leaver*innen an Hochschulen https://forschungsnetzwerk-erziehungshilfen.de/projekte/.[1] Ziel ist eine langfristige und nachhaltige, strategische und konzeptionelle (Weiter-)Entwicklung der (Hochschul-)Strukturen. Es wird dabei u. a. davon ausgegangen, dass eine Hochschule nicht allein organisationsintern Bedingungen für Chancengleichheit und den Abbau von Bildungsbarrieren erreichen kann. Die Notwendigkeit für eine Verzahnung mit Akteur*innen außerhalb von Hochschule ist mit Blick auf die Gruppe der Care Leaver*innen offensichtlich. Ebenso wie die Hochschule selbst, spielen externe Akteur*innen, wie die Studierendenwerke, Berufsberatungen, Jugendämter, Erziehungshilfeeirichtungen, Stiftungen (Stipendienförderung) und nicht zuletzt die Care Leaver*innen selbst eine wichtige Rolle. Die sektorenübergreifende Vernetzung sowie die damit einhergehende Übersetzungsleistung zwischen allen Beteiligten sind Kernaufgaben des Projekts CareHOPe. Dieser Aufgabe wird mittels unterschiedlicher Aktivitäten nachgegangen: Online-Peerberatung, Fachdialog, Vernetzung, Podcast, etc.[2] Dabei ist der Online-Peerberatung eine besondere Bedeutung zuzusprechen – der Peer-to-Peer-Support kann als alternative Perspektive zu der familienbezogenen Unterstützung gewertet werden. So wurde auch in der Onlinebefragung von Care Leaver*innen an Hochschulen im Rahmen des Projektes CareHOPe deutlich, dass Peers (innerhalb und

[1] Forschungsprojekte: Higher Education without family support (2012–2014), CareHo (2014–2016), CareHOPe (2018–2021), Study Care (2021–2023). Mehr Informationen zu den Projekten unter: https://forschungsnetzwerk-erziehungshilfen.de/projekte/.

[2] Vgl. dazu www.jugend-hilfe-studiert.de.

außerhalb der Hochschule) die zentralen Unterstützungspersonen für Care Leaver*innen darstellen (vgl. Mangold und Rusack o. J.).

Es wird ersichtlich, dass es Diversitätskategorien gibt, die in den Hochschulstrukturen bislang entweder verdeckt oder nur wenig ausgleichend berücksichtigt wurden. Im Rahmen des Projekts CareHOPe konnten am Beispiel der Care Leaver*innen Bildungsbenachteiligungen, außerhalb und innerhalb von Hochschulen, aufgezeigt werden. Darauf aufbauend wurden die nachfolgend skizzierten Entwicklungspotenziale und -möglichkeiten für eine strategische und konzeptionelle (Weiter-)Entwicklung hin zu diversitätssensiblen, nachhaltig verankerten (Hochschul-)Strukturen erarbeitet – von denen auch andere Studierendengruppen oder Studieninteressierte mit besonderen Bedarfslagen profitieren könnten:

- **Immatrikulation**: Möglichkeit der freiwilligen Angabe „Care Leaver*in" im Immatrikulationsprozess, sodass gezielt Unterstützungsangebote, wie sie bereits in anderen Ländern (u. a. Großbritannien) erfolgreich zur Verbesserung der Wege von Care Leaver*innen an Hochschulen etabliert wurden (vgl. Großbritannien: Buttle UK Trust – Kampagne), aufgezeigt werden können.
- **Stipendien**: Stipendienförderung wird häufig mit Begabtenförderung gleichgesetzt und schnell kategorisch als Finanzierungsmöglichkeit ausgeschlossen. Der Begabtenbegriff ist jedoch dehnbar und wird von einigen Förderern inzwischen sehr divers verstanden. Stipendien stellen somit eine Möglichkeit der Studienfinanzierung dar.
- **BAFöG**: Die BAFöG-Vergabe unterliegt festen Regeln. Hier besteht wenig Spielraum für die Mitarbeiter*innen vor Ort. Zumeist wird als Teil des Antrags eine Auskunft über bestimmte Daten der Eltern verlangt – dieses schreckt u. a. Care Leaver*innen häufig ab. Es besteht jedoch über § 36 BAFöG die Möglichkeit der Vorausleistung von Ausbildungsförderung, sodass nicht der*die jeweilige Care Leaver*in Kontakt zu den Eltern aufnehmen muss, sondern das BAFöG-Amt selbst. Auch könnte in diesem Zusammenhang über die Möglichkeiten von elternunabhängigem BAföG (§ 11 Abs. 2a und 3 BAFöG) nachgedacht werden.
- **Beratung**: Gezielte und niedrigschwellige Beratungsangebote für bestimmte Personengruppen (z. B. Care Leaver*innen) dienen als Vereinfachung des Zugangs zu Informations- und Beratungsstrukturen.
- **Wohnen**: Gesicherter Wohnraum in Studierendenwohnheimen für ausgewählte Personengruppen, wie z. B. Care Leaver*innen, kann als Teil des Ausbaus der Unterstützungsstrukturen betrachtet werden. Care Leaver*innen können im Notfall nicht nochmals zwei Monate bei Eltern überbrücken oder Ähnliches, sondern sie sind auf verlässlichen und bezahlbaren Wohnraum angewiesen.
- **Peer-/Mentor*innenprogramme:** Eine feste Ansprechperson für sämtliche Fragen – rund um Hochschule und Studium sowie rund um den Alltag – dient als Teil des Ausbaus der Unterstützungsstrukturen. Care Leaver*innen an Hochschulen Austauschräume und Peer-Beratung und Peer-Begegnung zu ermöglichen, stellt hierbei einen wichtigen Baustein dar.

27.3 Resümee

Care Leaver*innen stehen beispielhaft für Studierendengruppen, die nicht in der Normalkonstruktion der Lebenslage Student*in vorkommen und erst langsam in den Horizont der Hochschulen rücken, wie z. B. Studierende mit psychischen Erkrankungen, auf dem zweiten Bildungsweg, mit Beeinträchtigungen, als pflegende Angehörige oder eben mit Erziehungshilfeerfahrungen. Aufgrund des demografischen Wandels ist davon auszugehen, dass die Studierendenschaft immer heterogener wird und Hochschulen mit ganz unterschiedlichen Formen des Vorwissens, der formal zertifizierten Vorbildungen und der sozialen und kulturellen Herkunft der Studierenden rechnen müssen (vgl. Seidel 2014). Entsprechend ist nicht nur gegenüber jungen Menschen aus Jugendwohngruppen oder Pflegefamilien eine höhere Sensibilität im Hochschulkontext zu schaffen. Es ist allgemein notwendig, „der Diversität und Komplexität der Studierenden sensibel [zu] begegnen und diese in allen Aktivitäten [zu] berücksichtigen" (TK 2019, S. 9), d. h. verstärkt und differenziert soziale Diskriminierungen, z. B. im Hinblick auf Herkunft, Beeinträchtigung, aber eben auch aufgrund fehlender sozialstaatlicher Verantwortungsübernahme und familiärer Unterstützung, hochschulpolitisch zu bedenken. Das Anliegen dabei ist nicht, einzelne Gruppen mit Sonderstatus hervorzuheben, sondern eine grundsätzliche Sensibilität für Diversität im Hochschulkontext und ein Selbstverständnis von „Vielfalt als Regel" unter Mitarbeitenden und Studierenden an Hochschulen zu erreichen.

Literatur

Eurostat Pressestelle (2015) *Was heißt es, heute in der Europäischen Union jung zu sein?* Pressemitteilung 67/2015. https://ec.europa.eu/eurostat/documents/2995521/6783794/1-16042015-AP-DE.pdf/297460b9-06d2-4cd3-95f7-f7d33ade992d. Zugegriffen am 16.08.2021

Jackson S, Ajayi S, Quigley M (2003) By degrees: The first year, from care to university. – London

Kindler H, Scheuerer-Englisch H, Gabler S, Köckeritz C (2011) Pflegekinder: Situation, Bindungen, Bedürfnisse und Entwicklungsverläufe. In: Heinz K, Elisabet H, Thomas M, Karin J (Hrsg) Handbuch Pflegekinderhilfe. Deutsches Jugendinstitut e. V, München, S 128–223

Klein J (2021) Care Leaver – Stationäre Jugendhilfe und ihre Nachhaltigkeit. In: Klein J, Hiller S, Macsenaere M (Hrsg) Care Leaver: Stationäre Jugendhilfe und ihre Nachhaltigkeit. Lambertus, Freiburg im Breisgau, S 56–166

Köngeter S, Schröer W, Zeller M (2008) Regionale Übergangsstrukturen als soziale Ermöglichungsräume. Erziehungshilfe & Beschäftigungsförderung vor neuen Herausforderungen in der Gestaltung von Übergängen in Arbeit. In: Arnold H, Lempp T (Hrsg) Regionale Gestaltung von Übergängen in Beschäftigung: Praxisansätze zur Kompetenzförderung junger Erwachsener und Perspektiven für die Regionalentwicklung. Beltz Juventa, S 83–104

Köngeter S, Schröer W, Zeller M (2012) Statuspassage „Leaving Care": Biographische Herausforderungen nach der Heimerziehung. Diskurs Kindheits- und Jugendforschung Heft 3-2012, S. 261–276

Köngeter S, Mangold K, Strahl B (2016) Bildung zwischen Heimerziehung und Schule. Ein vergessener Zusammenhang. Beltz-Juvanta, Weinheim/München

Mangold K (2016) Studieren nach stationärer Jugendhilfe. Herausforderungen von Care Leavern im Übergang an Hochschulen. Die Hochschule 1(2016):115–130

Mangold K, Rusack T (o. J.) Care Leaver an Hochschulen. Studierende mit stationäre Jugendhilfeerfahrung. www.careleaver.de/wp-content/uploads/2016/05/Broschuere_Care_Leaver_an_Hochschulen.pdf. Zugegriffen am 16.08.2021

Reimers D (2017) Normalitätskonstruktionen in Biografien ehemaliger Pflegekinder. Juventa Beltz, Weinheim/Basel

Rein A (2020) Normalität und Subjektivierung. Eine biografische Untersuchung im Übergang aus der stationären Jugendhilfe. Transcript, Bielefeld

Seidel S (2014) Defizitär oder produktiv. Die Heterogenität der Studierenden. In: Seidel S, Wielepp F (Hrsg) Diverses. Heterogenität an der Hochschule (= die hochschule 2/2014). Institut für Hochschulforschung (HoF), Halle-Wittenberg, S 6–21. http://www.hof.uni-halle.de/journal/texte/14_2/2014_2.pdf. Zugegriffen am 16.08.2021

Sievers B, Thomas S, Zeller M (2018) Jugendhilfe – und dann? Zur Gestaltung der Übergänge junger Erwachsener aus stationären Erziehungshilfen. 3. Internationale Gesellschaft für erzieherische Hilfen, Frankfurt am Main

Sozialfonds der Universität Lübeck (2013) Auswertung der Online-Umfrage zur finanziellen Situation Studierender an der Universität zu Lübeck. https://www.uni-luebeck.de/fileadmin/uzl_ssc/PDF-Dateien/Auswertung_Umfrage_01.pdf. Zugegriffen am 16.08.2021

Strahl B (2019) *Heimerziehung als Chance? – Erfolgreiche Schulverläufe im Kontext von stationären Erziehungshilfen*. Beltz Juventa, Weinheim/Basel

Techniker Krankenkasse (TK) (2019) SGM – Studentisches Gesundheitsmanagement – Handlungsempfehlung zu Theorie und Praxis. https://www.tk.de/resource/blob/2066932/4afe76fe03be36234c1402b1db4fc811/handlungsempfehlung-zum-studentischen-gesundheitsmanagement-data.pdf. Zugegriffen am 06.08.2021

Thomas S (2016) Care Leaver im Übergang. Der Weg junger Erwachsener aus stationären Erziehungshilfen in ein eigenständiges Leben. In: Heimgartner A, Lauermann K, Sting S (Hrsg) Fachliche Orientierungen und Realisierungsmöglichkeiten in der Sozialen Arbeit. Münster, S 279–294

Traus A, Höffken K, Thomas S, Mangold K, Schröer W (2020) Stu.diCo. – Studieren digital in Zeiten von Corona. Erste Ergebnisse der bundesweiten Studie Stu.diCo. https://doi.org/10.18442/150. Zugegriffen am 16.08.2021

Transfer studentischer Gesundheitskompetenz in beruflichen Settings

28

Anna-Lena Sting und Mathias Bonse-Rohmann

Dynamische gesellschaftliche, wirtschaftliche und bildungspolitische Veränderungen geben Anlass, sich zukünftig offensiver mit Fragen der Gesundheit auch in beruflichen Handlungsfeldern zu beschäftigen. Angesichts eines bereits deutlich erkennbaren Fachkräftemangels in unterschiedlichen Branchen (insbesondere in Berufen des Handwerks, in Bauberufen sowie in Berufen des Gesundheitswesens) gewinnt die betriebliche Gesundheitsförderung als ein Bestandteil des Betrieblichen Gesundheitsmanagements (BGM) zunehmend an Bedeutung und sollte als fundamentaler Bestandteil moderner Unternehmensführung verstanden werden (vgl. Bundesagentur für Arbeit 2021). Spätestens seit Eintreten der Covid-19-Pandemie ist es unstrittig, dass die Sicherheit und Gesundheit der Beschäftigten wesentliche Erfolgsfaktoren für die mittel- und langfristige Gewährleistung des unternehmerischen Wirtschaftens darstellen. Aus Unternehmensperspektive verbinden sich hiermit Leistungsfähigkeit und Leistungsbereitschaft der Beschäftigten, die den wirtschaftlichen Erfolg und die Nachhaltigkeit eines Unternehmens maßgeblich bestimmen. Aus Perspektive von Beschäftigten verbinden sich hiermit Aspekte einer erwartbaren höheren Arbeitszufriedenheit und auch ein persönlicher Einfluss auf die Gestaltung gesundheitsförderlicher Arbeitsbedingungen. In diesem Kontext wird bereits die Relevanz einer studentischen Gesundheitskompetenz offenkundig, die Studierende und Absolvent*innen als potenzielle Führungskräfte und Entscheidungsträger*innen dazu befähigen soll, für sich, für ihre Kolleg*innen und ihre Arbeitsumgebung informierte Gesundheitsentscheidungen treffen zu können.

A.-L. Sting (✉) · M. Bonse-Rohmann
Fakultät V – Diakonie, Gesundheit und Soziales, Abteilung Pflege und Gesundheit, Hochschule Hannover, Hannover, Deutschland
e-mail: anna-lena.sting@hs-hannover.de; mathias.bonse-rohmann@hs-hannover.de

M. Timmann et al. (Hrsg.), *Handbuch Studentisches Gesundheitsmanagement - Perspektiven, Impulse und Praxiseinblicke*,
https://doi.org/10.1007/978-3-662-65344-9_28

28.1 Gesundheitskompetenzen in beruflichen Settings

Verschiedene nationale und internationale Studien zur Gesundheitskompetenz, wie die Ergebnisse des European Health Literacy Survey (HLS-EU) oder des Health Literacy Survey Germany (HLS-GER), tragen in hohem Maße zum Verständnis der Dimensionen von Gesundheitskompetenz bei und werden in die Definition bzw. in das Modell der Gesundheitskompetenz integriert und stetig erweitert. Das hier zugrunde gelegte Modell der Gesundheitskompetenz (Abb. 28.1) nach Kickbusch et al. 2013 wird „in drei zentrale Bereiche bzw. Handlungsfelder (Gesundheitsversorgung, Krankheitsprävention und Gesundheitsförderung) differenziert, für die jeweils mit zunehmender Komplexität die entsprechenden gesundheitsrelevanten Informationen jeweils a) zu beschaffen oder zu erhalten, b) zu verstehen, c) zu bewerten, zu beurteilen und zu gewichten und d) anzuwenden sind.“ (Kickbusch et al. 2013 zit. n. Meißner et al. 2021, S. 47).

Bereits intensiver erforscht und dokumentiert liegen auch grundlegende Daten zur Gesundheitskompetenz der Bevölkerung in Deutschland vor, die die Bürger*innen zu einem selbstbestimmten gesundheitsbezogenen Handeln befähigen soll. Das im Jahr 2021 erschienene zweite Health Literacy Survey Germany (HLS-GER-2) von Hurrelmann, Klinger und Schaeffer (2021) weist im Vergleich zur ersten Studie jedoch eher überraschend auf eine Verschlechterung der Gesundheitskompetenz hin, die einen dringenden zielgruppenspezifischen Handlungsbedarf für einzelne Bevölkerungsgruppen aufzeigt (vgl. Schaeffer et al. 2021). Hinsichtlich einer wirksamen Verbesserung und Weiterentwicklung der gesamtgesellschaftlichen Gesundheitskompetenz spielen berufliche Settings eine bedeutsame Rolle, da viele Menschen einen Großteil ihrer Lebenszeit in der Arbeitsumgebung verbringen und gesundheitsbezogene Verhaltensweisen (sowohl förderlich als auch hinderlich) beeinflusst werden.

Allerdings befinden sich die Themen *Gesundheitsförderung* und *Gesundheitskompetenz* in beruflichen Handlungsfeldern häufig in einem tatsächlichen oder auch nur vermeintlichen Spannungsfeld zwischen (Eigen-)Verantwortung und Ökonomie. Einerseits gilt es, gesundheitliche Verantwortung für sich und die Arbeitsumgebung zu übernehmen, Veränderungen zu initiieren und an Entwicklungsprozessen zu partizipieren, anderseits werden unternehmerische Wirtschaftlichkeit unter entsprechenden finanziellen, strukturellen, personellen und zeitlichen Rahmenbedingungen gefordert.

Damit verbunden sind Fragen der Finanzierung der betrieblichen Gesundheitsförderung, der zeitlichen Einbindung in den Berufsalltag der Beschäftigten, der Verantwortlichkeit sowie auch einer initiativ und zugleich kontinuierlich erforderlichen Akzeptanz entsprechender Strukturen, Strategien und Maßnahmen. Darüber hinaus ist der nicht immer unmittelbar sichtbare und nur bedingt messbare Erfolg von Maßnahmen der Gesundheitsförderung eine weitere zentrale Herausforderung, die die Legitimation in Unternehmen häufig zusätzlich erschwert. In der Konsequenz erscheint der nachhaltige Transfer sowie die konsequente, nutzerorientierte und zielgerichtete Integration von Gesundheitsförderung und Gesundheitskompetenz in alle Unternehmensprozesse und insbesondere auch in die Führungskultur und das Qualitätsmanagement umso bedeutsamer.

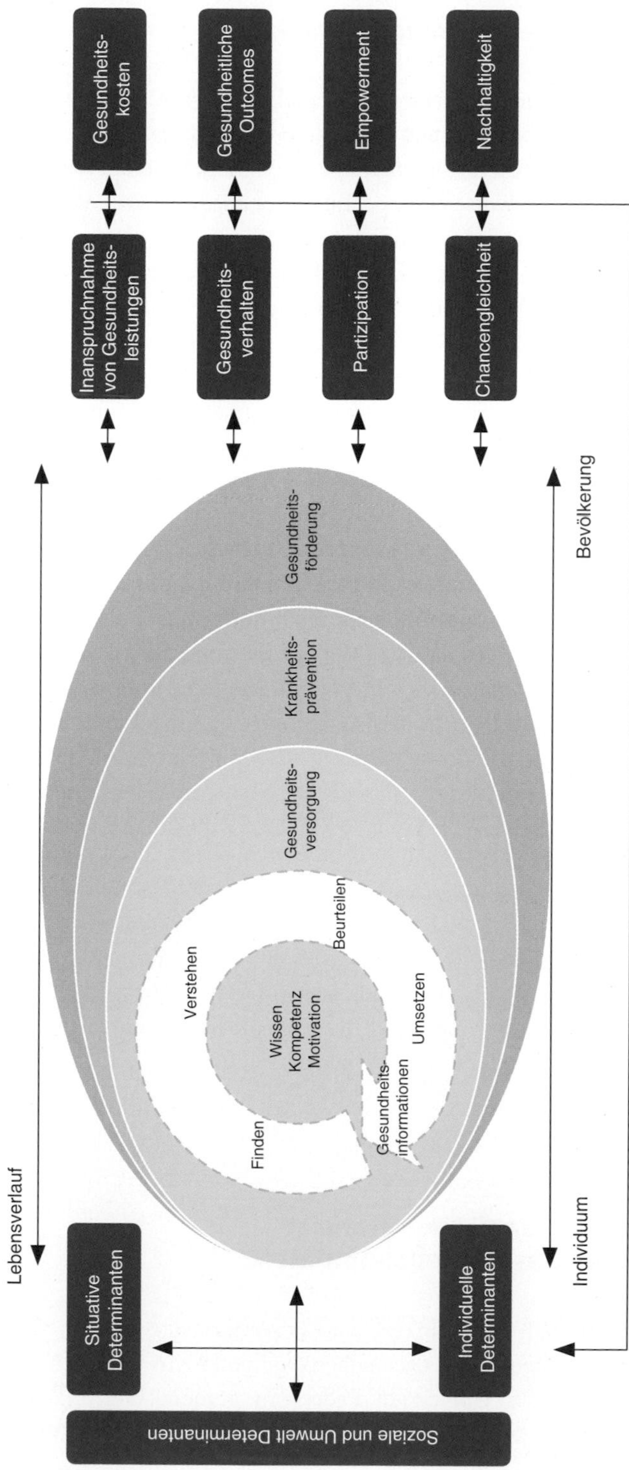

Quelle: In Anlehnung an: Sørensen K et al. Health literacy and public health: a systematic review and integration of definitions and models. *BMC public Health*, 2012, 12:80.

Abb. 28.1 Modell zu Gesundheitskompetenz des European Health Literacy Surveys (Kickbusch et al. 2013)

28.2 Es bedarf eines Paradigmenwechsels

Ein erfolgreicher Transformationsprozess in Unternehmen erfordert einen Paradigmenwechsel weg von der reinen Gefahren- und Krankheitsvermeidung auf Grundlage des Arbeitsschutzgesetzes hin zu einer selbstverpflichtenden Verankerung der betrieblichen Gesundheitsförderung beziehungsweise eines allumfassenden BGM entsprechend der Spezifikation DIN ISO 45001. Dieses ist nicht nur eine Frage der Wertschätzung, der sozialen Verantwortung und eines positiven Unternehmensimages, sondern auch mit Blick auf die Innovationskraft und Wettbewerbsfähigkeit eine wirtschaftliche und zukunftsweisende Notwendigkeit. Insbesondere auch vor dem aktuellen Hintergrund des vermehrten Arbeitens in der häuslichen Umgebung (sog. Homeoffice), in der die Überprüfung des Arbeits- und Gesundheitsschutzes nahezu unmöglich ist, erscheint es umso lohnenswerter, die Beschäftigten zu einem gesundheitskompetenten Arbeiten zu befähigen. Als Beschäftigte in (potenziellen) Führungspositionen liegt es u. a. in dem Aufgaben- und Verantwortungsbereich der zukünftigen Absolvent*innen, gesundheitsbezogenen Handlungsbedarf und Potenziale zu antizipieren sowie verhaltens- und verhältnisbezogene Maßnahmen zu entwickeln. Bereits im Rahmen der akademischen Qualifizierung sind die studentischen Gesundheitskompetenzen sowohl in der Lehre als auch im Rahmen extracurricularer Angebote weiterzuentwickeln sowie entsprechende Transferoptionen zu fördern, damit eine gesundheitskompetente Selbstregulation und Unternehmensführung respektive Schulentwicklung in den beruflichen Handlungsfeldern der Absolvent*innen gelingen kann.

> Im Zuge der Verstetigung des Projekts „Gesundheitsfördernde Fakultät V – Campus Kleefeld“ veröffentlichte die Hochschule Hannover im Jahr 2020 ein Manual zu „Konzeptionellen und praktischen Überlegungen zu einer gesundheitsfördernden Fakultät“ für den hochschulischen Transfer. Dieses Manual fasst die gewonnenen Erkenntnisse der Projektlaufzeit zusammen und richtet sich an Fakultäten, die Interesse an einer langfristigen und nachhaltigen Implementierung gesundheitsförderlicher Maßnahmen für Studierende und/oder Beschäftigte haben und nach einer greifbaren sowie praxisnahen Unterstützung suchen. DOI: https://doi.org/10.25968/opus-1853.

28.3 Gelingensfaktoren für den Transfer studentischer Gesundheitskompetenz

An diese Intention knüpft auch GeKoNnTeS, ein Kooperationsprojekt zur Nachhaltigkeit und zu Transferoptionen studentischer Gesundheitskompetenz in berufliche Settings der Hochschule Hannover und der Universität Paderborn gemeinsam mit der Techniker Krankenkasse an. GeKoNnTeS (Gesundheitliche Kompetenzen – Nachhaltigkeit und

Transfer für Studierende) beschäftigt sich im Wesentlichen mit der Fragestellung, ob und wie ein Transfer hochschulisch erworbener Gesundheitskompetenz in die (zukünftigen) beruflichen Handlungsfelder der Studierenden gelingen kann. Ziel ist es, dass Studierende und Absolvent*innen ihre Gesundheitskompetenz in ihre Arbeitsumgebung hineintragen, dort als potenzielle oder tatsächliche Multiplikator*innen Projekte und Strategien der betrieblichen und/oder schulischen Gesundheitsförderung initiieren, unterstützen und gesundheitsbewusstes Handeln umsetzen. Doch wie kann nun ein konkreter Transfer studentischer Gesundheitskompetenzen gelingen und welche grundlegenden Voraussetzungen sind zu erfüllen?

Im hochschulischen Setting ist zunächst ein Bewusstsein dafür zu schaffen, dass Gesundheit bzw. die Stärkung der individuellen und sozialen Gesundheitsressourcen ein sektorenübergreifendes Querschnittsthema ist und dies alle Berufstätigen unabhängig von ihrer (akademischen) Qualifikation betrifft. Grundvoraussetzung hierfür ist zunächst der Rückhalt des Präsidiums, das sich mit ihrer gesundheitsförderlichen Hochschulkultur – die auch im möglichst partizipativ entwickelten Leitbild der Hochschule verankert ist – zur Stärkung der Studierendengesundheit bekennt und die Implementierung bedarfs- und zukunftsorientierter Maßnahmen unterstützt (vgl. TK 2019, S. 14). Die Studierenden sind im Rahmen von extracurricularen Angeboten wie Gesundheitstagen oder (freiwilligen) Lehrveranstaltungen theorie- und modellbasiert für die Relevanz der persönlichen und beruflichen Gesundheit zu sensibilisieren sowie für den wirksamen Transfer studentischer Gesundheitskompetenz über Selbsterfahrung und Praxisnähe zu befähigen. Gesundheitskompetenz sollte als ein notwendiger Bestandteil möglichst aller Professionen und vor allem auch des jeweiligen *beruflichen Selbstverständnisses* erkannt werden. Eine gesundheitsbewusste Haltung beeinflusst das Denken und Handeln, sodass Studierende und Absolvent*innen zunehmend befähigt werden, ihre Kompetenzen als Multiplikator*innen der Gesundheitsförderung in ihre beruflichen Handlungsfelder hineinzutragen. Dieses erfordert bereits auf der individuellen Ebene der Studierenden ständige Reflexions- und Selbstregulationsprozesse des eigenen Gesundheitsverhaltens. Die Motivation zur Teilnahme an entsprechenden Angeboten setzt einen erkennbaren Nutzen für die Studierenden voraus, die Gesundheitskompetenz als einen wichtigen Future Skill erkennen und verstehen. Es erscheint daher auch lohnenswert Praxisakteur*innen, mit denen sich die Studierenden aufgrund ihrer beruflichen Orientierung identifizieren können, einzubeziehen, die den Bedarf an Gesundheitskompetenz im Berufsalltag veranschaulichen und ihre bisherigen Erfahrungen im Sinne eines Mentorings teilen. In diesem Zusammenhang spielen außerdem Partizipation und Empowerment als zwei der 12 Kriterien guter Praxis des Kooperationsverbunds Gesundheitliche Chancengleichheit eine zentrale Rolle (vgl. Kooperationsverbund Gesundheitliche Chancengleichheit 2017). Studierende sind einerseits an (Entscheidungs-)Prozessen der Gesundheitsförderung (im Setting Hochschule) zu beteiligen und andererseits auch in die Lage zu versetzen, ihre Bedürfnisse äußern sowie ihre Lebenswelt aktiv gestalten zu können.

Während das Projekt zur „Gesundheitsfördernden Fakultät" vorrangig auf die Gestaltung eines gesundheitsförderlichen Settings zielte, wird im Projekt MAtCHuP „Gesundheitsförderung und Prävention des Tabakkonsums in der hochschulischen Bildung der Gesundheits- und Pflegeberufe" (12/2016 bis 12/2021) stärker die Entwicklung der Gesundheitskompetenz Studierender aus Gesundheits- und Pflegeberufen innerhalb der Curricula bzw. deren Studienprogramme fokussiert, sodass sich diese beiden Projekte ideal (komplementär) ergänzen. Zu diesem Projekt wurde ein „Lehr- und Lernkonzept zur Gesundheitsförderung, Sucht- und Tabakprävention in Studiengängen für Gesundheits- und Pflegeberufe" online veröffentlicht (vgl. Bonse-Rohmann et al. 2021). DOI: https://doi.org/10.25968/opus-1913.

Demgegenüber ist jedoch auch zu betonen, dass die Hochschulen nicht in der alleinigen Verantwortung stehen, den Transfer studentischer Gesundheitskompetenzen zu ermöglichen; auch Schulen und Unternehmen sollten angeregt und gegebenenfalls auch stärker befähigt werden, einen entsprechenden Rahmen zu schaffen und die Umsetzung zu unterstützen. Akteur*innen aus der Praxis scheinen allerdings nach ersten Erkenntnissen einer quantitativen und anteilig qualitativen Pilotstudie (vgl. Sting 2020) häufig noch gar nicht dazu befähigt, ihre Bedarfe in Bereichen der Gesundheitsförderung zu erkennen und als ein konsistentes und curricular umsetzbares Anforderungsprofil zu formulieren. In der Folge erscheint es nutzbringend, in einem partizipativen Prozess praxisorientierte Kompetenzprofile zu entwickeln, ohne dabei der Versuchung zu unterliegen, den Hochschulen die konkreten Lehrinhalte und Vermittlungsstrategien diktieren zu wollen. Daher sind Dialoge zwischen Hochschulen und Schulen sowie Unternehmen gemeinsam mit Absolvent*innen zu forcieren, um die hochschulischen Lehrinhalte stärker sowohl auf die Bedürfnisse der Absolvent*innen als auch auf die Anforderungen der beruflichen Praxis abstimmen zu können. Im Kooperationsprojekt GeKoNnTeS gelingt der Erfahrungsaustausch mit Akteur*innen aus Schulen und Betrieben – und somit auch die Zusammenführung von Wissenschaft und Praxis – durch sog. Runde Tische, die aufbauend auf einem gemeinsamen Verständnis von Gesundheit und Beruf den lösungsorientierten Diskurs ausgewählter Projektergebnisse und Thesen verfolgen. Ferner erscheint auch die Umsetzung von Studienprojekten in Bereichen der Gesundheitsförderung vielversprechend, die einerseits die Studierenden durch die Praxiserfahrung an die Fachbildung heranführen und neue Erfahrungsräume eröffnen und andererseits mit einem Nutzen für die Praxis verbunden sind.

Wie in Abb. 28.2 dargestellt, gilt es studentische Gesundheitskompetenz auf allen Systemebenen wechselseitig zu verankern, damit der nachhaltige Transfer in berufliche Handlungsfelder gelingen kann. In diesem Kontext sind wesentliche Fragestellungen gesundheitlicher Handlungskompetenz, insbesondere auch im extracurricularen Studentischen Gesundheitsmanagement (SGM) von Universitäten und Hochschulen sowie in der (beruflichen) Lehrerbildung zu berücksichtigen. Von exemplarischer Bedeutung erscheinen hierbei außerdem der zielgerichtete Transfer von Kompetenzen aus spezifischen Studien-

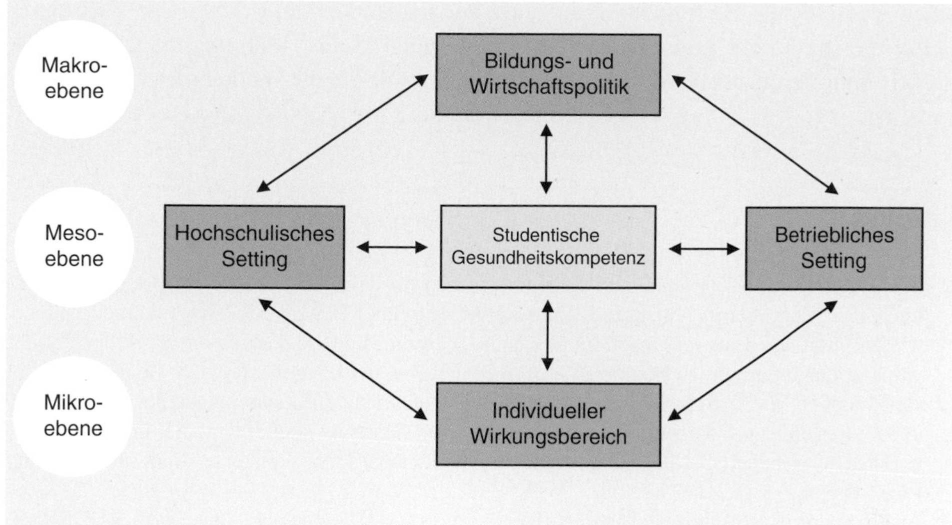

Abb. 28.2 Wechselseitige Verankerung studentischer Gesundheitskompetenz

programmen beispielsweise für Gesundheits- und Pflegeberufe in Schulen und Betriebe des Gesundheitswesens (vgl. Bonse-Rohmann 2015; Bonse-Rohmann et al. 2019; Hennersdorf und Schmidt 2019; Bank und Junge 2019) oder die curriculare Einbindung eines Profilstudiums „Gute gesunde Schule", wie dieses bereits an der Universität Paderborn erfolgreich praktiziert wird (vgl. Paderborner Zentrum für Bildungsforschung und Lehrerbildung 2014).

28.4 Fazit

Studentisches Gesundheitsmanagement (SGM) setzt an der Schnittstelle zwischen Wissenschaft und Praxis an und ermöglicht die studiengangübergreifende Stärkung sowie Weiterentwicklung der Gesundheitskompetenz aller Studierenden. Im Sinne des erfolgreichen Transfers ist die wissenschaftlich fundierte und zugleich praxisnahe Implementierung entsprechender curricularer und extracurricularer Angebote Grundvoraussetzung. Insgesamt ist ein Bewusstsein dafür zu schaffen, dass nachhaltige Gesundheitsförderung mehr umfasst als nur die dauerhafte Umsetzung und Verankerung vorhandener oder herauszubildender Strukturen. In den Sozial- und Wirtschaftswissenschaften und somit auch in der Gesundheitsförderung und Prävention ist Nachhaltigkeit heute als ein integratives bzw. synergetisches Konzept ökonomischer, ökologischer und sozialer Entwicklungen zu verstehen (vgl. Trojan und Süß 2020; Woitzik 2017). Vor diesem Hintergrund sind die tatsächlichen oder doch nur vermeintlichen Widersprüche von betriebswirtschaftlichen Entscheidungen und Gesundheitsförderung für Studierende und Mitarbeitende aufzulösen und Gesundheitskompetenz als eine mittel- und langfristige Investition zu sehen, die einen wesentlichen Beitrag zur Team- und Personalentwicklung sowie zur Wirtschaftlichkeit leistet. In der Konsequenz bestimmt gesunde (Selbst-)Führung die Leistungsfähigkeit und -bereitschaft und somit auch den Studien- und Unternehmenserfolg nachweislich.

Literatur

Bank C, Junge S (2019) Gesundheitliche Kompetenzen für den Berufseinstieg in Bildungseinrichtungen für Pflegeberufe. In: Bonse-Rohmann M, Raschper P, Wolke R (Hrsg) Aktuelle pflegewissenschaftliche Entwicklungen im Gesundheitswesen. Beiträge des wissenschaftlichen Nachwuchses der Hochschulen Hannover, Esslingen und Bielefeld. Jacobs, Lage, S 19–58

Bonse-Rohmann M (2015) Strukturen, Orientierungen und neuere Entwicklungen der Lehrerinnen- und Lehrerbildung in den beruflichen Fachrichtungen Gesundheit und Pflege. In: Pundt J, Kälble K (Hrsg) Gesundheitsberufe und gesundheits-berufliche Bildungskonzepte. Apollon University Press, Bremen, S 165–197

Bonse-Rohmann M, Raschper P, Wolke R (Hrsg) (2019) Aktuelle pflegewissenschaftliche Entwicklungen im Gesundheitswesen. Beiträge des wissenschaftlichen Nachwuchses der Hochschulen Hannover, Esslingen und Bielefeld. Jacobs, Lage

Bonse-Rohmann M, Brähler N, Köhler A, Meißner P, Myrach M-L, Rabenberg C, Ritter C, Sting A-L, Weiner R (2021) Konzeptionelle und praktische Überlegungen zu einer gesundheitsfördernden Fakultät – Ein Manual für den hochschulischen Transfer – Campus Kleefeld. Open Access, Bibliothek der Hochschule Hannover. https://doi.org/10.25968/opus-1853

Bundesagentur für Arbeit (2021) Statistik/Arbeitsmarktberichterstattung, Berichte: Blickpunkt Arbeitsmarkt – Fachkräfteengpassanalyse 2020, Nürnberg

Hennersdorf P, Schmidt J (2019) Zur Selbsteinschätzung der Gesundheit Studierender in berufsbegleitenden BA- und MA-Studiengängen. In: Bonse-Rohmann M, Raschper P, Wolke R (Hrsg) Aktuelle pflegewissenschaftliche Entwicklungen im Gesundheitswesen. Beiträge des wissenschaftlichen Nachwuchses der Hochschulen Hannover, Esslingen und Bielefeld. Jacobs, Lage, S 89–126

Kickbusch I, Pelikan J, Haslbeck J, Apfel F, Tsouros AD (Hrsg) (2013) Gesundheitskompetenz: Die Fakten. Veröffentlicht von der Stiftung CAREUM, gefördert vom Hauptverband der österreichischen Sozialversicherungsträger und dem AOK-Bundesverband Deutschland

Kooperationsverbund Gesundheitliche Chancengleichheit (2017) Kriterien für gute Praxis der sozialbezogenen Gesundheitsförderung des Kooperationsverbundes gesundheitliche Chancengleichheit. Berlin

Meißner P, Bonse-Rohmann M, Brähler N, Heilgmann S, Köhler A, Sting -A-L (2021) Lehr- und Lernkonzept zur Gesundheitsförderung, Sucht- und Tabakprävention in Studiengängen für Gesundheits- und Pflegeberufe“: Open Access, Bibliothek der Hochschule Hannover. https://doi.org/10.25968/opus-1913

Paderborner Zentrum für Bildungsforschung und Lehrerbildung (2014) Gute gesunde Schule. Für Studierende des Lehramts in den Bachelor- und Masterstudiengängen. https://plaz.uni-paderborn.de/fileadmin/plaz/Profilstudium/GGS_Studieninformation_BAMA.pdf. Zugegriffen am 12.07.2021

Schaeffer D, Berens E-M, Gille S, Griese L, Klinger J, de Sombre S, Vogt D, Hurrelmann K (2021) Gesundheitskompetenz der Bevölkerung in Deutschland – vor und während der Corona Pandemie: Ergebnisse des HLS-GER 2. Interdisziplinäres Zentrum für Gesundheitskompetenzforschung (IZGK), Universität Bielefeld, Bielefeld. https://doi.org/10.4119/unibi/2950305

Sting A-L (2020) Berufliche Perspektiven von AbsolventInnen aus Studiengängen für Gesundheits- und Pflegeberufe in Bereichen des betrieblichen Gesundheitsmanagements. Master-Arbeit 2020. Open Access, Bibliothek der Hochschule Hannover. https://doi.org/10.25968/opus-1961

TK – Techniker Krankenkasse (2019) SGM – Studentisches Gesundheitsmanagement. Handlungsempfehlung zu Theorie und Praxis, 2. Aufl. https://www.tk.de/resource/blob/2066932/0b63c-cecb20d775c244d57ed267a322d/handlungsempfehlung-zum-studentischen-gesundheitsmanagement-data.pdf. Zugegriffen am 14.10.2021

Trojan A, Süß W (2020) Nachhaltigkeit und nachhaltige Gesundheitsförderung. Hrsg: Bundeszentrale für gesundheitliche Aufklärung (BzgA), Köln. https://leitbegriffe.bzga.de/alphabetisches-verzeichnis/nachhaltigkeit-und-nachhaltige-gesundheitsfoerderung/. Zugegriffen am 12.07.2021

Woitzik C (2017) Nachhaltigkeitsberichterstattung unter Compliance-Aspekten. Eine Analyse der DAX-Unternehmen. Springer Gabler, Wiesbaden

29 Nachwort der Redaktionsgruppe

Bianca Dahlke, Chiara Dold, Jan Fischer, Sabine König, Tatjana Paeck, Manuela Preuß, Max Sprenger, Brigitte Steinke und Mareike Timmann

B. Dahlke · S. König
Unternehmenszentrale, Techniker Krankenkasse, Hamburg, Deutschland
e-mail: bianca.dahlke@tk.de; sabine.koenig-1@tk.de

C. Dold
Studentisches Gesundheitsmanagement PHeel Good, Pädagogische Hochschule Heidelberg, Heidelberg, Deutschland
e-mail: dold@ph-heidelberg.de

J. Fischer · T. Paeck · M. Timmann (✉)
Landesvereinigung für Gesundheit und Akademie für Sozialmedizin Niedersachsen e. V., Hannover, Deutschland
e-mail: tatjana.paeck@gesundheit-nds.de; mareike.timmann@gesundheit-nds.de

M. Preuß
Healthy Campus Bonn, Rheinische Friedrich-Wilhelms-Universität Bonn, Bonn, Deutschland
e-mail: mpreuss@uni-bonn.de

M. Sprenger
Zentrum für Sport, Gesundheit und Wohlbefinden, Rheinland-Pfälzische Technische Universität Kaiserslautern-Landau, Kaiserslautern, Deutschland
e-mail: max.sprenger@rptu.de

B. Steinke
freiberufliche Beraterin, Ludwigslust, Deutschland
e-mail: brigitte.g.steinke@freenet.de

M. Timmann et al. (Hrsg.), *Handbuch Studentisches Gesundheitsmanagement - Perspektiven, Impulse und Praxiseinblicke*, https://doi.org/10.1007/978-3-662-65344-9_29

Liebe Lesende,

wir hoffen, unser Handbuch hat Sie inspiriert und Ihnen vielfältige Möglichkeitsräume aufgezeigt, gesunde Hochschulen zu gestalten.

Unser Ansatz ist von einem ganzheitlichen Verständnis geprägt: So sehen wir das Potenzial gesunder Hochschulen, weit über Hochschulen selbst und den Lebensabschnitt Studium hinaus zu wirken.

Studierende streben nach ihrem Abschluss in edukative und führende Positionen, in denen sie an ihren zukünftigen Wirkungsstätten die Rahmenbedingungen des Lernens und Arbeitens aktiv mitgestalten und mitbestimmen können. Gelingt es uns, sie im Studium für ihre eigene Gesundheit zu sensibilisieren, sie zu Beteiligten zu machen und ihnen gute gesundheitsfördernde Rahmenbedingungen im Studium zu bieten, können sie mit diesem Wissen und Erfahrungen unsere Gesellschaft transformieren. Hierbei orientieren wir uns an der Vision der Okanagan Charta für gesundheitsfördernde Universitäten und Hochschulen, die diesen Gedanken so treffend formuliert:

> „Gesundheitsfördernde Universitäten und Hochschulen gestalten die Gesundheit und Nachhaltigkeit unserer aktuellen und zukünftigen Gesellschaften, stärken Gemeinschaften und tragen zum Wohlergehen von Menschen, Orten und dem Planeten bei.“ (Okanagan Charta, 2015, S. 1)

Literatur

International Health Promoting Universities and Colleges (IHPU&C) (2015) Okanagan Charter – International Charter for Health Promoting Universities and Colleges. https://www.healthpromotingcampuses.org/

Printed by Wilco bv, the Netherlands